湖南省重点学科（体育学）研究成果
教育部人文社会科学规划一般项目（11YJA880155）研究成果
全国教育科学规划教育部重点课题（GLA102079）研究成果

武陵民族地区
青少年体质水平与健康危险行为研究

张天成　　张福兰／著

WULING MINZU DIQU
QINGSHAONIAN TIZHI SHUIPING YU JIANKANG WEIXIAN XINGWEI YANJIU

西南交通大学出版社
·成 都·

图书在版编目（ＣＩＰ）数据

武陵民族地区青少年体质水平与健康危险行为研究 /
张天成，张福兰著. —成都：西南交通大学出版社，
2017.7
ISBN 978-7-5643-5614-9

Ⅰ.①武… Ⅱ.①张… ②张… Ⅲ.①民族地区－青
少年－体质－水平－研究－西南地区②民族地区－青少年
－体质－水平－研究－中南地区③民族地区－青少年－
健康－危险性－行为分析－西南地区④民族地区－青少年－
健康－危险性－行为分析－中南地区 Ⅳ.①R194.3
②R179

中国版本图书馆 CIP 数据核字（2017）第 176796 号

武陵民族地区青少年体质水平与健康危险行为研究

张天成　张福兰　著

责 任 编 辑	邹　蕊
特 邀 编 辑	马梦楹
封 面 设 计	墨创文化

	西南交通大学出版社
出 版 发 行	（四川省成都市二环路北一段 111 号 西南交通大学创新大厦 21 楼）
发行部电话	028-87600564　028-87600533
邮 政 编 码	610031
网　　 址	http://www.xnjdcbs.com
印　　 刷	四川煤田地质制图印刷厂
成 品 尺 寸	170 mm × 230 mm
印　　 张	15.5
字　　 数	278 千
版　　 次	2017 年 7 月第 1 版
印　　 次	2017 年 7 月第 1 次
书　　 号	ISBN 978-7-5643-5614-9
定　　 价	58.00 元

序　言

　　增强青少年体质，促进青少年健康成长，是关系国家和民族未来的大事。广大青少年身心健康、体魄强健、意志坚强、充满活力，是一个民族旺盛生命力的体现，是社会文明进步的标志，是体现国家综合实力的重要方面。我国党和政府非常重视青少年体质健康研究，分别于1985、1991、1995、2000、2005、2010和2014年进行了7次全国大规模的学生体质健康调研，获取了大量的基础数据和研究成果。但调研结果也反映出学生体质健康状况存在较多问题，如青少年身体机能和耐力、力量等体能指标出现下降，视力不良率居高不下，城市超重和肥胖青少年的比例明显增加，部分农村青少年营养状况亟待改善。这些问题如不切实加以解决，将严重影响青少年的健康成长，乃至影响国家和民族的未来。青少年体质健康问题引起了社会的广泛关注。

　　青少年健康危险行为严重影响青少年的健康和发育，为成年期疾病的多发、早发埋下隐患，并可能引发诸多社会问题。青少年群体健康危险行为的发生常被认为与经济发展水平密切相关，贫困地区青少年健康危险行为的发生率较高，其对青少年的健康损害及对社会发展的阻碍效应可能更为严重。自20世纪80年代后期，以美国为代表的西方国家开始对青少年健康危险行为进行研究以来，有关青少年健康危险行为的知识迅速递增，在理论和实证研究方面取得了令人鼓舞的成就。20世纪90年代中期以来，英国、法国、瑞典、澳大利亚、日本等国也先后开展了青少年健康危险行为的调查研究。我国对青少年健康危险行为的研究主要从20世纪90年代末开始。我国青少年健康危险行为存在的主要问题是"各种不健康的饮食行为、体力活动不足和'以静代动'的生活方式日益普遍；非故意伤害事故频发；心理压力大，自杀行为增多；物质和精神成瘾行为不容忽视等"。中华人民共和国成立60多年来，尤其是改革开放以后，我国少数民族（特别是贫困山区的少数民族）生活的社会环境发生了深刻变化，致使其行为方式产生较大转变，多项健康危险行为伴随而生，这不仅影响青少年的体质水平，而且直接或间接地威胁其健康状况，同时给地方稳定和民族团结造成一定影响。

　　武陵民族地区地处湘、鄂、渝、黔三省一市边境交汇之处，是我国跨省交界面积最大、人口最多的少数民族聚居区，位于我国第二级阶梯向第三级阶梯过渡的地带，是中原文化与西南少数民族文化的交汇地，也是我国确定的14个集中连片特困地区之一和首批扶贫攻坚试点区。由于该地区独特的自然地理环境和民风习俗与生活方式，加上经济发展相对落后，使少数民族青少年体质水平与健康危险行为表现具有自身特点。在《"健康中国2030"规划纲要》实施和国家加大连片特困地区扶贫攻坚力度的时代背景下，针对青少年体质出现下降和健康危险行为表现突出的现实，加强对武陵民族地区青少年体质水平与健康危险行为的研究更具理论和实际应用价值。

本书首先介绍体质与健康危险行为的概念、内涵、分类及影响因素，梳理了体质与健康危险行为的研究现状。其次利用1985年、2000年和2014年《中国学生体质与健康调研报告》的有关数据，运用动态分析法，重点分析武陵民族地区青少年身体形态、机能、素质在1985—2014年平均提高幅度（或降低幅度）和1985—2000年、2000—2014年每10年提高速度（或降低速度），探讨武陵民族地区青少年体质变化的特点、规律与趋势。然后，采用"中国青少年健康相关/危险行为"制定的量表和评价方法进行调查，对武陵民族地区青少年不良生活/饮食行为、缺乏体力活动行为、物质成瘾行为、网络成瘾行为、易导致伤害行为进行分析，并对可能的影响因素进行非条件 Logistic 回归分析，了解武陵民族地区青少年健康危险行为流行状况及其影响因素。最后结合武陵民族地区自然地理环境、人文社会环境，根据武陵民族地区青少年营养状况评价等级及体质水平评价等级，运用相关分析和回归分析，探讨武陵民族地区青少年不同营养状况、不同体质水平与健康危险行为的关系，并提出武陵民族地区青少年体质健康促进对策。本书旨在为体质学研究提供多学科、多因素分析的思路和方法，丰富少数民族青少年体质与健康危险行为研究的内容；为武陵民族地区青少年体质水平的改善和健康行为的养成提供依据，并为政府有关部门的决策工作提供参考。另外，本书也可作为体育教育、预防医学、公共卫生等专业教学参考教材，也可为从事体质与健康促进研究的同仁们提供参考。

本书在撰写过程中参阅并引用了有关专家、学者的多部著作和资料，在此表示衷心的感谢。由于作者的水平和能力有限，本书定会有不足之处，敬请同行和专家批评指正。

作　者

2017 年 5 月于湖南吉首

目　录

第一章　体质与健康危险行为概述

第一节　体质概述

对于体质的研究无论在中国还是在西方，都有着非常悠久的历史。早在2000多年前的春秋战国时期就有文献对体质做过生动的描述。古人从不同角度，特别是从中国的传统医学角度，提出过各种见解和观点，并对体质形成的机理及其与疾病诊疗的关系做过一定的论述，如，在《荀子·非相篇》《周礼·地官·司徒》《管子·水地篇》及《灵枢·阴阳廿五人篇》等古代文献中，对体质都有记载。西方古代文献，如《圣经》、亚里士多德（Aristotle）的《论向面（Physiognomonica）》等对体质也有过记载。在西方，体质研究基本上是医学科学的一个命题，被称为西洋医学奠基人的希波克拉底，在公元前4世纪，就从朴素的唯物辩证法出发，提出了"体液学说"[1]。目前国内对体质的研究主要从人类学、医学和体育学等三个方面进行，在研究过程中还涉及遗传学、优生学、文化人类学、人口学、生物学、生理学、卫生学等。

一、体质概念和内涵

体质的概念在不同研究领域差别显著，本研究所探讨的体质专指体育领域内所提及的体质。由于文化的差异，在英语中无法找到一个与中国的"体质"完全对应的词，类似的词有：Constitution、Physical Fitness 和 Fitness。自 1979 年起，我国体育界各方面的专家和权威机构即对人体体质的概念进行了广泛和深入的探讨，并就体质基础方面的理论大体取得了共识，认为："体质反映人体质量的高低，是在先天遗传基础上（遗传性），经过后天的环境塑造（获得性），所表现出来的形态结构、生理功能、身体素质和运动能力、心理情感以及身体对内外环境的调整适应能力的全面良好状态。"中国体育科学学会体质研究分会于 1982 年进一步明确了体质的定义[2]，认为体质的范畴包括"人体形态结构、生理功能和心理因素等方面，体质的强弱，就是由这些方面综合反映出来的"。一个人体质的好坏，通常表现为一种机体的形态结构、生理功能和心理等因素综合的、相对稳定的状态，它主要表现在以下五个方面：①身体形态发育水平，即体格、体型、姿势、营养状况及身体组成成分等；②生理功能水平，即机体新陈代谢水平以及各器官、系统的效能等；③身体素质和运动能力发展水平，即速度、力量、耐力、灵敏、协调、柔韧等素质，及走、跑、跳、投、攀爬等身体活动能力；④心理发育（或发展）水平，即本体感知能力、个性、意志等；⑤适应能力，即对内外环境条件的适应能力、应激能力和对疾病的抵抗力。以上五个方面的状况，决定着人们的不同体质水平，在进行体质的测量和评价以检查增强体质的实际效果时，必须看到体质的综合性特点，以及测量和评定的多指标性质。体质概念及与之相联的体质五因素理论为我国的体质研究奠定了坚实的基础。

（一）国内对体质概念的界定及内涵

1. 人类学视野中的体质

该学科对体质没有给出明确定义[3-4]。从所涉及的研究内容上来看，体质人类学中的体质概念，包括了形态结构特征，机能、代谢特征，并涉及了心理行为特征等方面的内容[5]。

2. 现代医学对体质的定义

现代医学界对体质的定义主要有以下几种：

体质骨病学：体质（constitution）是指人体的质量，或一个人的素质，它对每个个体来说是相对稳定的特征[6]；妇产科学：体质是机体所具有的各种特性的总和，不仅和形态学的特征（体格外形）有关，尤其和生理学的特性（器官和组织的功能）有关，所以体质是机体在形态、生理及精神上的特性和本质[7]；精神病学：体质系指在遗传素质的基础上，个体在发育过程中，内外环境相互作用而形成的整个机能状态和躯体形态特征[8]；中医学："体质"是中医学中的重要概念，目前最具代表性的定义有两个，一是由上海中医药大学匡调元教授所下的定义，"体质是人群及人群中的个体在遗传的基础上，在环境的影响下，在其生长、发育和衰老的过程中形成的机能、结构与代谢上相对稳定的特殊状态，这种特殊状态往往决定着他对某些致病因素的易感性及其所产生的病变类型的倾向性"[1]。二是由《中国中医药》报社王琦教授所下的定义，"体质是个体生命过程中，在先天遗传和后天获得的基础上表现出的形态结构、生理机能和心理状态方面的综合的、相对稳定的特质"[2]。比较以上两个定义，有两点主要的区别：一是匡氏的定义未包含心理方面，而王氏的则包含心理方面；二是匡氏将体质界定为一种"特殊状态"，而王氏则界定为"特质"。显然王氏的体质定义更符合我们体育界对体质的理解[9]。

3. 体育界对体质定义

国内体育界对体质最权威的定义是体质研究分会于 1982 年所下的定义：体质是人体的质量，它是在遗传性和获得性基础上表现出来的人体形态结构、生理功能和心理因素的综合的、相对稳定的特征[2]。另外，何仲恺（2001）在比较了日本、美国等国家对体质的概念后认为"体质即人体的质量，是人体在先天遗传的基础上和后天环境的影响下，在生长、发育和衰老的过程中逐渐形成的身、心两方面相对稳定的特质，"[9]并明确了体质与健康概念的关系，认为体质是人体维持良好健康状态的能力等。

（二）国外对体质概念界定及内涵

目前国外对体质概念研究较成熟的国家主要有日本、美国、俄罗斯、法国等。日本是世界上在体质研究方面做得最好的国家之一。日本政府十分重视国民体质的增强，认为"国民体质的强弱是整个民族和国家盛衰的一个重要标志"。日本体育学会编的《体育学研究法》指出："体力（相当于体质的概念）是指人体和精神的能力，是人类生存和活动的基础，体力不仅表现在运动能力和工作能力方面，而且也表现在对疾病和环境的应激反应的抵抗力与适应能力上。"日本《学校体育用语辞典》（1998）中对体力的定义是："指人的正常心理承受能力、对疾病的防御能力和能保证积极工作的身体行动能力"；日本体育学会测定评价专科分会对体力所下的定义是："体力就是人们为了有充裕能力来应付日常生活和偶然事件所必须经常保持的工作能力和抵抗力"等。分析日本学者对体质的研究可以归纳为两点：一是体质包括身（身体要素）、心（精神要素）两个方面；二是将体质界定为"能力"[9]。从日本的体质概念来看，他们所谓的"体力"是指人们为了正常生活工作和应付意外事件而经常保持较强的行动能力和抵抗能力。一般认为，日本的"体力"大体上相当于我国的"体质"，英译文大多为Physical Fitness。对于体质概念的研究，日本学者的认识不一：日户修一认为"体质是由遗传（先天的）、环境（后天的）和现在状况三者决定的、制约人的行为和适应性的活动能力的状态"；木田文夫认为"所谓体质是人体的结构，是人体诸多医学特征的个体差的内部相互关系"；森茂树认为"体质是由遗传和环境形成的个体的特异性"；泽田芳男认为"所谓体质是遗传因子和受各种各样环境条件影响形成的个体差"；仙头正四郎认为"体质是由先天的遗传因素和外在的环境因素、生活习惯所决定"等。从日本对体质概念的界定来看，总的来说，在日本体育界，认为体质是由遗传因素和环境因素共同决定的观点占主导地位。

　　从美国的体质概念来看，美国对体质概念较完整的理解形成得相对较晚。美国没有体质这个相应的英文名词，只有 Fitness 一词，直译为适应能力（港台称体适能，日本称体力），我们称之为身体素质。最初美国的健康、体育、娱乐、舞蹈协会（AAHPERD）对 Fitness 做过如下解释："Fitness 是表现一个人能有效活动程度的一种状态"。直到 1945 年著名的生理学家 Cureton 提出 Fitness 三要素，即体格、机能能力、运动能力。这一观点的提出时间正值战争时期，这三要素都围绕着战争对人身体的要求：有良好的体型，较好的肌肉力量，攀登、投掷、快跑的能力。Fitness 的概念是随着时代而演变的，当然要适应社会的要求。第二次世界大战以后，人们又把竞技运动中表现出的良好素质，如爆发力、速度、投掷的技巧等结合进去。在之后的 20 世纪 50 年代至 60 年代很长一段时间内，身体素质概念都没有摆脱军事和竞技运动的需求。1958 年，美国健康体育和娱乐协会（AAHPER）采取行动，为儿童开发了"青少年体质测验"。20 世纪七八十年代，由于经济高速发展，工业化、城市化过程加快，西方各国先后进入老龄化社会，美国对体质概念的认识发生了重大改变，认为体质应该分为两种类型，即与健康相关的体质（Health-Related Physical Fitness）和与运动相关的体质（Sport-Related Physical Fitness）。20 世纪 90 年代以后，随着信息技术革命的迅速发展，现代生产方式使人身体运动的机会减少，"现代文明综合征"肆虐，肥胖症增加。在此背景下，身体素质的定义逐步演变为："良好的身体素质意味着能够安全从事体力活动，意味着健康，意味着能预防运动不足而引起的疾病，体质最终与健康紧密结合。"另外，美国在生理学中，通常把体质解释为"适应能力和激烈运动后的恢复能力"，还有一种较普遍的解释，即美国学者玛格丽特·J.塞弗里特在《体育教育中的评定》中表述为："以旺盛的精力执行每天的任务而没有过度疲劳，以充足的活力去享受闲暇时间的各种消遣，并能适应意外的各种紧张情况。"从美国体育界对于体质的界定来看，他们认为运动对体质影响较大。

　　另外，苏联的尼基丘克教授认为："体质是指有机体形态、机能特征总体，是遗传因素和环境因素的融合物，这一融合物决定着有机体的反应性，人体体型乃是体质的外在表现。"《法国国民体质》一文指出："体质包括生物统计可变值、心血管效能、运动效能和运动能力可变值"等。

　　纵观以上不同学科、不同国家对体质的定义，并没有一个大家公认的统一的定义，因为大家看问题的角度不同，研究的目的也不同，这很正常。但总体来说可以归纳出以下几种观点：

（1）在"身心是否合一"问题上有两种观念，一种认为"身心不合一"，即体质只包括身体方面，不包括心理方面；另一种则认为"身心合一"，即体质应包括身、心两个方面。本研究支持后一种观点，即"身心合一"[9]。因为人的身、心两方面是密切联系、相互影响、不可分割的，科学研究已证实许多身体疾病是由心理因素引起的，而且随着社会的发展，心理因素显得越发重要。早在两千年前的《内经》中就已经提出了"形神合一"的观点。将身、心两方面割裂开来，孤立地、片面地对体质进行研究，显然是机械的。

（2）在体质的属性问题上有以下几种观点：①质量；②特质（特性、特征）；③状态；④能力。本研究认为把体质界定为质量、特质或能力都是可以的，这是因看问题的角度不同、或下定义的方式不同造成的。但把体质界定为"状态"是不合适的，因为体质是一种相对稳定的、不易变化的东西，而"状态"一词的可变性似乎强了一些[9]。

综上所述，本研究认为我国体育界对体质的定义是相对全面而且先进的。但这一定义在表述上尚存在一些不足，主要表现在以下几个方面：①"遗传性"与"获得性"两词专业性太强，本研究认为使用"遗传"与"环境"两词显得更简单明了，通俗易懂。②"表现出来的"一词只适合于表述外在的体质内容，如形态方面的内容。而对于内在的、非显性的体质内容，如某些生理、心理方面的内容不太合适。本研究认为用"逐渐形成的"一词来代替较好 。③"特征"一词与"质量"一词不统一。对此有人提出：体质到底是"质量"还是"特征"？本研究认为使用"特质"一词较好。《现代汉语词典》对"特质"的定义是："特有的性质或品质"。人在当前语境下，"品质"与"质量"显然是统一的。在心理学中常使用"特质"一词，如将"焦虑"分为"特质焦虑"和"状态焦虑"。有鉴于此，在体质学中是否可以将"体质"界定为"特质"，把"健康"界定为"状态"呢？本研究认为是可以的，这样的界定也有利于区别体质与健康的关系。因此，我们可将包括身心两个方面的体质定义称为广义的体质定义，而狭义的体质定义就是指体质的身体方面[9]。

二、国内外体质研究

（一）国外体质研究

1. 日本

日本是世界上在体质研究方面较为成熟的国家。在第二次世界大战后，日本政府就发现了其国民体质有所下降的现象，为此，1961 年日本政府就提出了

"振兴国民健康"的口号，并及时制定了《振兴体育法》，随后，在政府、有关社会团体、科研单位以及大中小学校中都采取了许多措施，健全了制度，扩展了研究领域，到目前为止已经形成了一个较为完整的体质研究体系。日本的体质研究主要从机能评定、形态发育与精神状态三方面进行：在体力测定方面，包括劳动者或运动员的能力与体力的关系，环境、气候对体力的影响，体力发展的追踪观察，以及运动对发育期青少年身心的影响等；机能评定方面则以心肺功能为重点；形态发育的研究，除进行常规的人体测量外，还注重身体成分、体型、骨发育的测试，例如，日本文部省公布了《小学生体育测试实施条例》《壮年人体诊断、运动能力测试、体育测验实施条例》等。为推动体力活动的开展和把握国民的体力现状，从 1967 年开始，日本文部省组织进行了全国性的体力测量活动，随后经过若干调整补充，最后形成了从小学生到成年人，包括体力和运动能力的体力测量体系，并在全国范围内每年进行 1 次抽样调查。在 20 世纪末，日本对实行了 30 多年的体力测量体系进行了重大改革，吸收了国内外多年来体力研究的成果，提出了被认为是划时代的新体力测量评价方案。通过对以前体力测量项目的细致研究，淘汰了测量姿势或动作不易准确把握及测量目的意义不明确的测量项目，增设了经研究和实践证明是切实可行的测量项目，比如：测量项目（6～11岁）增加了坐位体前屈、反复横跨，淘汰了连续上翻、运球跑等；（12～19岁）增加了坐位体前屈、20 米节奏往返跑、反复横跨，淘汰了急行跳远等，评定办法和标准也做了相应调整，进一步形成了科学、完备的研究系统和规范的制度。1999 年日本施行了新的测试指标，新的测试指标与旧的测试指标相比有三个方面的变化：减少了测定指标数量；设置了各年龄组通用测定指标；重新划分了年龄组，分为小学、中学、20～64 岁、65～79 岁共 4 段，加大了低年龄段指标测量跨度。日本在多年系统测试的基础上，制定了"日本人体力测试标准表"与"日本人体力测试标准值"。日本每年都定期在定点基层进行标准测试，由文部省逐年公布其测试结果，根据近百年人体发育的逐年资料与战后几十年系统的机能与运动能力的资料，人们能及时了解其体质的状况、存在问题与发展趋向，进而引起政府与社会的普遍关注，以便采取积极的对策加以纠正。

2. 美国

美国也是对体质测定非常重视的国家之一，美国前总统卡特曾经指出："体质是一种期望可以换回最多东西的投资"，给予体质很高的评价。美国也是开展体质测定最早的国家，在 1880—1900 年期间，美国就曾盛行体力测验法，但真正的体质测定研究还是在第二次世界大战期间，战争的需要导致了一股体质测验的浪潮，各种体质测定方案被开发出来，有针对部队军人的，也有针对大中小学生的；第二次世界大战以后，艾森豪威尔总统成了美国国民体质发展的倡导者，他的倡导主要起因于克诺斯·韦伯（Kraus Weber）健康测验得出的令人震惊的结果，这个测验的结果表明"美国绝大多数儿童的健康低于最低的健康水平，而且明显低于欧洲儿童的健康水平"；1958 年，美国健康体育和娱乐协会（AAHPER）采取行动，为儿童开发了"青少年体质测验"；70 年代，美国在对体质概念的认识上发生了巨大改变，认为体质应该分为两种类型，即与健康相关的体质和与运动相关的体质，这样在体质测验的制定上就有了"与身体健康相关的体质测验"和"与运动技术相关的体质测验"两种类型；1980 年，美国健康、体育、娱乐、舞蹈联盟（AAHPERD）首先开发出了"与健康相关的体质测验"；1988 年 AAHPERD 对该测验进行了进一步的修改完善，并将该测验命名为"最佳身体测验"，将体质测验划分成"与健康相关的体质测验"和"与运动相关的体质测验"，这是美国体质测验的主要特点。1990 年美国政府又提出一项"2000 年健康人"的十年规划，倡导国民锻炼，以期实现提高国民体质水平的目标。另外，美国在上百所大学里设有"体育、健康与娱乐学院"，培养了大批专门性人才。美国在体质研究方面十分注重与劳动生产的结合，强调增强人民体质是为发展生产力服务的目的性。在美国有一个较为普遍的观点是"体育与卫生、保健、娱乐活动是密不可分的，是互为联系的，其目的都是为了增强体质，促进人民身心全面发展"。在青少年体质研究工作方面，美国基本上十年进行一次全国性青少年体质普查。近年来美国学者从运动健康概念上，对儿童体质的发育特点进行了深入的研究，在生长发育过程中人体脂肪的分布与变化以及幼儿期出现的过度肥胖症、性别之间的运动水平导致最终结果的差异方面取得了较为突出的研究成果。

3. 法国

据《法国国民的体质》介绍，体质这一概念在法国已被普遍使用，它给予心理可变值（心理变量）一个位置。实际上体质包括生物统计变量、心血管效能、运动效能与心理变量。也就是说，在法国体质被看成是人的身心状态全面的综合反映。法国专家"力量训练对健康、神经、机能的意义"的研究认为"在保健体育与群众体育中，历来较重视耐力训练而忽视力量运动。而力量运动对人的支撑运动器官、新陈代谢、心血管系统与神经系统的作用大，从而强调力量性耐力训练应列为保健与群众体育的重要内容"。

4. 加拿大

加拿大很重视国民体质与健康，联邦政府在国务部之下，除设有"运动局"开展竞技外，还设有"体育局"，其主要任务是组织动员群众参加体育活动，增强国民体质，并设有一个五人小组负责审批全国性的体质研究科研项目并给予资助。1981年加拿大在4万多名7~69岁人群中进行了心率、脂肪、肌肉三方面的测试，制定了加拿大人的体质评定标准，并在上百个以增强体质为主要内容的体育俱乐部中，在医务监督下对参加者开出运动处方，并进行有针对性的指导。

5. 英国

英国学者认为"过去人们对体质测定的认识是混乱的，常常以体质测定代替体质教育，体质测定应包括测试与评定两个方面，其目的不仅仅是为了单纯的测试，更重要的是为了评估体质发展或改进的程度，诊断其优缺点，开运动处方，评价教学训练计划，以及为进行体质分类与预测等提供依据"。在体育锻炼与营养的关系上，英国专家认为"两者结合才能达到良好的效果，只强调其中一面则起不到增强体质的作用"。

(二)国内体质研究

1. 我国古代对体质的研究

我国是一个具有悠久文化历史的文明古国，有光辉灿烂的文化底蕴，体质研究也是其中的一个部分。从两千多年前的春秋战国到明、清，各个朝代对人的生命活动以及人的体质、生存与发展都有过不少生动的描述，古人从不同角度，特别是从中国传统医学角度，提出过各种见解与观念。据江西吴翼槛考证，"体质"一词在晋书《南阳王保传》中就已出现，书中称："保体质丰伟，偿自称八百斤"。这里所说的体质，大体上指整个身体。历史文献如《周礼·地官·司徒》《管子·水地》《史记·货殖列传》等，都曾从不同角度描绘过地理、气候、生活、卫生与风俗习惯等对人体所产生的影响，描述过人体体质的不同特征与个体差异。古代运用阴阳、五行学说，对人体体质的描述十分生动，例如，在《灵枢·阴阳二十五人》篇中，根据人的体型、肤色、性格、态度和对自然界的适应力，把人体归纳为木、金、火、土、水五种不同的体质类型，然后根据阴阳属性、五音多少和手足之阳经的左右、上下，气血之多少，五脏之五别，六腑之五别，将上述五种不同体质又细分成五五二十五个类型，每个人都可以从中找到自己的体质特征。对人的身心状况，《内经》指出：凡人的脏腑、经络、气血、营卫及意志调和，形肉气血相称，身心和谐无病者为和平之人，反之则为病人；对人之性格，《灵枢·寿夭刚柔》篇指出：人体的形气有阴阳刚柔之别，人之生也，有刚有柔，有强有弱，有短有长，有阴有阳；《灵枢·论勇》篇对勇与怯两种精神状态、内外特征与内在腑脏功能的关系，以及自我控制能力等都有描述。重视人的体质差异及其对健康与疾病的影响是中医学的特点之一，其理论源自《内经》，《内经》是整个医学史上论述人类体质现象最早，也是论述最全面的一部医学文献，内容涉及个体及不同时空条件下群体的体质特征、差异规律，体质的形成与变异规律，各种不同的体质分类，体质与疾病的关系，体质与预防，人群体质对治法形成的影响等，并认为体质的形成与先后天因素密切相关。

（1）先天禀赋。《灵枢·天年》说："愿闻人之始生……以母为基，以父为循……血气已和，营卫已通，五脏已成，神气舍心，魂魄毕俱，乃成为人。"《灵枢·决气》云："两神相搏，合而成形，常先身生，是为精。"即父母之精是生命个体形成的基础。先天禀赋的差异使人出生伊始就存在体质的不同，故《灵枢·寿夭刚柔》指出："人之生也，有刚有柔，有弱有强，有短有长，有阴有阳。"说明人在出生之时，已经初步具备了肥瘦、强弱、高矮、偏阴偏阳等不同的体质特征。可以说，遗传因素是决定体质形成和发展的根本原因。《内经》还注意到，除遗传因素外，胎内期因素也是形成个体素质的重要原因，《素问·奇病论》曰："胎病，此得之在母腹中时，其母有所大惊，气上而不下，精气并居"，阐明妊娠期孕妇的饮食起居、生活环境、意外伤害等均可影响胎儿的生长发育和对疾病的易感性，使个体体质的发育呈现出某种倾向性。因此人的外表形态、脏腑功能、精神情志等个性特点均形成于胎儿时期。遗传学告诉人们，遗传因素不仅决定人之特定反应形式，且决定内部及外部结构形态。总之，人的机体皆具有朝着一定方向发展的可能性，个体在解剖、生理、心理上的特征主要来源于父母的遗传因素。每一个人体质的个体特点，就是以遗传因素为基础，在后天生长条件的影响下，受到自然、社会、境遇、饮食等诸多因素的影响，逐渐发展起来的。由遗传背景所决定的体质差异是维持个体体质特征相对稳定的重要条件。随着时代的发展，人们的生活水平和保健意识普遍得以提高，禀赋薄弱之人日渐减少，形盛体丰的婴儿越来越多，这必将影响人群普遍的体质特征，并最终导致群类体质特征的变异。先天禀赋的不同可以从某种程度上决定个体体质的发展过程。

（2）后天因素。体质形成于先天，定型于后天。后天生活环境对体质的发展与变化始终起着重要的制约作用。在个体体质的发展过程中，生活条件、饮食构成、地理环境、季节变化以及社会文化因素等都可对其产生一定的制约性影响，有时甚至可起到决定性作用。遗传因素使个体体质具有明显的差异，而相同或类似的环境因素的作用，又使某些人群的体质具有趋同性。

①自然环境。《素问·宝命全形论》说："人以天地之气生，四时之法成。"说明人类是自然（天地）长期进化的结果，生命过程必然受到整个物质世界与诸多因素的制约和影响。而且人生存于特定的气候、地理环境中，自然因素的长期影响、地理气候条件的差异性必然使不同时空条件下的群体在形态结构、生理功能、心理行为等方面产生适应性变化。《素问·异法方宜论》详细论述了五方地域人群的不同特征。"东方之域，天地之所始生也，鱼盐之地，海滨傍水……其民皆黑色疏理。""西方者，金玉之域，沙石之处，天地之所收引也，其民陵居而多风，水土刚强……故邪不能伤其形体。""北方者，天地所闭藏之域也，其地高陵居，风寒冰冽……（其民）脏寒……""南方者，天地之所长养，阳之所盛处也，其地下，水土弱，雾露之所聚也……故其民皆致理而赤色。""中央者，其地平以湿，其民四肢不强。"后世对此多有发挥，《医学源流论·五方异治论》说："人享天地之气以生，故其气体随地不同，西北之人，气深而厚，……东南之人，气浮而薄。"这均说明自然环境以及相应的生活习惯等方面的不同与体质类型密切相关，体质的形成与自然选择有关，而人群间的相对隔离状态又是形成区域间不同体质的条件。从现代医学、地理学的角度来看，"地球在自身漫长的演化过程中，逐渐形成了地壳元素分布的不均匀性。由于人类及生物体内的元素丰度曲线与地壳元素丰度曲线是一致的，因此，地壳元素分布的不均匀性便在一定程度上控制和影响了全球各地区人类和生物形态的明显地区性差异……地壳元素分布的不均匀性可能是形成各种生态型体质的重要原因。"总之，"在从化学过渡到生命以后，首先应当阐述地质学、气象学等，然后才阐述生命的各种形式本身，如果不这样，这些生命形式也是不可理解的。"（《自然辩证法·自然科学的辩证法》）因此，研究体质的形成，结合特定的地理、气候因素才能得出正确的结论。时代的变迁使人类赖以生存的自然环境发生了翻天覆地的变化，这一方面源于自然界自身的运动变化，另一方面是由于人类对自然的盲目干预和对自然的过度开发，所造成环境的污染、气候的变暖、灾害性气候的频现等的后果都是引起人类体质变异的重要因素。

②社会变迁。社会的变迁，使人类的生存环境、生活习惯、社会习俗、道德水准、精神状态、饮食结构等具有迥然不同的特征，故不同历史条件下人类的体质呈现出与其所处时代相适应的变化趋向。《素问·上古天真论》已经观察到"上古之人，春秋皆度百岁，而动作不衰；今时之人，年半百而动作皆衰"的现象。《素问·移精变气论》具体论证了造成体质"古今之异"的原因："往古人居禽兽之间，动作以避寒，阴居以避暑，内无眷慕之累，外无伸宦之形，此恬淡之

世，邪不能深入也。"而"当今之世不然，忧患缘其内，苦形伤其外，又失四时之从，逆寒暑之宜，贼风数至，虚邪朝夕，内至五脏骨髓，外伤空窍肌肤。"因此，时世之异是影响体质的重要因素。社会的发展极大地改变了人们的生存条件、生活方式和思想观念。开放的社会环境、激烈的生存竞争、快节奏的生活使人们的精神日趋紧张躁动，这已经成为现代人最具代表性的心理特征。这种变化正是人群体质特征变异的外化显现。

③个人境遇。社会地位、个人境遇、疾病影响是导致体质变异的重要原因。《灵枢·根结》指出："夫王公大人，血食之君，身体柔脆，肌肉软弱，血气慓悍滑利。"《素问·疏五过论》《素问·征四失论》《素问·血气形志》则讨论"故贵脱势""尝富后贫""形志苦乐"等境遇变迁对体质的影响。后世医家阐发《内经》之旨，非常重视地位处境、遭遇经历对体质构成的作用，张子和曰："善治小儿者，当察其贫富贵贱治之；盖富贵之家，衣食有余，生子常天；贫贱之家，衣食不足，生子常坚；贫家之子不得纵其欲，虽不如意而不敢怒，怒少则肝病少；富家之子得纵其欲，稍不如意则怒多，怒多则肝病多矣（《儒门事亲·过爱小儿反害小儿说》）。"现代生活日新月异，人的境遇起伏更加剧烈，对体质的影响更加明显。需要说明的是，个人境遇可以通过多因素影响体质，其中精神因素的作用尤其不容忽视。早在《内经》中就已经充分重视社会心理因素与体质的密切关系，其中的论述即使与现代心身医学的观点相比也毫不逊色。另外，《素问·疟论》之"痒疟者……令人消烁脱肉"等则提示疾病不但能损害机体各部，还可以导致体质的变异。

④饮食起居。饮食五味是维持机体生命活动的基本条件，《素问·六节藏象论》说："天食人以五气，地食人以五味……味有所藏，以养五气，气和而生，津液乃成，神乃自生。"说明五味调和，滋养五脏可增强体质。相反，若五味偏嗜，气增而久，则脏气偏颇，体质有所变化，对此《内经》论述其多。《素问·五脏生成》说："多食咸，则脉凝泣而变色；多食苦，则皮槁而毛拔；多食辛，则筋急而爪枯；多食酸，则肉胝而唇揭；多食甘，则骨痛而发落。"《素问·异法方宜论》认为长期的饮食习惯可影响群体体质，是导致地域人群间体质差异的重要原因，如"东方鱼盐之地，其民食鱼而嗜咸，多热积于中而耗伤血液；西方沙石之地，其民华食而脂肥，故形体肥胖而多饮食内伤；北方天地闭藏之域，其民乐野处而乳食，内脏多受寒而易致胀满；南方阳盛而多雾露，其民嗜酸而食胕，易病挛痹；中央其地平以湿，其民食杂而不劳，使四肢不强"。这些都说明饮食因素与人体体质和疾病有密切关系。脾胃为后天之本，长期的饮食习惯和相

对固定的饮食结构会通过脾胃运动影响脏腑气血功能，形成稳定的功能趋向和体质特征。饮食因素是导致体质变化的重要原因。值得注意的是，《内经》特别强调"嗜食肥甘，态饮纵欲"对体质的负面影响，认为这是造成病理性体质的重要原因。《素问·上古天真论》明确指出，"以酒为浆，以妄为常，醉以入房"常致"半百而衰"。《素问·奇病论》说："肥者令人内热，甘者令人中满。"《素问·生气通天论》说："高粱之变，足生大丁。"这些由饮食失节而导致的病变也从侧面反映了不良饮食习惯对体质的影响。试看当今社会，"以酒为浆，嗜食肥甘"已成为普遍的现象，由此带来的体质变化和疑难病症也成为普遍的社会问题，在这种大环境下反观《内经》之论，其对饮食结构与体质及发病的科学的预见性不得不令人折服。已经有学者提出："随着社会的进步和人们生活水平的提高，当代人类的体质也发生了相应的变化，并在此基础上产生了肥胖症、糖尿病、冠心病、高血压等'文明病''富贵病'，因此，今天我们进一步研究生活条件和饮食构成的变化对当代人类体质的影响，将对上述疾病的防治和人类保健起到重要作用。"[10]此外，《素问·宣明五气》中"久视伤血""久行伤筋""久立伤骨""久卧伤气""久坐伤肉"等虽论致病之因，同时也揭示了劳逸对体质的影响，只有劳逸适度，起居有节，才能使经脉通畅、阴阳和调、体质坚强。

⑤性别年龄因素。《灵枢·五音五味》提出："妇人之生，有余于气，不足于血。"说明男女两性存在生理病理上的差异，具有不同的体质特点。唐宗海《血证论》中专列"男女异同论"即是从两性体质的不同，论其证治有别。就个体而言，随着生命过程的展开，其体质也呈现出一定的变异规律。体质过程论认为"体质是一种按时相展开的生命过程。"《灵枢·天年》以10岁为一个阶段对个体体质的演变过程作了详细论述。《素问·上古天真论》则分男女两性，以肾精、肾气盛衰为主论述了个体体质发展的不同阶段，说明不同性别的人其体质特性和发展过程存在不同的规律。

概言之，体质是在先后天因素共同作用下逐渐形成的。由于禀赋的不同，后天条件的多样性使个体体质具有不同于他人的特征，正如世界上没有完全相同的两片树叶，世界上也不会有完全相同的两个人，因此体质具有个性差异。中医学的"因人制宜、辨证论治"强调的正是这种特异性，因而实施的治疗也更有针对性。然而，对于处于同一历史背景、同一地方区域，或饮食起居条件相同的人群，由于其遗传背景的同一性和外界条件的一致性，往往使特定人群的体质呈现类似的特征，这就是群类趋同性。这种体质的群类性必然导致对某些疾病的易感。《素问·异法方宜论》对五方之人的论述正是强调了后天因素在体质发展过程中所起的重要作用。因此，在相同的时空背景下，人类的体质、发病具有共性，也使群体预防和群体治疗成为可能。以汉唐医学为骨干的杂病治疗体系强调"专方专药治专病"，在这一前提下照顾阴阳寒热、表里虚实，即辨病专治。辨病的目的是研究疾病的基本病机和共同规律，专治则是针对共性制定治疗方法。因此，研究体质的共性与个性特征，探讨辨病与专治的体质依据，是中医学发展不可或缺的两个方面[5]。

2. 我国现代对青少年体质研究

我国现代对青少年体质的研究始于 20 世纪 20 年代，最早的报告见于 1910 年 Merrins 报道的武昌 200 余名 11~23 岁学生身高、体重等指标状况，发表在中华医学杂志英文版。随后 10 余年间，Whyte、Stevenson 及 Appleton 等国外学者先后报道了我国江苏、浙江、福建、北京、广州等地儿童青少年的生长发育状况。但这些报告的样本量都较少，有许多年龄段样本数甚至少于 10 人，也没有统一的测量方法和测量时间。我国学者最早的报告是王吉民于 1922 年根据杭州两届保婴大会的资料所作的"中国婴孩体格之标准"，调查对象为婴幼儿，样本数仅 200 余例。此后国内许多学者先后报告了我国上海、南京、长沙、杭州、济南等地儿童生长发育状况。这些报告中的对象既有婴幼儿，也有 6~15 岁的学龄儿童，样本量大都比较大，研究的指标除身高、体重外，有些报告还包括坐高、头围、胸围等。中华人民共和国成立以后，特别是在五六十年代许多城市都开展了儿童生长发育的研究，研究指标主要是身高、体重等形态指标。这些研究样本量都比较大，在测量方法、测量仪器和资料统计分析等方面都有严格的要求。如，姚依克等于 1952 年对中南地区河南、湖北、江西、广东、广西等省区所作中小学生身高、体重的调查，样本量达到 50 万人，是当时规模最大的一次调查。此外，很多学者也开始关注学生身体形态与环境之间的关系，如：我国北方儿童身高、体重大于南方儿童（叶恭绍，1959）。大规模的、全国性的国民（特别是儿童青少年学生）体质健康调查研究，并将其作为一种政府行为，开始于 70 年代后期。

（1）1979 年国家对 16 个省市的青少年儿童体质进行调研。这次调研工作是在原国家体委、国家教委、卫生部共同领导与组织下，北京、上海等 16 省市参加的一次大规模青少年儿童体质调研工作。按统一器材、统一时间、统一方法对 20 多万 7~25 岁汉族青少年儿童，进行 23 项指标（形态 15 项、机能 3 项、素质 5 项）的测试工作。通过这次调研，初步摸清了中国青少年儿童身体形态、机能与素质的现状、特点和发展变化规律，制定了代表性较强的身体形态发育、机能和身体素质的评价标准及脉搏、血压的正常值范围。

（2）1985 年对中国学生体质、健康的调查研究，是继 1979 年之后，由原国家教委、国家体委、卫生部、国家民委共同组织与领导的又一次大规模的学生体质健康调研工作。本次工作共调查测试了 29 个省、自治区、直辖市的 28 个民族，2188 所大中小学校 7～22 岁城乡、男女学生 902 337 人（体检 984 872 人）的形态、机能、素质指标 20 项（形态 6 项、机能 5 项、素质 9 项）、健康指标 9 项。通过这次调研，研究人员进一步掌握了我国各民族青少年儿童身体生长发育、机能、素质及学生健康方面的现状特点，探讨了某些发展变化规律，以及性别、年龄和民族间的差异。此外，这次调研还对人体成分、标准体重、遗传因素、体质评价及学生中常见病和多发病的患病情况进行了探讨与研究。

（3）1991 年国家教委、国家体委、卫生部、国家民委、国家科委共同领导完成了第一次全国学生体质健康状况的监测。本次监测涉及全国 29 个省、自治区、直辖市的省会城市及其郊区农村汉族 7～22 岁大中小学生（西藏自治区未对汉族学生进行监测）及 17 个少数民族 7～18 岁中小学生，监测指标包括形态、机能、素质及健康检查项目共 26 项，监测人数达 242 667 人。这次监测使政府掌握了我国学生体质健康状况的现状及其发展、变化趋势，对指导和改进学校体育卫生工作具有十分重要的意义。1995 年 28 个省市区对 7～18 岁汉族学生进行了与 1991 年相同的体质调研。2000 年学生体质调研与 1995 年相似。

（4）2005 年全国学生体质与健康调研是自 1985 年以来由教育部、国家体育总局、卫生部、国家民族事务委员会、科学技术部共同组织的第 5 次全国多民族大规模的学生体质与健康调研。本次调研历时一年，经过各省、自治区、直辖市，各级教育、体育、卫生等相关部门和学校的共同努力，按照统一的调研方案，顺利完成了现场检测、调研数据录入及统计分析等工作。本次调研覆盖 31 个省、自治区、直辖市，25 个民族、1320 余所学校，调研人数为 383 216 人，其中汉族 6～22 岁大中小学生 303 363 人，回族、藏族、蒙古族、朝鲜族、壮族、维吾尔族、瑶族、土家族、黎族、羌族、布依族、侗族、水族、苗族、傣族、哈尼族、傈僳族、佤族、纳西族、白族、土族、撒拉族、柯尔克孜族、哈萨克族等 24 个少数民族 7～18 岁中、小学生 79 853 人。检测项目涵盖身体形态、生理机能、身体素质、健康状况等 4 个方面的 24 项指标。2005 年调研结果显示："学生形态发育水平继续提高，营养状况继续改善，低血红蛋白等常见病检出率继续下降；1985—2005 年的 20 年来，我国城乡大中小学生形态发育水平持续提高，并表现出生长速度加快、生长水平提高、青春期发育提前等现象，尤其是城市男女生，身高生长长期趋势的增长方式已表现为成年身高的增长；我国城乡学生中低体重及营养不良检出率进一步下降，营养状况继续得到改善，重度营养不良基本消灭；学生握力水平提高；低血红蛋白检出率持续下降；蛔虫感染率降低；龋齿患病率继续下降。学生体质与健康存在的主要问题：肺活量水平继续呈下降趋势（我国大中小学生各年龄组肺活量水平继续下降）；速度、爆发力、力量耐力、耐力素质水平进一步下降；不同指标下降幅度呈现不同特点；肥胖检出率继续上升；视力不良检出率仍然居高不下等。"调研结果还显示："少数民族学生体质与健康状况变化情况与汉族学生基本一致，即少数民族学生生长发育水平、营养状况与汉族学生同步增长、同步改善。2005 年与 2000 年相比，大多数少数民族学生的身高、体重、胸围等形态指标呈持续增长趋势，7～18 岁学生中的营养不良和较低体重检出率明显下降。汉族学生在体质健康方面存在的问题，少数民族学生同样存在。另外，少数民族学生生长发育的增长虽然与汉族学生同步，但部分少数民族学生生长发育的绝对水平仍然较低，与汉族学生相比，仍然有较大的差距。"

（5）2010 年全国学生体质与健康调研是自 1985 年以来由教育部、国家体育总局、卫生部、国家民族事务委员会、科学技术部、财政部共同组织的第 6 次全国多民族大规模的学生体质与健康调研，涉及 31 个省、自治区、直辖市，27 个民族，995 所学校。调研统计人数为 348 495 人，其中汉族 7～22 岁大中小学生 262 878 人，回族、藏族、蒙古族、朝鲜族、壮族、维吾尔族、瑶族、土家族、黎族、彝族、羌族、布依族、侗族、水族、苗族、傣族、哈尼族、傈僳族、佤族、纳西族、白族、东乡族、土族、撒拉族、柯尔克孜族、哈萨克族等 26 个少数民族学生 85 617 人。检测项目包括身体形态、生理机能、身体素质、健康状况等 4 个方面的 24 项指标。调研结果显示，学生体质与健康状况总体有所改善；形态发育水平继续提高；肺活量水平出现上升拐点；营养状况继续改善；中小学生身体素质下滑趋势开始得到遏制（爆发力素质、柔韧素质出现好转，耐力素质显现止"跌"，力量素质继续提高）；视力不良检出率继续上升，并出现低龄化倾向；肥胖检出率继续增加等。

（6）2014 年全国学生体质与健康调研是自 1985 年以来由教育部、国家体育总局、卫生部、国家民族事务委员会、科学技术部、财政部共同组织的第 7 次全国多民族大规模的学生体质与健康调研，涉及 31 个省、自治区、直辖市，27 个民族，1137 所学校，其中汉族 7～22 岁大中小学生 261 914 人，回族、藏族、蒙古族、朝鲜族、壮族、维吾尔族、瑶族、土家族、黎族、彝族、羌族、布依族、侗族、水族、苗族、傣族、哈尼族、傈僳族、佤族、纳西族、白族、东乡族、土族、撒拉族、柯尔克孜族、哈萨克族等 26 个少数民族学生 85 380 人。检测项目包括身体形态、生理机能、身体素质、健康状况等 4 个方面的 24 项指标。调研结果显示：与 2010 年相比，2014 年我国城乡学生身体形态发育水平（即身高、体重和胸围等发育水平）继续提高。肺活量数据继 2010 年出现上升拐点之后，继续呈现上升的趋势。城乡学生营养不良检出率进一步下降，且基本没有重度营养不良。乡村小学生蛔虫感染率持续降低。中小学生身体素质继续呈现稳中向好趋势。但是，大学生身体素质继续呈现下降趋势；视力不良检出率仍然居高不下，继续呈现低龄化倾向；各年龄段学生肥胖检出率持续上升等。

以上这些大规模的学生体质与健康调研为了解我国学生体质健康状况和发展变化规律做出了巨大贡献，为国家相应政策的制定提供了有力的依据。以上大规模的学生体质与健康调研所获得的数据，已被不少专家、学者分析和研究。研究显示，我国的体质研究工作，多年来在党和政府的重视与支持下，经过体育、卫生和教育界的广大科技人员的共同努力，取得了丰硕的研究成果，为了解我国学生体质健康现状，探讨学生体质变化规律和影响因素，及增强体质的途径、促进学生体质健康改善做出了一定贡献。其中，关于青少年学生体质研究较为活跃，归纳起来，研究成果主要分为四大类：

第一类是青少年体质状况研究。如：于道中（1994）"体质健康概念与我国学生体质健康状况"；廖文科（1997）"1995 年全国学生体质健康调查"；杨贵仁（2002）"2000 年全国学生体质健康状况调研结果"；调研组（2007）"2005 年中国学生体质与健康调研报告"；调研组（2012）"2010 年中国学生体质与健康调研报告"；季成叶（2007）"中国儿童青少年生长长期趋势及其公共卫生意义"等。在这一类研究中，对城市汉族儿童关注较多，如，陈明达（1991）、武杰（1998）、林琬生（2006）、蔡睿（2008）等对"中日两国青少年儿童作了多项体质指标的跨文化比较研究"；章瑞芝（1982）"上海市学生 48 年来生长发育动态分析"；李珈基（1984）"南京市中小学生 45 年来身体形态分析"；任红（2006）"徐州市学生 48 年来生长发育动态分析"等，而对少数民族学生体质关注较少。在现有的少数民族学生体质研究中，主要有张天成的《青海省土族、撒拉族学生1985—1999 年体质健康状况的动态分析》《1985—2000 年湘西、青藏高原少数民族学生体质状况的动态分析》《1985—2000 年湘西土家族、苗族学生体质状况分析》《湘青少数民族学生生长速度变化的动态分析》《1985—2005 年高原地区少数民族学生生长发育状况的动态分析》《西部地区少数民族学生生长速度的动态变化及其环境影响因素》《中国 23 个少数民族 18 岁青年生长发育自然环境差异的研究》等一系列文章。另外，还有李效基（1982）"少数民族青少年的生长发育"；李涛（2004）"青海省海东地区土族男性少年儿童体质分析"；武杰（1998）"新疆 4 个民族的学生生长发育进行的动态观察"、武杰（2004）"1985—2000 年新疆 3 个民族学生生长发育的动态分析"；何江川（2004）"西南地区少数民族大学生体质形态调查分析"；史儒林（2007）"青海高原少数民族大学生体质状况的调查研究"；张圣海（2008）"武陵山区少数民族中、小学生 2000 年与 2007 年体质状况的动态分析"；张世威（2012）"我国藏族与塔吉克族学生身体素质比较研究"；黄柳倩（2013）"1985—2010 年广西瑶、壮、汉族 7~18 岁学生体质状况的比较研究"等研究。这类研究主要集中在对学生体质状况的现状分析和动态分析，而对多民族学生体质状况的比较分析研究较少。

第二类是青少年体质影响因素研究。主要是环境因素的影响，较早从事环境因素对学生体质健康状况影响研究的是儿少卫生界。如：我国北方儿童身高、体重大于南方儿童的规律（叶恭绍，1959）；四川省局部地区儿童身高与日照的相关均有显著性，而身高与平均气温及年均温差的相关性均无显著性（魏嗣琼，1987）；28 个城市汉族青年的生长水平与地球纬度、年日照时数及气温年较差成中度以上相关，在诸多气候因素中以年日照时数及气温年较差的相关系数最高，而与气候有关的其他因素都成负相关（林婉生，1990）；中国城乡汉族青少年生长发育的第一因子（身高、体重、坐高等）与年平均日照时数、地球纬度及气温年较差呈显著的正相关，与年平均气温、年降雨量、海拔高度呈负相关，北方地区的青少年群体身材普遍高大，南方地区的群体身材相对矮小（季成叶，1992）；28 个城市 18 岁汉族青年身高的分布为长江中下游和珠江流域的城市青年身体较矮小，北方和东部沿海地区青年的身材较高大（王忆军，1995）；1985 年及 1991 年北方地区男、女青年的身高、体重均值皆大于南方（胡虞志，1997）；社会经济发展对国民身体形态、身体素质、身体机能（生理、心理）均有不同程度的影响，但其影响的方式和力度是不尽相同的（胡利军，2005）；男、女汉族大学生身高及体重均随着纬度的升高或者气温及降水量的降低而逐渐增大，这种倾向与纬度、气温及降水量相比，城乡因素间更加明显（尹小俭，2006）；青少年体质健康是包括教育在内的综合性社会问题，传统教育观念、现代生活方式和现代社会结构的变迁及学校体育价值判断是我国青少年体质健康的主要影响因素（陈玉忠，2007）；西部地区 18 岁少数民族学生身高、体重与地理气候因素、农民人均纯收入、农民人均消费性支出多数具有中度以上相关，胸围多数相关不明显（张天成，2008）；经济快速发展、学生营养充足、不良生活方式、不健康饮食环境和观念、体质教育的困境等不良因素形成叠加效应，加剧对其体质的影响（马思远，2012）；行为与生活方式因素、身体活动量减少是导致青少年身体素质下降的直接原因（冯晓玲，2012）等。上述研究成果表明，国内学者主要从地域差异、地理气候等自然环境因素探讨城市汉族学生体质状况变化的特点、趋势及内在联系，从社会环境因素研究较少，而将两者有机结合起来，对学生体质健康状况进行研究更少，特别是对武陵民族地区少数民族学生体质健康状况缺乏全面系统的研究报道。

第三类是青少年体质评价及促进系统研究。如：邢文华（1985）"关于体质综合评价方法研究的综述"；孙再玲（2002）"对全国学生体质健康状况研究检测项目的分析"；尚磊（2003）"学生体质指数与机能、素质指标关系的研究"；温志勤（2004）"中、日两国大学生体质健康测量指标改革的比较研究"；何江川（2004）"我国十七个少数民族大学生健康水平的因子分析"；毕振旺（2005）"中国6~18岁汉族学生体质健康状况的综合评价"；梁建秀（2005）"学生体质健康管理咨询系统的研制与实践"；乌云格日勒（2006）"中国20个少数民族学生体质综合指标水平的判别与比较——秩和比（RSR）分析方法应用研究"；张天成（2008）"中国少数民族青年学生体质水平综合评价的因子分析"；郑殷珏（2009）"《国家学生体质健康标准》与《学生体质健康标准（试行方案）》的比较研究"等。另外，如尹小俭、王树明、季浏（2009）"日本由原来考虑青少年健康促进等问题仅仅只是其个人努力的问题，到同时还要考虑与之相联系的周围环境（学校·家庭·社会）的影响等方面的转变"；肖林鹏、孙荣会、唐立成（2009）"青少年体质健康服务体系的构建是一项社会系统工程，需要社会诸多部门、单位及系统的密切配合、精力协作"；张宝强（2010）"美国政府注重学生体质健康促进与社会各界的合作，重视科研工作，奖励先进和典型"；周丛改（2011）"青少年体质健康促进机制是指政府、家庭、学校、社区等资源与力量得到最优化组合而形成的一种活动模式"等。这类研究主要集中在对学生体质评价指标的筛选和体质健康促进系统方面，而对少数民族学生体质综合评价标准的制定和促进体系构建的研究还相对较少。

第四类是青少年体质理论研究。如，何仲恺（2001）"体质与健康关系的理论与实证研究"；梁建秀（2005）"学生体质健康管理咨询系统的研制与实践"；肖夕君（2006）"体质、健康和体适能的概念及关系"；甄志平（2006）"中国学生体质测试指标体系演进与发展研究"；甄志平（2008）"《国家学生体质健康标准》指标体系结构与嬗变研究";于涛（2008）"'健康'语境中的'体质'概念辨析";孙忠伟（2013）"中美学生体质健康测试管理系统的比较";于红妍（2014）"中国学生体质测试的演进历程及阶段特征"等，到目前为止，这方面研究尤其是理论研究还相对薄弱，有待进一步加强。

综上所述，可做以下几点归纳：世界上很多国家对体质研究工作都非常重视，也都研制了适合本国特点的体质测定方案。但这些方案多数是针对体质的身体方面的，没有针对体质的心理方面的测验内容，因此，体质的心理方面的研究，应成为今后体质研究工作的重点突破口。我国当前的体质研究工作的主攻方向基本没有变化，还主要集中在传统的体质现状调研方面，体质的基础理论研究和增强体质的机理研究相对薄弱，尤其是关于"体质与健康关系问题"的研究，在健康观念发生重大改变的新的时代背景下，与健康有密切关系的体质研究工作也应该有所对策。

第二节　健康危险行为概述

健康危险行为对青少年的成长具有直接或潜在的危害，可能危及青少年的健康和生命，也是某些成年期疾病的发生温床，甚至会引发诸多社会问题。世界卫生组织（WHO）指出："个人的健康与寿命60％取决于其生活方式和行为习惯"。青少年时期所养成的生活和行为习惯将对青少年的现在及成年以后的身心健康产生巨大的影响。同时，处于这个年龄阶段的孩子自我保护意识和自我控制意识相对比较薄弱，容易受到吸烟、故意伤害、不安全性行为等健康危险行为的威胁，青少年健康危险行为已经成为了一个公共卫生问题。

一、健康危险行为定义及分类

（一）青少年健康危险行为定义

健康危险行为又称健康危害行为、问题行为、偏差行为。WHO（1993）将其定义为：吸烟、饮酒、药物使用、过早及不安全性行为、膳食不合理、缺乏体育锻炼及导致意外伤害的行为，这些行为直接或潜在威胁着青少年现在和将来的健康。

中国学者（季成叶，2008）定义为：凡对青少年健康、完好状态乃至成年期健康和生活质量造成直接或间接损害的行为，通称青少年健康危险行为。

（二）青少年健康危险行为分类

美国疾病预防控制中心（CDC）在 1990 年建立了"青少年健康危险行为监测系统"（YRBSS），自 1991 年开始，每 2 年进行 1 次监测。监测的内容包括六类：①吸烟；②饮酒和其他药物的使用情况；③不良饮食习惯；④导致非故意和故意伤害；⑤导致意外怀孕和性传播疾病的性行为；⑥缺乏体育锻炼。2005 年新增加了有关哮喘病及防晒霜的使用情况。

我国参照 YRBSS 的内容和分类，根据我国的具体情况分为 7 类：①导致各种非故意伤害（unintentional injury）的行为，如车祸、溺水、跌坠、砸、穿刺、爆裂等。②导致各种故意伤害（intentional injury）的行为，由三部分组成：一是打架等校园暴力行为以及由此引发的不安全感；二是自杀、自伤、自残、离家出走；三是反映内在心理−情绪障碍的外在行为表现，如孤独、精神压力、失眠、伤心绝望等。③物质成瘾（substance abuse）行为，如吸烟、饮酒、滥用药物（包括精神活性药物和毒品）、滥用吸入剂（如汽油、胶水、涂改液等）。④精神成瘾（psychiatric addition）行为，如游戏机成瘾、网络成瘾等。⑤导致性传播性疾病（包括 HIV 感染）和非意愿妊娠的性行为，如针对高中生的边缘性行为、过早性行为；针对大学生的多性伴性行为、不使用安全套、被迫性行为、非意愿妊娠等。⑥不良饮食行为，由三部分组成：一是过多摄入高能量/高脂食物等易致肥胖的饮食行为；二是各种易导致营养缺乏/失调的行为，包括不喝牛奶/豆浆、少吃蔬菜、水果，偏食，过多吃零食等；三是各种盲目或不健康减肥行为。⑦缺乏体力活动行为，从动、静两方面反映：前者包括不上体育课，体力活动不足，体育锻炼时间和强度不足；后者包括看电视、上网时间过长，其他静态活动（如课外作业、补习）时间过长等。

二、健康危险行为主要理论模型

（一）问题行为理论

Jessor 等（1977）首创的"问题行为理论"，其主要贡献在于首次从行为学角度解释了青少年危险行为的形成和发展机制。该理论认为：青少年健康危险行为是一系列自然、社会因素综合作用的结果，也是人与环境复杂交互作用的产物。其发生、发展取决于三大心理−社会因素：①个性因素，即个体（尤其是那些自我意识未完全成熟的青少年）对自我、他人、所属群体和团体的态度、价值取向、期望和信仰等；②环境感知因素，即个体回顾自身行为表现，同时感受伙伴、父母、教师、亲友和其他社会成员对这些行为的态度；③社会认同因素，即个体对自身行为是否被社会认同的感受等。三类因素中对行为起决定作用的是个性因素，其他两类则主要发挥教育、指导、帮助、纠偏等作用。个人能否改变自身的危险行为，建立健康促进行为，关键在于是否具有感知环境、了解社会及被社会认同的能力。

（二）危险和保护性理论

该理论在 20 世纪 90 年代后期出现，其主要贡献集中在 4 个方面：

（1）从一些对青少年健康危险行为发挥重要影响作用的生活环境因素（如家庭、学校、社区）着眼，将其中一些成分分解为危险性、保护性两类。

（2）强调通过采取主动干预措施，不断修正青少年所处环境，来达到促进健康的目的。

（3）让青少年在提高自我意识的基础上树立坚定信念，在帮助青少年减少和消除健康危险行为方面起关键作用。人的需要、动机、健康认知和个人信念都是对行为产生重要影响的心理因素。

（4）卫生工作者必须彻底转变观念，将学校卫生工作重点逐步由预防疾病转移到促进健康，由关注疾病本身转移到对健康产生影响的因素。

（三）生态理论

Bronfenbrenner（1979）承认生物因素和环境因素交互影响着人的发展，但自然环境是人的发展一个主要影响源。根据生态模型，儿童不仅受自己特征（个体水平）影响，而且受他们直接的社会或自然环境（微系统水平）影响，也受他们所处各种环境背景相互关系的影响（中系统水平），还受到更广泛的社会背景的影响（外系统和宏系统水平）。对青少年直接产生影响的是"微系统"中的因素，主要是家庭，然后是学校、同伴。"中系统"包含着"微系统"背景中的交互关系，包括交互作用的效率、性质及影响。"外系统"是由那些青少年并不在其中扮演活跃角色、但又是对他们产生影响的背景构成。"宏系统"包括特定文化中的意识形态、态度、道德观念、习俗及法律。根据生态理论，最直接影响青少年问题行为的微系统因素是家庭、学校以及同伴。

三、健康危险行为研究

（一）青少年健康危险行为流行状况

相关研究如，季成叶（2005）"城市青少年各种不健康的饮食行为、体力活动不足和'以静代动'的生活方式日益普遍，物质和精神成瘾行为不容忽视"；田本淳、张巍、钱玲、李芳健、王绍华（2006－2013）"北京、杭州、武汉和广州四城市学生在饮食、卫生、心理、吸烟饮酒、体育运动等方面普遍存在不健康行为"；熊文艳（2013）、张叶香（2014）"南昌市、承德市、常州市青少年存在较多健康危险行为，且存在性别、年龄差异"等。

（二）青少年健康危险行为影响因素

相关研究如，Jessor（1998）"青少年健康危险行为的发生是生物危险因素、社会环境危险因素、感知环境因素、人格因素和行为因素共同起作用的结果"；Wellings K.（2006）"青少年健康危险行为的发生发展是青少年内在自身因素和外在生活环境因素双重影响的结果"；张文新（2002）"社会经济状况、文化环境、大众媒介等影响青少年健康危险行为，青少年暴力行为与贫穷存在密切相关"；Maccoby E.（1992）、Kandel D. B.（1995）、Mcgue M.（2005）、Forns M.（2010）、Foti K.（2011）、Brooks F. M.（2012）等研究认为"教养方式、父母文化、应对方式、气质、人格、媒体等因素与青少年健康危险行为关系紧密"；张周阳、孙飙、王梅（2008）"影响青少年健康和健康行为的因素有：经济条件、家庭结构、父母的行为、朋友和学校环境"；王成全（2002）、星一（2006）、陶芳标（2007）、赵海（2012）、王孟成（2013）、刘衔华（2014）等探讨了"学习压力、师生关系、友情支持、同伴认同、情绪、自我效能感等因素与青少年健康危险行为的关系"；赵海，马迎华，吕晓静（2012）"影响健康危险行为的主要因素包括个人、环境和行为等方面"；谢员、江光荣、邱礼林（2013）"自我效能感、自尊和情绪管理对健康危险行为具有影响"等。

（三）青少年健康危险行为危害性

相关研究如，WHO（1997）、Boyd C. J.（2005）、Ji C. Y.（2008）"青少年健康危险行为可诱发成年期的许多疾病，青少年养成这些危险行为越早，其成年期发生心脑血管疾病、恶性肿瘤、糖尿病的概率也越高，青少年时期肥胖发生越早、肥胖越严重，成年期的高血压、高脂血症、糖尿病的发病率也越高"；Emery（1999）"青少年阶段养成的不良行为习惯或问题行为会延续到成年期，对成年阶段的生活及子女身心健康产生消极影响"；Novick（2003）"自杀是美国15～19岁青少年非正常死亡的第三大原因"；Krug E. G.（2002）、Washington R. L.（2006）"在欧美、日本等发达国家，3/4的青少年死亡与健康危险行为有关"；Schwartz S. J.（2011）"过量饮酒与精神异常、多发性神经炎、心肌炎等慢性疾病密切相关，青少年越早开始饮酒，越易在成年后成为酒精依赖者"；王超、马迎华（2005）"中国近15年儿童青少年疾病谱发生重大变化，学生群体伤害死亡率是疾病死亡率的2.5倍，成为首要死因"；张玉超、李文梅、李君（2005）"健康危险行为不仅导致青少年早死、伤残和患病，而且其影响一直延伸到成年，成为导致成人死亡、患病和出现精神问题的重要因素"；星一、季成叶、张琳（2006）"同时具有四种及以上健康危险行为的男生中不健康减肥、网络成瘾、吸烟、自杀和电子游戏成瘾等行为发生率增加 5 倍以上，而女生中吸烟、网络成瘾、不健康减肥、斗殴和电子游戏成瘾发生率增长 10 倍以上"；周育林（2007）"青少年健康危险行为对青少年自身、周围的人、个体发展、社会产生负面的影响"；王艳之（2007）"故意伤害和非故意伤害已取代躯体疾病成为中国青少年的首位死因，自杀是 15～34 岁年轻人死亡的第一原因"；易可华、汤海英（2007）"青少年时期形成的饮食行为不仅可以影响青少年目前的健康，还会影响到他们成年时期甚至一生的健康"；季成叶（2007）"青少年健康危险行为影响青少年心理健康，诱发生殖系统疾病和非意愿妊娠，影响社会稳定"；施向东、卢洁、梁惠宁（2009）"在欧美、日本等发达国家，3/4 的青少年死亡与健康危险行为有关，伤害、早逝与不健康行为习惯、生活方式关系密切"；季成叶（2009）"吸烟年龄越小，心血管病发病越早，15 岁前开始吸烟者比成年后开始者的死亡年龄平均提前 3～5 岁，患肺癌的危险上升 15～17 倍"；赵苗苗（2012）"单亲、离异家庭中的孩子受到家长自身经济和精神双重压力的影响，往往健康状况较差，更容易产生心理、行为、学业和社会功能发展方面问题"等。

（四）青少年健康危险行为干预

如，Saner H.（1996）讨论了与青少年暴力同时存在的危险因素，在此基础上提出了初步的干预计划；Hritz S. A.（1997）讨论了 GRASP 对问题少年和感到有社会压力青少年的行为干预；Botvin G. J.（2002）用"生活技能培训"方法来预防青少年吸烟，是一个成功的经典；Aaron Hogue Howard（2002）"家庭干预咨询服务能为单个家庭量身定制行为干预计划，是防预青少年药物滥用及行为失调较有发展潜力的一种干预途径"；周凯、叶广俊（2002）"一些青少年行为问题的干预方法是通过提高心理社会能力，达到预防的目的"；李灵、董奇、张红川（2005）"单一降低危险因素存在着局限性，应当树立整体观、系统观，重视保护因素的调节作用"；星一、季成叶、张琳（2006）"应针对青少年健康危险行为多发特点，开展综合性行为干预"；韦琳、王萍、覃彦香（2011）"应针对青少年健康危险行为聚集特征，分级采取综合干预策略"等。

目前，有关青少年体质与健康危险行为的综合研究成果较少，主要有：日本文部省（2003）"日本儿童青少年在过去 30 年来，由于缺乏体育锻炼、饮食不科学等不良生活方式的影响，出现体质下降"；Robert W. Trisha Beuhring（2000）

"不但收入、家庭结构对健康行为有影响，种族也是影响青少年健康行为的要素之一"；J. Richard Udry（2003）"混合种族的青少年比单一种族的同龄人有着更高的健康行为风险"；Dollman J.（2007）"影响青少年健康和健康行为的因素有：经济条件、家庭结构、父母的行为、朋友和学校环境"；J. C. Eisenmann（2008）"网络、游戏、电视的影响是青少年体质持续下降最大的根源"；江崇民、于道中（2008）"我国学生身体素质的下降与体育锻炼不足有较大关系"；张周阳、孙飙、王梅（2008）"青少年期形成的习惯与行为将长期影响以后的生活、学习和工作中的身体健康"；马新东（2010）"青少年体质健康方面出现的问题主要是由于体育活动的减少、过量饮食的摄入以及不良生活习惯所导致"等。

综观上述成果，国外对青少年健康危险行为已有系统的研究，并对影响因素和心理干预进行了深入探讨。国内研究侧重流行状况的调查和影响因素分析，且产生了一批颇有价值的成果，但这些成果从整体上来看还存在如下问题：研究大部分是针对青少年健康危险行为中的一项或某几项进行的，缺乏全面系统的了解；研究对象多为城市青少年，对农村特别是贫困民族地区农村青少年的关注和研究明显不足；研究多为某一或某些变量对青少年健康危险行为的影响，且以一般社会心理影响因素及相关研究为主，对因素间潜在结构或因果关系的分析少；研究局限于流行病学的调查，缺乏对健康危险行为内在影响机制的挖掘。目前还未见有关少数民族青少年体质水平与健康危险行为的研究。

第二章　武陵民族地区青少年生长发育水平

第一节　生长发育概述

一、生长发育的相关概念

（一）生长的概念

比较确切的、得到多数学者承认的生长（growth）的定义是"细胞繁殖、增大和细胞间质增加，表现为组织、器官、身体各部以至全身大小、长短和重量的增加以及身体化学组成成分的变化"[11]。对生长的认识，是随着生物科学的发展而变化的，早期的认识主要局限于机体整体或局部的变化；进入细胞生物学时期，则包含了细胞大小、数量的改变；在分子生物学有着巨大发展的今天，生长还包含了身体组成成分的变化，即化学的生长。

（二）发育的概念

发育（development）通常涉及人体达到成熟过程中所出现的一系列变化，例如，在胚胎期器官和组织的分化，出生后循环、呼吸功能的发展，消化功能逐渐建立等，概括而言，发育即功能的分化和不断完善，心理、智力的发展和运动技能的获得。

（三）成熟的概念

成熟意味着生长发育的基本结束，机体在形态、功能方面达到成人水平，表现为身高、体重达到一定水平；各系统功能基本完善；骨骼、牙齿的钙化基本完成；性器官具有繁殖子代的能力。英文文献中常用"stage of maturation"一词，直译为成熟阶段，在汉语中用"成熟"一词的概念去理解"成熟阶段"不够确切，在中文文献中，经常使用发育阶段或发育程度，其含义与"stage of maturation"是一致的。

（四）生活年龄和发育年龄

生物体出生后根据生活时间的长短所确定的年龄叫生活年龄（life age）或时

间年龄（chronological age）。人体出生后达到成熟所需要的时间，在个体间存在差异，生活年龄相同的个体所达到的发育程度也存在着差异，按照机体的发育程度所制定的年龄叫生物学年龄（biological age），或发育年龄（developmental age）[11]。许多人体指标可用于发育年龄，如身高、牙齿、骨骼、第二性征等，用它们所确定的发育年龄分别叫作身高年龄、牙齿年龄（齿龄）、骨骼年龄（骨龄）、性征年龄等。发育年龄中使用最多的是骨骼年龄（skeletal age）。发育年龄的标准是以相同生活年龄群体所能达到的发育水平确定的，而个体的发育年龄是以个体发育程度与发育年龄标准比较而获得的。如一名生活年龄为 12 岁的儿童的骨发育水平相当于骨龄标准的 10 岁，则该儿童的骨龄为 10 岁；若另一名 12 岁儿童的骨发育水平达到了骨龄标准的 13 岁，则该儿童的骨龄为 13 岁。

二、生长与发育的关系

生长和发育有着不同的概念和内涵，然而在人体生长发育过程中两者是相互依存、无法给予明确区分的。有些场合两个词可以相互替代，例如，将身高生长说成是身高发育；而另一些场合，则不能替代，如性发育不能说成是性生长，通常用发育替代生长的情况较为多见。

第二节　生长发育变化趋势

近两个世纪以来生长长期趋势表现为儿童生长水平提高，青春期发育提前，成年身高持续增长和身材比例的变化[12-18]。各国学者非常重视长期趋势作为"生活状况的生物标准"的作用，认为它可和 GDP、人均期望寿命、婴儿死亡率等指标一样，反映社会的公平性[12][19]。为了探讨武陵民族地区土家族、苗族（以下简称土、苗）儿童青少年 1985—2014 年生长变化的特点、规律和趋势，笔者利用 1985 年、2000 年和 2014 年中国学生体质与健康调研中土、苗 7~18 岁学生的生长发育资料，剖析其 29 年生长水平、青春期发育、18 岁青年生长水平的长期变化，旨在利用其积极影响，制定干预措施促进生长潜力发挥[20]，为改善和提高武陵民族地区儿童青少年的生长发育水平提供依据，以期为今后开展少数民族儿童青少年生长变化趋势的研究提供参考。

一、资料与方法

（一）资料来源

土、苗儿童青少年身高、体重、胸围的数据资料分别来自《1985 年中国学生体质与健康研究》[21]《2000 年中国学生体质与健康调研报告》[22] 和《2014 年中国学生体质与健康调研报告》[23]。1985 年共计有效样本 4674 人，其中，土家族 2368 人（50.66％），男生 1195 人（50.46％），女生 1173 人（49.54％）；苗族 2306 人（49.34％），男生 1200（52.04％），女生 1106 人（47.96％）。2000 年共计有效样本 4480 人（因苗女 18 岁年龄组没有测试，为便于比较，土女、苗女为 7－17 岁），其中，土家族 2301 人（51.36％），男生 1201 人（52.19％），女生 1100 人（47.81％）；苗族 2179 人（48.64％），男生 1119（51.35％），女生 1060 人（48.65％）。2014 年共计有效样本 4986 人，其中，土家族 2592 人（51.99％），男生 1296 人（50.00％），女生 1296 人（50.00％）；苗族 2394 人（48.01％），男生 1197（50.00％），女生 1197 人（50.00％）。

（二）研究方法

主要分析指标为身高（cm）、体重（kg）、胸围（cm）、体质指数 BMI（kg/m²）、身高最大增长年龄（Maximum Increment Age in Height，简称 MIA－H，岁）和体重最大增长年龄（Maximum Increment Age in Weight，简称 MIA－W，岁）。首先分 1985—2014 年、1985—2000 年、2000—2014 年三阶段计算土、苗 7~18 岁男、女平均增幅（cm 或 kg）和增速（每 10 年 cm 或每 10 年 kg）；某指标每 10 年增长值＝（该指标终止年均值－该指标开始年均值）／（终止年份－开始年份）×10。然后按下列公式计算土、苗儿童青少年 29 年内的青春期发育提前幅度（MIA－H、MIA－W）：

$$\text{MIA－H（或 MIA－W）} = A_{\max} + \frac{(L_{\max} - L_{-1})}{(L_{\max} - L_{-1}) + (L_{\max} - L_{+1})} - 0.5^{[14-29]}$$

注：MIA－H（或 MIA－W）：身高（或体重）最大增长年龄；

$L_{\max}$：身高（或体重）最大年增加值，即 PHV（或 PWV）；

L_{-1}：$L_{\max}$ 前一年的身高（或体重）增加值；

L_{+1}：$L_{\max}$ 后一年的身高（或体重）增加值；

$A_{\max}$：$L_{\max}$ 年龄期间的中值/岁。

最后以土、苗 18 岁年龄组为个案计算成年身高（cm）、体重（kg）、胸围

（cm）和 BMI（kg/m²）29 年持续增长和男、女身高的性别差异（以下简称"性差"，sex dimorphism）[12]。各年度的各对应指标均值间作 t 检验，利用 SPSS17.0 软件完成统计学分析，以 $P<0.05$，差异具有统计学意义。

二、身高生长变化

身高是反映人体骨骼的发育状况和人体纵向发育水平的重要指标，通过身高与体重、其他肢体长度及围、宽度指标的比例关系，可反映人体匀称度和体型特点。1985—2014 年土男、土女身高平均增幅分别为 6.27cm、4.85cm（2.16cm/10y、1.67cm/10y），其中，1985—2000 年增速分别为 0.67cm/10y、0.31cm/10y，2000—2014 年分别为 3.76cm/10y、3.39cm/10y，加速趋势非常明显。1985—2014 年苗男、苗女身高平均增幅分别为 6.41cm、5.56cm（2.21cm/10y、1.92cm/10y），其中，1985—2000 年增速分别为 2.03cm/10y、2.26cm/10y，2000—2014 年分别为 2.40cm/10y、1.86cm/10y，男生出现增速加快，女生出现增速减缓的趋势（见表 2−1）。

表 2−1　1985—2014 年土家族、苗族儿童青少年身高增幅和增速变化（cm）

年龄（岁）	土男			土女			苗男			苗女		
	1985—2014	1985—2000	2000—2014	1985—2014	1985—2000	2000—2014	1985—2014	1985—2000	2000—2014	1985—2014	1985—2000	2000—2014
7—	2.81c	0.30	2.51c	2.62c	−0.42	3.04c	5.79c	0.62	5.17c	6.09c	2.07b	4.02c
8—	4.97c	−1.44a	6.41c	5.67c	−1.50	7.17c	6.06c	2.59c	3.47c	7.31c	3.60c	3.71c
9—	4.07c	−0.32	4.39c	3.97c	−1.86a	5.83c	7.09c	2.16b	4.93c	8.58c	3.99c	4.59c
10—	7.62c	1.51	6.11c	8.58c	0.28	8.30c	8.02c	2.77b	5.25c	8.76c	4.77c	3.99c
11—	8.13c	0.58	7.55c	8.34c	0.11	8.23c	10.41c	3.99c	6.42c	11.65c	5.58c	6.07c
12—	8.38c	2.82a	5.56c	7.38c	2.01a	5.37c	10.10c	5.40c	4.70c	8.72c	5.30c	3.42c
13—	10.16c	1.93	8.23c	7.37c	1.80a	5.57c	8.09c	3.32b	4.77c	5.43c	3.12b	2.31a
14—	9.62c	3.32b	6.30c	4.08c	1.32	2.76c	8.59c	4.53c	4.06c	4.44c	2.37b	2.07b
15—	6.15c	1.28	4.87c	3.79c	1.22	2.57c	6.13c	5.13c	1.00	2.91c	2.21c	0.70
16—	5.14c	2.11a	3.03c	2.37c	0.10	2.27c	2.87c	2.75c	0.12	1.42a	1.29	0.13
17—	4.90c	−0.63	5.53c	3.10c	2.05a	1.05	2.64b	2.08b	0.56	0.74	3.01c	−2.27b
18—	3.30c	0.63	2.67b	0.96	—	—	1.17	1.30	−0.13	0.71	—	—
平均值	6.27	1.01	5.26	4.85	0.46	4.74	6.41	3.05	3.36	5.56	3.39	2.61

注：a，$P<0.05$；b，$P<0.01$；c，$P<0.001$。

表 2－2　1985—2014 年土家族、苗族儿童青少年体重增幅和增速变化（kg）

年龄（岁）	土男			土女			苗男			苗女		
	1985—2014	1985—2000	2000—2014	1985—2014	1985—2000	2000—2014	1985—2014	1985—2000	2000—2014	1985—2014	1985—2000	2000—2014
7—	1.54^c	0.06	1.48^b	0.98^b	−0.24	1.22^b	2.13^c	0.13	2.00^c	2.57^c	0.43	2.14^c
8—	3.73^c	0.89	2.84^c	3.30^c	−0.58	3.88^c	3.38^c	0.76^b	2.62^c	4.05^c	1.41^c	2.64^c
9—	3.58^c	1.28	2.30	2.36^c	0.25	2.11	5.20^c	0.92^b	4.28^c	5.58^c	1.94^c	3.64^c
10—	7.11^c	2.35^a	4.76^c	5.07^c	−0.32	5.39^c	6.35^c	1.58^c	4.77^c	6.66^c	2.98^c	3.68^c
11—	9.68^c	1.02	8.66^c	6.05^c	1.56	4.49	9.09^c	2.23^c	6.86^c	10.23^c	3.17^c	7.06^c
12—	9.39^c	1.98^a	7.41^c	8.50^c	1.00	7.50^c	10.16^c	3.04^c	7.12^c	8.78^c	4.86^c	3.92^c
13—	9.81^c	1.35	8.46^c	6.87^c	0.03	6.84^c	6.85^c	2.85^b	4.00^c	6.67^c	2.41^b	4.26^c
14—	10.13^c	2.53^a	7.60^c	5.02^c	−1.15	6.17^c	6.49^c	3.81^b	2.68^a	6.32^c	2.75^b	3.57^c
15—	8.06^c	−0.60	8.66^c	2.76^b	−1.03	3.79^c	6.14^c	4.03^c	2.11^a	5.56^c	3.12^c	2.44^b
16—	5.10^c	−0.82	5.92^c	1.54	−1.33	2.87^b	5.37^c	2.53^c	2.84^b	3.79^c	1.64^a	2.15^b
17—	6.77^c	−1.04	7.81^c	0.84	−0.65	1.49	4.99^c	2.19^b	2.80^b	0.94	0.56	0.38
18—	5.69^c	−0.10	5.79^c	0.39	—	—	4.22^c	4.74^c	−0.52	0.19	—	—
平均值	6.72	0.74	5.98	3.64	−0.22	4.16	5.86	2.40	3.46	5.11	2.30	3.26

注：a，$P<0.05$；b，$P<0.01$；c，$P<0.001$。

三、体重变化

体重是反映人体横向生长及围、宽、厚度和重量的整体指标，不仅能反映人体骨骼、肌肉、皮下脂肪及内脏器官的发育状况和人体充实度，还可以间接反映人体营养状况。1985—2014 年土男、土女体重平均增幅分别为 6.72kg、3.64kg（2.32kg/10y、1.26kg/10y），其中，1985—2000 年增速分别为 0.49kg/10y、−0.15kg/10y，2000—2014 年分别为 4.27kg/10y、2.97kg/10y，加速趋势非常明显，变化趋势与身高一致。1985—2014 年苗男、苗女体重平均增幅分别为 5.86kg、5.11kg（2.02kg/10y、1.76kg/10y），其中，1985—2000 年增速分别为 1.60kg/10y、1.53kg/10y，2000—2014 年分别为 2.47kg/10y、2.33kg/10y，出现增速加快趋势（见表 2－2）。

四、胸围变化

胸围是人体宽度和围度最有代表性的测量指标，反映人体胸廓的大小及胸部、背部肌肉的发育情况，也是反映人体生长发育水平的一个重要指标。1985—2014年土男、土女胸围平均增幅分别为 2.88cm、3.71cm（0.99cm/10y、1.28cm/10y），其中，1985—2000 年增速分别为 0.15cm/10y、0.55cm/10y，2000—2014 年分别为 1.89cm/10y、2.09cm/10y，加速趋势非常明显，变化趋势与身高、体重一致。1985—2014 年苗男、苗女胸围平均增幅分别为 2.48cm、3.61cm（0.86cm/10y、1.24cm/10y），其中，1985—2000 年增速分别为 1.65cm/10y、2.55cm/10y，2000—2014 年分别为 0.00cm/10y、0.10cm/10y，增速呈现明显下降趋势（见表 2—3）。

表 2-3　1985—2014 年土家族、苗族儿童青少年胸围增幅和增速变化（cm）

年龄（岁）	土男			土女			苗男			苗女		
	1985—2014	1985—2000	2000—2014	1985—2014	1985—2000	2000—2014	1985—2014	1985—2000	2000—2014	1985—2014	1985—2000	2000—2014
7—	−0.07	0.88[a]	−0.95[a]	−0.27	0.35	−0.62	0.28	1.09[b]	−0.81[a]	0.55	1.19[b]	−0.64
8—	2.88[c]	0.54	2.34[c]	3.14[c]	−0.08	3.22[c]	2.56[c]	1.61[c]	0.95	2.32[c]	1.99[c]	0.33
9—	1.48[a]	0.36	1.12	1.03	−1.13[a]	2.16[c]	2.14[c]	1.31[c]	0.83	3.45[c]	2.36[c]	1.09
10—	5.01[c]	1.45[a]	3.56[c]	3.56[c]	−0.48	4.04[c]	3.33[c]	2.29[c]	1.04	5.11[c]	3.54[c]	1.57[a]
11—	6.59[c]	0.95	5.64[c]	4.37[c]	1.03	3.34[c]	5.57[c]	2.63[c]	2.94[b]	7.59[c]	3.42[c]	4.17[c]
12—	5.03[c]	0.88	4.15[c]	5.93[c]	1.32	4.61[c]	5.33[c]	2.63[c]	2.70[b]	6.61[c]	6.57[c]	0.04
13—	5.52[c]	1.06	4.46[c]	6.44[c]	1.32	5.12[c]	2.84[c]	2.71[c]	0.13	4.82[c]	3.43[c]	1.39
14—	4.55[c]	1.10	3.45[c]	5.43[c]	0.68	4.75[c]	2.38[b]	2.16[b]	0.22	4.29[c]	5.00[c]	−0.71
15—	2.47[b]	−1.67[a]	4.14[c]	4.28[c]	1.83[b]	2.45[b]	2.26[c]	3.70[c]	−1.44[a]	3.39[c]	5.53[c]	−2.14[b]
16—	0.41	−1.13	1.54	3.51[c]	1.69[b]	1.82[c]	1.23[c]	2.71[c]	−1.48[a]	4.38[c]	5.56[c]	−1.18
17—	1.50[a]	−1.49[b]	2.99[c]	3.86[c]	2.59[c]	1.27	1.18	2.45[c]	−1.27	1.22[a]	3.59[c]	−2.37[b]
18—	−0.87	−0.21	−0.66	3.18[c]	—	—	0.60	4.46[c]	−3.86[c]	−0.36	—	—
平均值	2.88	0.23	2.65	3.71	0.83	2.92	2.48	2.48	0.00	3.61	3.83	0.14

注：a，$P<0.05$；b，$P<0.01$；c，$P<0.001$。

五、BMI 变化

体质指数 BMI＝体重（kg）/［身高（m）]²，计算的是身体脂肪的比例，在测量身体因超重而面临心脏病、高血压等风险上，比单纯的以体重来认定，更具准确性，也可反映人体的充实程度和营养状况。1985—2014 年土男、土女 BMI平均增幅分别为 1.58kg/m²、0.62kg/m²［0.54、0.21 kg/(m²·10y)]，土男

10～12 岁、土女 12 岁平均增幅大于 $2kg/m^2$（$P<0.01$），其中，1985—2000 年增速分别为 $0.13kg/(m^2 \cdot 10y)$、$-0.14kg/(m^2 \cdot 10y)$，2000—2014 年分别为 $0.99kg/(m^2 \cdot 10y)$、$0.64kg/(m^2 \cdot 10y)$，加速趋势明显，变化趋势与身高、体重、胸围基本一致。1985—2014 年苗男、苗女 BMI 平均增幅分别为 $1.33kg/m^2$、$1.32kg/m^2$ [$0.46kg/(m^2 \cdot 10y)$、$0.46kg/(m^2 \cdot 10y)$]，苗男 11～12 岁、苗女11～12 岁平均增幅大于 $2kg/m^2$（$P<0.01$），1985—2000 年增速分别为 $0.25kg/(m^2 \cdot 10y)$、$0.25kg/(m^2 \cdot 10y)$，2000—2014 年分别为 $0.68kg/(m^2 \cdot 10y)$、$0.76kg/(m^2 \cdot 10y)$，增速呈现加快趋势（见表 2—4）。

表 2—4 1985—2014 年土家族、苗族儿童青少年 BMI 增幅和增速变化（kg/m^2）

年龄（岁）	土男			土女			苗男			苗女		
	1985—2014	1985—2000	2000—2014	1985—2014	1985—2000	2000—2014	1985—2014	1985—2000	2000—2014	1985—2014	1985—2000	2000—2014
7—	0.39	-0.03	0.42	0.06	-0.07	0.13	0.06	-0.06	0.13	0.36	-0.20	0.56[a]
8—	1.19[b]	0.99[a]	0.19	0.78[a]	-0.03	0.81[a]	0.77[a]	-0.12	0.89[a]	0.98[a]	0.12	0.86[a]
9—	1.20[b]	0.90[a]	0.30	0.48	0.63[a]	-0.15	1.48[b]	0.07	1.41[b]	1.43[b]	0.31	1.12[b]
10—	2.10[c]	1.02[b]	1.09[b]	0.78[a]	-0.26	1.04[b]	1.72[c]	0.29	1.43[b]	1.76[c]	0.66[a]	1.11[b]
11—	3.01[c]	0.43	2.58[c]	1.09[b]	0.82[a]	0.26	2.37[c]	0.32	2.05[c]	2.54[c]	0.43	2.11[c]
12—	2.55[c]	0.35	2.20[c]	2.25[c]	0.02	2.23[c]	2.65[c]	0.33	2.33[c]	2.32[c]	1.25[b]	1.06[b]
13—	1.94[c]	0.18	1.75[c]	1.26[b]	-0.43	1.69[b]	1.23[b]	0.57[a]	0.66[b]	1.75[c]	0.37	1.38[b]
14—	1.84[c]	0.30	1.54[b]	1.12[b]	-0.85[a]	1.97[c]	0.70[a]	0.57[a]	0.13	1.67[b]	0.64[a]	1.03[b]
15—	1.62[b]	-0.55[a]	2.17[c]	0.17	-0.77[a]	0.95[a]	1.02[b]	0.43	0.59[a]	1.69[b]	0.81[a]	0.88[a]
16—	0.64[a]	-0.83[a]	1.47[b]	0.01	-0.61	0.61[a]	1.41[b]	0.34	1.07[b]	1.27[b]	0.37	0.90[a]
17—	1.27[b]	-0.24	1.52[b]	-0.50	-0.85[a]	0.35	1.27[b]	0.34	0.93[a]	0.21	-0.58[a]	0.79[a]
18—	1.26[b]	-0.19	1.45[b]	-0.10	—	—	1.32[b]	1.48[b]	-0.16	-0.12	—	—
平均值	1.58	0.19	1.39	0.62	-0.22	0.90	1.33	0.38	0.95	1.32	0.38	1.07

注：a，$P<0.05$；b，$P<0.01$；c，$P<0.001$。

六、青春期发育变化

以往青春期发育水平多采用身高突增高峰（PHV）出现的年龄来进行评价，但在两个样本之间进行比较时有一定的困难，近年来国外利用横剖面资料计算身高发育高峰年龄（MIA－H）来进行这方面的研究，甚为简便实用。1985—2014

年7～18岁土、苗儿童青少年（除苗男外）MIA－H、MIA－W提前0.99～4.44岁，其中，土男提前最为明显（超过3岁）。1985—2000年土家族（除土女MIA－H外）提前0.07～2.62岁，苗男推迟半岁左右，苗女各有增减。2000—2014年土家族（除土女MIA－W外）提前1.48～3.83岁；苗族男、女各有增减（见表2－5）。

表2－5　1985—2014年土家族、苗族儿童青少年MIA－H、MIA－W增幅和增速变化（岁）

民族	MIA－H						MIA－W					
	1985	2000	2014	29年	前15年	后14年	1985	2000	2014	29年	前15年	后14年
土男	14.03	13.96	10.13	−3.90	−0.07	−3.83	14.85	13.92	10.41	−4.44	−0.93	−3.51
土女	11.19	11.68	10.20	−0.99	0.49	−1.48	13.71	11.09	11.76	−1.95	−2.62	0.67
苗男	13.18	13.96	13.74	0.56	0.78	−0.22	13.45	13.78	14.10	0.65	0.33	0.32
苗女	12.91	10.68	10.83	−2.08	−2.23	0.15	13.12	13.70	10.86	−2.26	0.58	−2.86

注：29年：1985—2014年；前15年：1985—2000年；后14年：2000—2014年；"−"表示提前。

七、成年生长变化

成年人身高变化最能反映人的遗传生长潜力，与成年后的体质、健康密切相关，有重要的研究价值[13]。本研究把18岁男女生身高作为成年身高的近似值，探讨成年身高长期变化趋势。1985—2014年土、苗成年（18岁）身高增长较明显（0.96～3.30cm），男生增幅明显大于女生；体重增长0.19～5.69kg，土家族增幅大于苗族，男生明显大于女生；土女、苗男胸围出现增长，土男、苗女出现下降；BMI男生出现增长，女生出现下降。伴随成年身高增长，"性差"也出现扩大趋势，土家族从1985年的10.03cm增大至2014年的12.37cm，苗族从10.53cm增大至10.99cm（见表2－6）。

表2－6　1985—2014年土家族、苗族青少年成年（18岁）生长增长量和增速变化

民族	身高/cm			体重/kg			胸围/cm			BMI/kg/cm²		
	2014	1985	差值	2014	1985	差值	2014	1985	差值	2014	1985	差值
土男	166.31	163.01	3.30c	59.84	54.15	5.69c	80.53	81.40	−0.87	21.63	20.38	1.26b
土女	153.94	152.98	0.96	50.04	49.65	0.39	80.98	77.80	3.18c	21.12	21.22	−0.10
苗男	162.15	160.98	1.17	55.37	51.15	4.22c	82.17	81.57	0.60	21.06	19.74	1.32b
苗女	151.16	150.45	0.71	48.90	48.71	0.19	79.77	80.13	−0.36	21.40	21.52	−0.12

注：差值为2014年与1985年之差；a，$P<0.05$；b，$P<0.01$；c，$P<0.001$。

生长长期变化是反映不同人群的生长水平伴随社会经济发展所经历的系列性变化，其作为复杂的生物现象，除了与"基因轨迹"有关外[30]，还体现了以营养、疾病为核心的环境因素对生长的直接作用[31]。1985—2014 年 7～18 岁土、苗儿童青少年生长水平不断提高，身高增幅（1.67～2.21cm/10y）、体重增幅（1.26～2.32kg/10y）都超过发达国家平均水平（身高增长 1cm/10y，体重增长 0.5kg/10y）[13][32]，但没有达到中国汉族儿童青少年 1985—2014 年生长长期趋势增幅（身高增长 2.39cm/10y、体重增长 2.78kg/10y）[23]。生长速度土家族身高、体重 2000—2014 年增速明显大于 1985—2000 年，呈现"前慢后快，加速增长"的特点，表明土家族儿童青少年身高、体重长期增长趋势步入快速增长阶段；苗族身高男生增速加快，女生增速减缓，体重增速均加快，表明苗族儿童青少年男生身高、体重长期增长趋势已步入快速增长阶段，女生则不明显。土、苗儿童青少年生长长期变化趋势出现的差异，可能与遗传以及土、苗儿童青少年生活的社会环境（家庭教育、卫生营养、民俗习惯、生活条件等）因素有关，影响因素及其机制有待进一步深入研究。

BMI 作为评价儿童青少年生长发育和筛查超重、肥胖的有效指标，已被广泛应用。在 BMI 的快速增长期，儿童青少年容易发展为超重，BMI 每增加 1 个单位，超重的风险约增加 3 倍[13][33][34]。1985—2014 年 7～18 岁土、苗儿童青少年各年龄 BMI 大多数出现增长（0.62～1.58kg/m²），土男 10～12 岁、土女 12 岁、苗男 11～12 岁、苗女 11～12 岁平均增幅大于 2kg/m²，表明近年经济发展带来的营养素摄入水平的增高，导致土、苗儿童青少年 BMI 均值的提高，同时表明土、苗儿童（10～12 岁）是超重、肥胖重点监测对象。另外，土家族胸围 2000—2014 年增速明显大于 1985—2000 年，苗族增速出现明显下降，说明土家族儿童青少年体格向"粗壮型"发展，苗族儿童青少年体格向"细长型"发展。自日本学者松本首创以来，MIA 已逐步成为一项国际通用指标，它为比较不同样本的青春期突增开始（青春早期）提供重要参照[27][28]。1985—2014 年 7～18 岁土、苗儿童青少年（除苗男外）MIA－H、MIA－W 提前 0.99～4.44 岁，说明土、苗青春突增期多数出现提前，提示我们要重点关注土、苗（特别是土男）小学高年级儿童的身心健康教育和营养健康教育。

成年人身高变化最能反映人的遗传生长潜力，与成年后的体质、健康密切相关，有重要的研究价值[14]。本研究把 18 岁男女生身高作为成年身高的近似值，探讨成年身高长期变化趋势。1985—2014 年土、苗成年身高出现增长，但幅度大多数不大（除土男外，增幅均不足 1cm/10 年），说明其成年身高增长潜力明显不足，这就是被德国学者 Wieringen 所称的"不完全性生长长期趋势"[27]。土、苗成年身高"性差"不足 13cm，而身高"性差"不足 13～14cm 的人群，一般都存在着生长长期趋势的潜力[13][30]，说明土、苗儿童青少年生长长期趋势潜力比较大。土、苗成年身高增长幅度男生明显大于女生，这与相关报道一致[13][20][31][36]，这是男性体格发育对良好社会经济影响的反应大于女性的体现。伴随土、苗男生成年身高出现较大幅度提高的同时，体重、胸围、BMI 多数出现较大增长，这提醒我们要警惕土、苗男生（特别是土男）可能出现由于"营养过剩"造成高血压、高脂血症、2 型糖尿病等代谢综合征疾病的危险[12][13]。

综上所述，土、苗人群生长长期趋势潜力比较大，土家族已步入快速增长阶段，呈加速趋势；苗族男生已步入快速增长阶段，苗族女生则不明显，生长长期趋势存在民族、性别差异。因此，为了促进土、苗儿童青少年生长长期趋势的健康发展，干预措施须针对民族及性别差异、以健康促进教育为重点、侧重于处于青春发育早期的儿童青少年（特别是土男）展开。教育、卫生主管部门应加强对武陵民族地区学校卫生健康教育的支持、指导和监督；加强土、苗小学高年级儿童超重、肥胖的监测和预防；加强面向家长，特别是面向祖辈家长的健康教育[37]；积极防治青春期常见疾病，消除各种阻碍生长发育的不良因素，提高土、苗儿童青少年身体充实度（特别是苗族）。要高度重视生长长期趋势的"双刃剑"效应[12][17][38]，看到其积极影响的同时，也应关注其对终身健康可能产生的负面影响；由于生理机能、运动素质并不伴随身材高大而自行提升，需要各器官功能的协调、均衡发展[12][13]，因此，要正确处理饮食调整和体育活动的关系，在保证各种营养素供给充足的同时，也要科学指导体育锻炼，倡导学校、家庭、社会联合行动，帮助土、苗儿童青少年建立起健康的生活方式和行为，促进土、苗儿童青少年身心健康发展。

第三章　武陵民族地区青少年身体机能素质发展水平

第一节　身体机能素质概述

一、身体机能概念及内涵

（一）身体机能概念

身体机能是指人体有机体各器官系统的功能。它是身体活动能力的基础，某一机能水平直接影响着运动时所需要的某一方面能力（杨世勇，2001）。人体生理机能包括中枢神经系统、心血管系统、呼吸系统、消化系统、生殖系统、内分泌系统、物质和能量代谢、感官、体温等。运动训练中经常涉及的身体机能指标主要有：心血管系统中的心率、血压、血红蛋白、运动负荷（哈佛台阶试验）、心电图；呼吸系统中的肺活量、呼吸频率、最大摄氧量；肌肉结构中的肌纤维数量、长度、类型；感官功能中的视觉、听觉、平衡机能、高级神经活动类型、血睾酮等。学生体质与健康调研中身体机能的检测指标主要有：安静脉搏、血压、肺活量、台阶试验等。

人的一切正常身体机能都受遗传影响，同时又有变异，如血型、血红蛋白、红白肌纤维比例等就表现出遗传特征。神经类型也有强烈遗传基础，且表现出一种显性遗传。其他如最高心率、最大吸氧量、血乳酸系统、ATP、ADP、CP、磷酸盐系统等也主要受遗传影响。例如心血管系统主要受遗传控制，其中最高心率的遗传系数高达0.859，血型和血红蛋白也完全由遗传决定；呼吸系统中最大吸氧量遗传力为0.936（杨世勇，2001）等。

（二）身体机能内涵

由于身体机能的许多指标具有强烈的遗传特征，因此学生身体机能水平的提高要考虑遗传特征；由于身体机能的某些指标又是有变异的（如肺活量的遗传性较小，后天体育锻炼改变的幅度较大），因此应采用科学的体育锻炼方法，提高学生的身体机能水平，为学生体质水平的提高奠定基础；另外，某一机能水平直接影响着运动时所需要的某一方面能力（杨世勇，2001）。例如，体能主导类耐力性项目需要突出心血管和呼吸系统功能；体能主导类速度力量项目需要突出神经系统、骨骼肌肉系统、心血管系统功能；技能主导类表现难美性项目需要良好的心血管系统、神经系统和视觉、听觉等感官系统功能；技能主导类表现准确性项目对中枢神经系统以及高级神经活动类型功能要求很高；而技能主导类同场对抗项目对中枢神经系统、心血管系统、呼吸系统、高级神经活动类型等均有很高要求。系统论的观点认为：人体是一个完整系统，各器官系统功能都是相互制约、相互影响的，因此必须全面发展和提高学生的身体机能，以适应学生体质健康水平不断提高的需要。

二、身体素质概念及分类

（一）身体素质概念

目前，专论身体素质基本概念的文献并不多见，有论及者一般也仅限于提出定义，作为对人体运动机能能力的高度概括，"身体素质"也并非是规范化的名词术语，国内外素有"运动素质（Motor Quality）"之称。1974 年国际体育名词术语委员会出版了六种文字版本的《体育运动词汇》一书，该书对人体运动机能能力用"运动素质"来表述，指出"运动素质是个人用速度、力量、耐力、灵敏、灵活性等指标表现出来的各种运动能力"。尽管名词术语不同，但它与身体素质定义的内涵与外延基本一致。1983 年我国出版的《运动训练学》一书亦采用"运动素质"这一术语，并详尽地指出"运动素质是指有机体在中枢神经的控制下，身体活动时所表现出来的各种能力，通常划分为力量、耐力、速度、灵敏及柔韧等"。1984 年中文版的《体育词典》在有关条目中指出"身体素质是人体活动的一种能力，指人体在运动、劳动与生活中所发现出来的力量、速度、耐力、灵敏及柔韧性等机能能力"。显而易见，这条定义认为身体素质不仅仅是人体运动的机能能力，而且也是人体劳动和生活的机能能力，它发展了人们对身体素质的认识。究竟应如何认识身体素质或运动素质的本质属性，进而确定一个具有高度概括性的、规范化的名词术语，从目前状况来看，仍需要进一步研究探讨，但在对各项身体素质的认识上，人们的看法是基本统一的。

（二）身体素质分类

1. 力量素质

英国的克·阿·詹森（C. R. Jansen）和阿·加·费希尔（A. G. Fishe）1972年曾指出："力量是身体或身体某部用力的能力"。近年我国有文献进一步认为

"力量是肌肉紧张或收缩时表现出来的一种能力"。还有文献称"力量素质是指肌肉在工作时克服内外阻力的能力"。三条定义虽提法不同，但实质上都认为力量素质就是人体肌肉做功的能力。力量一般分为动力性力量和静力性力量两种类型。

2. 速度素质

速度素质是人体进行快速运动的能力，一般地说，速度素质具有三种表现形式，即反应速度、动作速度和位移速度。对于速度耐力，有人把它视为速度素质，也有人将其归为耐力素质。

3. 耐力素质

耐力是指人体长时间进行肌肉活动的能力，也可看作是对抗疲劳的能力，可分为一般耐力和专项耐力。按照能量代谢的特点，又可分为有氧耐力和无氧耐力。从人体是一个完整统一机体的观点看，耐力素质应是全身各系统器官的耐力，即肌肉耐力、心血管耐力和呼吸系统耐力等的综合。

4. 灵敏素质

灵敏是迅速改变身体或身体某一部分运动方向的能力，即在各种突然变换条件下能够迅速、准确、协调改变身体运动的能力。B. U. 利亚赫等又指出"协调能力"这一概念，认为"它是人体本能在最适宜地控制和调整动作时所做的准确程度，它包括准确性、速度性、合理性及应变性四种能力"。而灵巧性则是"独立的协调能力系统"，是"中枢神经系统方面的更广泛的控制运动系统"。作为比"协调能力"更概括的概念，它是"保证准确地、迅速地、合理地以及应变地决定运动任务的控制能力"。目前多数人认为灵敏素质是运动员的运动技能和各种素质在运动中的综合表现，尚未发现有进一步的分类。

5. 柔韧素质

柔韧素质主要是指跨过关节的肌肉、肌腱、韧带等软组织的伸展能力。柔韧素质一般分为专门柔韧素质和一般柔韧素质。

第二节　身体机能素质变化趋势

增强青少年体质、促进青少年健康成长，是关系到国家和民族未来的大事。学生体质健康监测表明，青少年身体机能和耐力、力量、速度等体能指标出现下降[39]。为了探讨武陵民族地区土、苗 7~18 岁儿童青少年 1985—2014 年身体机能、素质变化的特点、规律和趋势，笔者利用1985年、2000年和2014年中国学生体质与健康调研中土、苗7～18岁儿童青少年身体机能和身体素质资料，剖析其1985—2014年身体机能发育水平，身体素质（速度素质、力量素质、耐力素质、柔韧素质）发展水平的变化趋势，旨在利用其积极影响，制定干预措施以促进武陵民族地区青少年体质健康发展。

一、资料与方法

（一）资料来源

土、苗7～18岁儿童及青少年身体机能、身体素质的数据资料分别来自《1985年中国学生体质与健康研究》[21]《2000年中国学生体质与健康调研报告》[22]和《2014年中国学生体质与健康调研报告》[23]。1985、2000、2014年土、苗儿童青少年样本构成情况见表3—1。

表3—1 1985、2000、2014年土家族与苗族儿童青少年样本构成情况

年份	土家族			苗族			总计
	男[n(%)]	女[n(%)]	合计[n(%)]	男[n(%)]	女[n(%)]	合计[n(%)]	
1985	1195(50.46)	1173(49.54)	2368(50.66)	1200(52.04)	1106(47.96)	2306(49.34)	4674
2000	1201(52.19)	1100(47.81)	2301(51.36)	1119(51.35)	1060(48.65)	2179(48.64)	4480
2014	1296(50.00)	1296(50.00)	2592(51.99)	1197(50.00)	1197(50.00)	2394(48.01)	4986

注：2000年因苗女18岁年龄组没有测试，为便于比较，土女、苗女为7～17岁。

（二）研究方法

主要分析指标为肺活量（ml）、50m跑（s）、立定跳远（cm）、斜身引体（男生7～12岁，次）、引体向上（男生13～18岁，次）、1min仰卧起坐（女生，次/min）、50m×8往返跑（7～12岁，s）、800m跑（女生13～18岁，s）、1000m跑（男生13～18岁，s）、坐/立位体前屈（cm）。分1985—2014年、1985—2000年、2000—2014年三阶段计算土、苗7～18岁儿童青少年身体机能、素质1985—2014年平均提高幅度（简称提幅）或平均降低幅度（简称降幅）和每10年提高速度（简称提速）或每10年降低速度（简称降速）。某指标每10年增长值＝（该指标终止年均值－该指标开始年均值）/（终止年份－开始年份）×10。各年度的各对应指标均值间作 t 检验，利用SPSS 19.0软件完成统计学分析，以 $P<0.05$，差异具有统计学意义。

二、身体机能变化

肺活量是衡量人体生长发育水平最具代表性的身体机能指标之一，是反映人体心肺功能的重要指标，其大小主要取决于呼吸肌的力量、肺和胸廓的弹性等因素。1985—2014 年 7～18 岁土男肺活量出现提高，平均提幅为 228ml（79ml/10y），土女出现下降，平均降幅为 −8ml（−3ml/10y），其中，1985—2000 年出现下降，降速分别为 −84ml/10y、−123ml/10y，2000—2014 年出现提高，提速分别为 253ml/10y、137ml/10y，呈现"前降后升、提速明显"的态势。1985—2014 年 7～18 岁苗男、苗女肺活量出现下降，平均降幅分别为 −63ml、−133ml（−45ml/10y、−95ml/10y），其中，1985—2000 年男生出现提高，提速为 36ml/10y，女生出现下降，降速为 −5ml/10y，2000—2014 年男、女生均出现下降，降速分别为 −84ml/10y、−78ml/10y，呈现男生"前升后降、降速明显"、女生"持续下降、降速加快"态势（见表 3-2）。

表 3-2　1985—2014 年土家族与苗族 7～18 岁学生肺活量变化状况（ml）

年龄(岁)	土男			土女			苗男			苗女		
	1985—2014	1985—2000	2000—2014	1985—2014	1985—2000	2000—2014	1985—2014	1985—2000	2000—2014	1985—2014	1985—2000	2000—2014
7	59	−78a	137c	−33	−154c	121b	−177c	3	−180c	−103b	−54a	−49
8	149c	−120c	269c	50	−145c	195c	−106b	30	−136c	−172c	−48	−124c
9	94a	−95b	189c	11	−134c	145c	−76	−4	−72	−77	7	−84a
10	232c	−99a	331c	173c	−135c	308c	−66	90a	−156b	−128b	55	−183c
11	319c	−106a	425c	217c	−194b	411c	86	117b	−31	44	66	−22
12	408c	−91	499c	292c	−138b	430c	102	147b	−45	0	139b	−139b
13	189a	−125	314c	−239b	−297c	58	45	34	11	−183c	−36	−147b
14	415c	70	345c	−143a	−290c	147a	−22	39	−61	−156b	−84	−72
15	214a	−291c	505c	−74	−220c	146a	−49	189b	−238b	−74	−26	−48
16	184a	−142	326c	−174a	−167b	−7	−176a	−61	−115	−255c	−77	−178c
17	368c	−132c	500c	3	−160b	163a	−205b	157a	−362c	−187c	−32	−155a
18	104	−308c	412c	−176a	—	—	−107	−91	−16	−310c	—	—
平均值	228	−126	354	−8	−185	192	−63	54	−117	−133	−8	−109

注：同民族同年龄组不同年份比较，a，$P<0.05$；b，$P<0.01$；c，$P<0.001$。

三、身体素质变化

身体素质是指人体各个器官、系统的机能通过肌肉活动所表现出来的基本活动能力，主要包括速度、力量、耐力、柔韧、灵敏等，与后天营养和体育锻炼有密切的关系[40][41]。为便于比较，选取 50m 跑反映速度素质；立定跳远反映下肢肌肉爆发力；斜身引体（男生 7～12 岁）、引体向上（男生 13～18 岁）反映力量耐力；1min 仰卧起坐（女生）反映腰腹肌肉力量；50m×8 往返跑（7～12 岁）、800m 跑（女生 13～18 岁）、1 000m 跑（男生 13～18 岁）反映耐力素质；坐/立位体前屈反映柔韧素质（1985、2000 年为立位体前屈，2014 年为坐位体前屈，因不同年代测试指标有所区别，故柔韧素质变化趋势分析供参考）。

（一）速度素质变化

50m 跑是测试身体机能的速度素质指标，反映人体中枢神经系统的机能能力和神经肌肉的协调能力，体现快速跑能力和反应能力。1985—2014 年 7～18 岁 50m 跑土男出现提高，平均提幅为 0.19s（0.07s/10y），土女出现下降，平均降幅为 0.16s（0.06s/10y），其中，1985—2000 年出现下降，降速分别为 0.12s/10y、0.31s/10y，2000—2014 年出现提高，提速分别为 0.26s/10y、0.22s/10y，呈现"前降后升，提速明显"态势。1985—2014 年 7～18 岁苗男、苗女 50m 跑出现提高，平均提幅分别为 0.64s、0.62s（0.22s/10y、0.21s/10y），其中，1985—2000 年提速分别为 0.26s/10y、0.07s/10y，2000—2014 年提速分别 0.17s/10y、0.31s/10y，呈现"持续提高、提速明显"态势（见表 3-3）。

表 3-3　1985—2014 年土家族与苗族 7～18 岁学生 50m 跑变化状况（s）

年龄（岁）	土男			土女			苗男			苗女		
	1985—2014	1985—2000	2000—2014	1985—2014	1985—2000	2000—2014	1985—2014	1985—2000	2000—2014	1985—2014	1985—2000	2000—2014
7	0.40[a]	0.38[b]	0.02	−0.26	0.59[c]	−0.85[c]	−0.85[c]	0.14	−0.99[c]	−0.32	0.37[a]	−0.69[c]
8	−0.67[c]	0.24	−0.91[c]	−0.35[b]	0.34[a]	−0.69[c]	−0.65[c]	−0.52[c]	−0.13	−1.06[c]	−0.39[c]	−0.67[c]
9	0.06	−0.16	0.22	−0.15	0.36[b]	−0.51[c]	−0.70[c]	−0.22	−0.48[c]	−1.08[c]	−0.36[b]	−0.72[c]
10	−0.36[b]	0.07	−0.43[c]	−0.25[b]	0.48[b]	−0.73[c]	−0.70[c]	−0.41[c]	−0.29[a]	−0.83[c]	−0.62[c]	−0.21[a]
11	−0.16	0.20	−0.36[b]	0.01	0.25[a]	−0.24[a]	−0.57[c]	−0.40[c]	−0.17	−0.83[c]	−0.37[c]	−0.46[c]
12	−0.38[b]	0.23[a]	−0.61[c]	0.25[a]	0.26[a]	−0.01	−0.73[c]	−0.45[c]	−0.28[a]	−0.53[c]	−0.04	−0.49[c]
13	0.03	0.52[c]	−0.49[c]	0.91[c]	0.83[c]	0.08	−0.23[a]	−0.07	−0.16	−0.48[c]	0.22	−0.70[c]

续表

年龄(岁)	土男			土女			苗男			苗女		
	1985—2014	1985—2000	2000—2014	1985—2014	1985—2000	2000—2014	1985—2014	1985—2000	2000—2014	1985—2014	1985—2000	2000—2014
14	−0.08	0.20^a	−0.28^a	0.75^c	0.84^c	−0.09	−0.72^c	−0.47^c	−0.25^a	−0.41^c	0.10	−0.51^c
15	0.00	0.31^b	−0.31^b	0.78^c	0.92^c	−0.14	−0.62^c	−0.66^c	0.04	−0.54^c	−0.33^b	−0.21^a
16	−0.40^c	0.00	−0.40^c	0.08	0.05	0.03	−0.79^c	−0.72^c	−0.07	−0.45^c	−0.31^b	−0.14
17	−0.47^c	0.09	−0.56^c	−0.17	0.11	−0.28^b	−0.51^c	−0.61^c	0.10	−0.17	−0.28^a	0.11
18	−0.19^a	0.08	−0.27^b	0.27^a	—	—	−0.58^c	−0.33^b	−0.25	−0.72^c	—	—
平均值	−0.19	0.18	−0.37	0.16	0.46	−0.31	−0.64	−0.39	−0.24	−0.62	−0.18	−0.43

注：同民族同年龄组不同年份比较，a，$P<0.05$；b，$P<0.01$；c，$P<0.001$；"—"表示提高。

（二）力量素质变化

1. 下肢爆发力

立定跳远是测量受试者向前跳跃时腿部肌肉快速收缩力量的指标，即反映下肢肌肉爆发力的指标。1985—2014 年 7~18 岁土男、土女立定跳远水平有所提高，平均提幅分别为 7.64cm、4.18cm（2.63cm/10y、1.44cm/10y），其中，1985—2000 年男生出现提高趋势，提速为 1.48cm/10y，女生出现下降趋势，降速为−0.08cm/10y，2000—2014 年男、女均出现提高，提速分别为 3.87cm/10y、3.00cm/10y，呈现男生"持续提高、提速加快"，女生"前降后升、提速明显"态势。1985—2014 年 7~18 岁苗男、苗女立定跳远出现提高，平均提幅分别为 13.40cm、10.18cm（4.62cm/y、3.51cm/10y），其中，1985—2000 年提速分别为 7.31cm/10y、6.16cm/10y，2000—2014 年提速分别为 1.74cm/10y、0.10cm/10y，呈现"持续提高，提速明显减慢"态势（见表 3—4）。

表 3—4　1985—2014 年土家族与苗族 7~18 岁学生立定跳远变化状况（cm）

年龄(岁)	土男			土女			苗男			苗女		
	1985—2014	1985—2000	2000—2014	1985—2014	1985—2000	2000—2014	1985—2014	1985—2000	2000—2014	1985—2014	1985—2000	2000—2014
7	−7.75^c	0.15	−7.90^c	−4.89^a	−0.33	−4.56^a	−0.90	−0.61	−0.29	−5.67^b	−5.49^b	−0.18
8	4.67^a	−1.96	6.63^b	3.69	−4.69^a	8.38^c	13.76^c	10.65^c	3.11	4.81^b	0.63	4.18^a
9	5.36^a	1.48	3.88	3.49	−3.66	7.15^c	5.61^b	6.80^b	−1.19	6.70^b	9.02^c	−2.32
10	6.78^b	5.53^b	1.25	6.20^c	−1.98	8.18^c	8.85^c	10.56^c	−1.71	10.47^c	11.24^c	−0.77

年龄 (岁)	土男			土女			苗男			苗女		
	1985— 2014	1985— 2000	2000— 2014	1985— 2014	1985— 2000	2000— 2014	1985— 2014	1985— 2000	2000— 2014	1985— 2014	1985— 2000	2000— 2014
11	2.33	2.27	0.06	6.23[b]	0.12	6.11[b]	11.46[c]	10.65[c]	0.81	12.34[c]	10.78[c]	1.56
12	13.84[c]	−0.30	14.14[c]	7.56[c]	2.35	5.21[a]	14.09[c]	13.96[c]	0.13	5.44[b]	8.99[c]	−3.55
13	12.43[c]	3.40	9.03[c]	3.65	2.47	1.18	13.57[c]	10.46[c]	3.11	13.00[c]	8.62[c]	4.38
14	11.14[c]	5.26	5.88	0.37	0.97	−0.60	14.17[c]	11.46[c]	2.71	11.37[c]	9.02[c]	2.35
15	10.49[c]	1.71	8.78[b]	−0.50	−4.31	3.81	16.17[c]	15.85[c]	0.32	13.07[c]	15.61[c]	−2.54
16	14.48[c]	1.75	12.73[c]	7.23[b]	1.35	5.88[a]	24.82[c]	15.26[c]	9.56[c]	22.05[c]	16.12[c]	5.93[b]
17	12.66[c]	2.02	10.64[c]	11.84[c]	6.40[b]	5.44[a]	18.09[c]	10.14[c]	7.95[c]	9.58[c]	17.08[c]	−7.50[b]
18	5.26[a]	5.30[a]	−0.04	5.31[a]	—	—	21.06[c]	16.36[c]	4.70	18.98[c]	—	—
平均值	7.64	2.22	5.42	4.18	−0.12	4.20	13.40	10.96	2.44	10.18	9.24	0.14

注：同民族同年龄组不同年份比较，a，$P<0.05$；b，$P<0.01$；c，$P<0.001$。

2. 上肢力量

斜身引体、引体向上主要是反映男生相对于自身体重的上臂屈肌群动力性力量耐力的指标。1985—2014 年 7～12 岁土男、苗男斜身引体出现提高，平均提幅分别为 9.19 次、24.00 次（3.17 次/10 年、8.28 次/10 年），其中，1985—2000 年均出现提高，提速分别为 10.17 次/10 年、8.73 次/10 年，2000—2014 年土男出现下降，降速为−4.33 次/10 年，苗男出现提高，提速为 7.79 次/10 年，呈现土男"前升后降、降速明显"，苗男"持续提高、提速减慢"态势。1985—2014 年 13～18 岁土男引体向上出现提高，平均提幅为 0.74 次（0.26 次/10 年），苗男出现下降，平均降幅为−0.69 次（−0.24 次/10 年），其中，1985—2000 年均出现提高，提速分别为 1.14 次/10 年、0.59 次/10 年，2000—2014 年均出现下降，降速分别为−0.69 次/10 年、−1.13 次/10 年，呈现"前升后降、降速较明显"态势（见表 3—5）。

3. 腰腹肌力量

1min 仰卧起坐是反映女生腰腹肌肉力量和肌肉耐力的指标。1985—2014 年 7～18 岁土女、苗女 1min 仰卧起坐出现提高，平均提幅分别为 5.50 次/分、8.04 次/分［1.90 次/（分·10 年）、2.77 次/（分·10 年）］，其中，1985—2000 年均出现提高，提速分别为 1.68（分·10 年）、5.92 次/（分·10 年），2000—2014 年土女出现提高，提速为 2.13 次/（分·10 年），苗女出现下降，降速为

−0.34 次/(分·10 年)，呈现土女"持续提高、提速加快"，苗女"前升后降、降速较明显"态势（见表 3−5）。

表 3−5　1985—2014 年土家族与苗族 7～18 岁学生斜身引体、引体向上、1min 仰卧起坐变化状况（次）

年龄(岁)	土男			土女			苗男			苗女		
	1985—2014	1985—2000	2000—2014	1985—2014	1985—2000	2000—2014	1985—2014	1985—2000	2000—2014	1985—2014	1985—2000	2000—2014
7	13.27^c	17.23^c	−3.96	7.96^c	6.49^c	1.47	27.30^c	13.71^c	13.59^c	2.05	4.99^c	−2.94^a
8	13.61^c	15.65^c	−2.04	8.23^c	2.34	5.89^c	25.92^c	13.71^c	12.21^c	6.92^c	6.25^c	0.67
9	13.50^c	16.44^c	−2.94	8.53^c	−2.96^a	11.49^c	26.14^c	12.60^c	13.54^c	8.59^c	6.69^c	1.90
10	2.69^a	16.47^c	−13.78^c	6.37^c	−1.38	7.75^c	16.24^c	12.26^c	3.98^a	10.40^c	8.96^c	1.44
11	6.28^c	15.24^c	−8.96^c	8.57^c	2.16	6.41^c	18.44^c	12.42^c	6.02^b	5.50^c	7.70^c	−2.20^a
12	5.78^c	10.53^c	−4.75^b	8.69^c	3.05^a	5.64^c	29.98^c	13.89^c	16.09^c	9.72^c	6.38^c	3.34^b
13	1.00^b	1.68^c	−0.68^c	3.98^c	3.46^a	0.52	−0.44	0.18	−0.62^a	4.82^c	9.00^c	−4.18^c
14	1.87^c	2.57^c	−0.70	−0.65	2.39	−3.04^b	−0.14	0.48	−0.62	8.81^c	9.55^c	−0.74
15	1.22^a	2.58^c	−1.36^a	−0.71	2.02	−2.73^a	−0.56	1.31^b	−1.87^c	9.00^c	11.81^c	−2.81^a
16	1.50^b	2.10^b	−0.60	4.32^b	2.57	1.75	0.28	1.60^c	−1.32^b	10.52^c	13.46^c	−2.94^a
17	−0.97^a	0.31	−1.28^b	5.26^c	7.57^c	−2.31^a	−1.40^b	0.82	−2.22^c	10.51^c	12.87^c	−2.36
18	−0.20	1.05	−1.25	3.67^a	—	—	−1.88^c	0.92	−2.80^c	9.68^c	—	—
平均值1	9.19	15.26	−6.07	5.50	2.52	2.98	24.00	13.10	10.90	8.04	8.88	−0.98
平均值2	0.74	1.71	−0.97				−0.69	0.89	−1.58			

注：同民族同年龄组不同年份比较，a，$P<0.05$；b，$P<0.01$；c，$P<0.001$。平均值1：7～12 岁男生斜身引体；平均值2：13～18 岁男生引体向上。

（三）耐力素质变化

1985—2014 年 7～12 岁土男、土女 50m×8 往返跑出现下降，平均降幅分别为 6.99s、4.37s（2.41s/10y、1.51s/10y），其中，1985—2000 年均出现下降，降速分别为 7.86s/10y、8.43s/10y，2000—2014 年均出现提高，提速分别为 3.43s/10y、5.91s/10y，呈现"前降后升、提速明显"态势。1985—2014 年 7～12 岁苗男、苗女 50m×8 往返跑出现下降，平均降幅分别为 5.07s、2.48s（1.75s/10y、0.86s/10y），其中，1985—2000 年均出现下降，降速分别为 1.82s/10y、5.45s/10y，2000—2014 年男生出现下降，降速为 1.67s/10y，女生出现提高，提速为 4.07s/

10y，呈现男生"持续下降、降速较明显"，女生"前降后升、提速明显"态势（见表3-6）。

1985—2014年13~18岁土男1000m跑、土女800m跑出现下降，平均降幅分别为26.91s、30.46s（9.28s/10y、10.50s/10y），其中，1985—2000年均出现下降，降速分别为19.86s/10y、25.43s/10y，2000—2014年均出现提高，提速分别为2.06s/10y、4.51s/10y，呈现"前降后升、提速明显"态势。1985—2014年13~18岁苗男1000m跑、苗女800m跑出现下降，平均降幅分别为15.46s、5.29s（5.33s/10y、1.82s/10y），其中，1985—2000年均出现下降，降速分别为7.29s/10y、11.62s/10y，2000—2014年男生出现下降，降速为3.24s/10y，女生出现提高，提速为9.25s/10y，呈现男生"持续下降、降速较明显"，女生"前降后升、提速明显"态势（见表3-6）。

表3-6　1985—2014年土家族与苗族7~18岁学生50m×8往返跑、800m、1000m跑变化状况（s）

年龄(岁)	土男			土女			苗男			苗女		
	1985—2014	1985—2000	2000—2014	1985—2014	1985—2000	2000—2014	1985—2014	1985—2000	2000—2014	1985—2014	1985—2000	2000—2014
7	18.49c	13.56c	4.93a	10.58c	16.27c	−5.69a	3.19	9.93c	−6.74c	0.30	10.45c	−10.15c
8	0.20	12.58c	−12.38c	−0.97	12.91c	−13.88c	5.85c	1.05	4.80a	7.95c	4.48b	3.47
9	12.48c	6.49c	5.99c	6.49c	7.07c	−0.58	5.30b	8.09c	−2.79	−0.82	5.67c	−6.49c
10	5.20c	12.64c	−7.44c	0.85	12.56c	−11.71c	7.48c	−0.43	7.91c	9.20c	1.30	7.90c
11	4.65c	8.88c	−4.23	4.05c	11.24c	−7.19c	5.23c	3.95a	1.28	−4.21a	13.71c	−17.92c
12	0.90	16.56c	−15.66c	5.22c	15.82c	−10.60c	3.36a	−6.20c	9.56c	2.46	13.49c	−11.03b
13	50.72c	30.79c	19.93c	53.12c	47.42c	5.70	30.63c	12.93c	17.70c	3.57	24.82c	−21.25c
14	33.04c	34.00c	−0.96	46.49c	38.52c	7.97	14.95c	12.95c	2.00	5.06	22.68c	−17.62c
15	36.28c	35.39c	0.89	31.80c	46.71c	−14.91c	22.20c	10.10b	12.10b	5.42	14.08c	−8.66b
16	9.26b	17.29c	−8.03a	9.00c	27.96c	−18.96c	8.13c	13.59c	−5.46	0.40	6.76a	−6.36c
17	12.00c	25.44c	−13.44c	18.73c	30.15c	−11.42b	16.02c	6.85a	9.17c	7.96b	18.83c	−10.87b
18	20.14c	35.82c	−15.68c	23.63c	—	—	0.83	9.15a	−8.32	9.31	—	—
平均值1	6.99	11.79	−4.80	4.37	12.65	−8.28	5.07	2.73	2.34	2.48	8.18	−5.70
平均值2	26.91	29.79	−2.88	30.46	38.15	−6.32	15.46	10.93	4.53	5.29	17.43	−12.95

注：同民族同年龄组不同年份比较，a，$P<0.05$；b，$P<0.01$；c，$P<0.001$。平均值1：7~12岁50m×8往返跑；平均值2：13~18岁800m跑（女）、1000m跑（男）。"—"表示提高。

（四）柔韧素质变化

1985—2014 年 7～18 岁土男坐/立位体前屈出现下降，平均降幅为−0.12 cm（−0.04cm/10y），土女出现提高，平均提幅为 1.43cm（0.49cm/10y），其中，1985—2000 年均出现下降，降速分别为−1.33cm/10y、−1.11cm/10y，2000—2014 年均出现提高，提速分别为 1.34cm/10y、2.37cm/10y，呈现"前降后升、提速较明显"态势。1985—2014 年 7～18 岁苗男、苗女坐/立位体前屈出现提高，平均提幅分别为 1.05cm、2.62cm（0.36cm/10y、0.90cm/10y），其中，1985—2000 年均出现提高，提速分别为 2.63cm/10y、1.65cm/10y，2000—2014 年男生出现下降，降速为−2.07cm/10y，女生出现提高，提速为 0.03cm/10y，呈现男生"前升后降、降速明显"，女生"持续提高、提速减慢"的态势（见表 3−7）。

表 3−7　1985—2014 年土家族与苗族 7～18 岁学生坐/立位体前屈变化状况 （cm）

年龄（岁）	土男			土女			苗男			苗女		
	1985—2014	1985—2000	2000—2014	1985—2014	1985—2000	2000—2014	1985—2014	1985—2000	2000—2014	1985—2014	1985—2000	2000—2014
7	2.62c	−0.48	3.10c	3.57c	−0.45	4.02c	4.36c	3.10c	1.26a	3.19c	0.90	2.29c
8	4.44c	0.50	3.94c	4.52c	−1.55b	6.07c	3.14c	3.37c	−0.23	2.55c	1.47b	1.08
9	2.26c	−0.25	2.51c	2.56c	−0.68	3.24c	3.09c	3.64c	−0.55	2.22b	1.46a	0.76
10	0.90	−1.79b	2.69c	2.16b	−1.46a	3.62c	1.61a	3.83c	−2.22b	2.82c	3.37c	−0.55
11	0.49	−1.14	1.63a	0.35	−0.79	1.14	0.62	4.57c	−3.95c	2.51c	4.18c	−1.67b
12	0.45	−2.97c	3.42c	0.38	−2.08b	2.46c	2.32b	4.37c	−2.05c	2.55b	2.61c	−0.06
13	−2.43b	−2.90c	0.47	−1.20	−4.50c	3.30c	0.03	0.74	−0.71	2.48c	1.63a	0.85
14	−0.61	−1.27	0.66	1.07	−1.64a	2.71b	−2.46b	2.73b	−5.19c	1.78a	1.41a	0.37
15	−2.78b	−5.03c	2.25a	0.77	−1.11	1.88a	0.53	4.63c	−4.10c	1.88a	2.98c	−1.10
16	−2.25b	−3.36c	1.11	2.60c	−1.68a	4.28c	−1.30	5.29c	−6.59c	3.29c	4.29c	−1.00
17	−3.09c	−1.78a	−1.31	1.47	−2.35b	3.82c	−1.04	6.04c	−7.08c	2.44b	2.94c	−0.50
18	−1.49	−3.42c	1.93a	−1.14	—	—	1.70c	5.13c	−3.43a	3.69c	—	—
平均值	−0.12	−1.99	1.87	1.43	−1.66	3.32	1.05	3.95	−2.90	2.62	2.48	0.04

注：同民族同年龄组不同年份比较，a，$P<0.05$；b，$P<0.01$；c，$P<0.001$。1985 年、2000 年为立位体前屈；2014 年为坐位体前屈。

1985—2014 年 7～18 岁土、苗（除土男）儿童青少年肺活量大多数出现显著下降趋势，苗男"前升后降、降速明显"，苗女"持续下降、降速加快"；耐力素质大多数出现显著下降态势，苗男"持续下降、降速较明显"。这说明土、苗（特别是苗男）学生心肺功能整体发展水平不高，综合反映学生呼吸肌力量、心血管机能和肌肉耐力的能力不强。这一方面可能与不同年代、不同群体（中国学生体质与健康调研采用的是横剖面纵向追踪调查方法）参加身体机能、耐力素质测试态度和主观努力程度有关。据张宗国[42]研究表明"有无准备活动、不同测试顺序以及学生对测试的态度和认知水平对测试结果都将产生不同程度的影响"。另一方面与学校体育开展乏力、学生体育活动不足、家庭教育缺失、不良生活/饮食与生活方式等各种因素形成负面的耦合效应有关。同时也反映出学生参加体育活动时怕苦、怕累，不愿从事耐力项目锻炼的心理。而参加耐力项目锻炼不仅可以提高心肺功能和耐力水平，而且可以磨炼锻炼者的意志品质，也有利于培养学生吃苦耐劳、迎难而上、坚忍不拔、顽强拼搏的精神。

1985—2014年7~18岁土、苗儿童青少年速度素质、下肢爆发力、腰腹肌力量、柔韧素质多数出现提高，速度素质土家族"前降后升，提速明显"，苗族"持续提高、提速明显"；下肢爆发力土男"持续提高、提速加快"，土女"前降后升、提速明显"，苗族"持续提高，提速明显减慢"；腰腹肌力量土女"持续提高、提速加快"，苗女"前升后降、降速较明显"；柔韧素质土家族"前降后升、提速较明显"，苗男"前升后降、降速明显"，苗女"持续提高、提速减慢"，说明土、苗学生速度素质、力量素质、柔韧素质整体发展水平较好，土家族身体素质变化趋势出现好转，但，苗族学生下肢爆发力、腰腹肌力量、柔韧素质发展趋势不容乐观，值得注意。

据胡利军[43]、季成叶[44]研究表明"社会经济的发展并不意味着身体机能、身体素质的一定提高，生理机能、运动素质并不伴随身材高大而自行提升，需要各器官功能的协调、均衡发展"。张天成[45]研究表明土、苗儿童青少年生长水平不断提高。为此，应加强土、苗儿童青少年体育锻炼的针对性和时效性，注重胸廓及胸部肌肉力量的练习；科学引导、帮助土、苗儿童青少年锻炼肌力、从事耐力和有氧训练（特别是苗族学生）；加强面向家长，特别是面向祖辈家长的健康教育[46]；逐步建立在政府领导下，民族地区的教育、体育、卫生和民委等部门共同参加的联席会议制度，统筹解决少数民族学校体育卫生有关问题，将少数民族学生体质监测、服务管理、健康促进、健身指导等结合起来，促进少数民族青少年体质健康发展。

第四章　武陵民族地区青少年营养状况

第一节　营养不良和肥胖概述

一、营养不良概述

营养不良（malnutrition）是指身体摄入食物不足，或由于食物不能被充分吸收利用，不能维持正常的生理代谢，致使消耗机体自身的身体成分，出现体重低下、生长停滞、皮下脂肪大量消失、肌肉萎缩等现象；严重的可引起全身各系统的功能紊乱、免疫力低下、低血浆蛋白、贫血等病症；进一步则可能限制身材的发育，表现为既瘦小又矮小，甚至影响智力和运动素质的发展等。早期营养不良主要发生在不发达国家，占世界营养不良儿童发生总数 95％以上，比发达国家高 40 倍[47]。学龄前和学龄儿童营养不良是影响儿童健康的严重问题之一。儿童营养需要是多方面的，任何一种营养的缺乏都会引起营养缺乏病。因此，它涉及的面很广，在营养缺乏病中，由于蛋白质－能量缺乏引起的营养不良比较常见。营养不良按其性质可分为三类：第一类为蛋白质营养不良；第二类为能量营养不良；第三类为蛋白质－能量营养不良。蛋白质营养不良主要是由于缺少蛋白质，能量营养不良是以热量缺乏为主。这两者表现既不相同，又有一定交叉和相似之处。因为缺乏营养时往往总热量和蛋白质都供给不足，因此，在儿童少年中常以第三种类型多见。按其严重程度可分为轻度、中度、重度和极重度。

（一）营养不良发生的原因

营养不良发生的原因可分为两类：第一类为先天因素，第二类为后天环境因素。在先天因素中主要有母亲孕期营养不良或由于其他各种原因引起的新生儿体重低下、早产，影响婴儿摄取食物的先天性消化道畸形，如唇裂、腭裂、肥大性幽门狭窄或贲门松弛，消化功能不健全，如各种酶缺乏所致肠吸收不良综合征等。绝大多数儿童营养不良是由后天环境因素引起的，主要有以下两个方面：一是长期饮食不平衡，蛋白质、热量等供给不足。婴幼儿由于母乳不足，进行人工喂养时，食物的质和量不能满足生长发育的需要。儿童少年时期常由于食欲不佳、偏食、厌食，容易导致营养不良。青春发育期女性，因过度节食或是通过自我诱导呕吐和导泻来减肥，导致体重下降，骨瘦如柴，甚至可能发展为神经性厌食症。另外，社会的政治、经济不稳定，如战乱和灾荒等都引起儿童少年营养不良发生率增高；二是慢性消耗性疾病，如，反复感染，如肺炎、胸膜炎、扁桃体炎、口炎等，消化道感染性疾病，如各种原因引起的慢性肠炎、痢疾、消化吸收障碍，严重的肠寄生虫病，消化道溃疡，伤寒、结核等疾病，由于食欲不佳，摄食减少，消化吸收不良以及病后不注意加强营养，都可能使身体迅速消瘦等。

（二）学生营养不良的防治

1. 搞好妇幼卫生保健工作

孕妇的营养与保健直接影响胎儿的生长发育。孕妇要预防感冒和风疹等病毒的感染，产前检查要及时，并作孕期的营养指导。保证一个健康、足月、体重正常的婴儿出生。出生后要鼓励母乳喂养、产前要做好乳头的准备，以防止产后出现乳头皲裂和乳腺炎的发生。一个正常健康的新生儿，只要母乳充足，并按时添加辅食，婴儿将很少发生营养不良。母乳不足者，应指导补充牛羊奶、豆浆、鱼肉蛋等。母乳缺乏而完全依靠人工喂养者，必须在儿童保健专家的具体指导下，进行合理喂养，选择含优良蛋白质的代乳品来替代。最好选择婴儿配方奶粉及鲜牛羊奶，并合理添加辅食。另外，要按时接种各种疫苗，防止传染病的发生。有效地控制婴幼儿的营养不良可以减少学龄前及学龄儿童营养不良发生率。

2. 搞好儿童少年营养餐

儿童少年营养与健康将直接关系到社会发展及民族的兴旺发达。我国目前儿童少年营养不良发生率高的原因，主要是没有解决好一日三餐食物结构和营养、热量分配不合理。家长忙于工作，造成儿童少年"早餐马虎，午餐凑合，晚餐小撮"的不合理现象。另外，儿童经常食用市场上不符合营养质量标准的儿童食品，既养成了儿童吃零食的习惯，又影响正常的三餐，使儿童少年营养失调。根据我国国情，逐步推广学生营养午餐是改善目前儿童少年营养状况的好办法。长期以来，我国人民形成了以粮食为主，搭配适量蔬菜和一定肉蛋鱼等的膳食结构。国内许多营养调查结果表明"儿童青少年每日蛋白质摄入量达不到供给量标准，特别是动物蛋白"。因此，学生营养午餐摄入的食物要注意以下几个方面：主食米面、五谷杂粮、薯类品种要多种多样；动物蛋白食物，包括畜、禽、蛋、鱼、奶等要根据条件尽量满足；豆类食品，包括大豆、红小豆、绿豆及豆制品等要充足；蔬菜、水果、食用菌类及食用油等保证。要注意烹调技术，尽量减少营养素的损失。据北京市学生营养餐协调委专家组建议，按照"营养、卫生、合理"的原则，将中小学生分成 3 个年龄组，进行营养素摄入量的计算，午餐摄入应占全日摄入量的 40%，3 组摄入热量分别为 700kcal、800kcal、1000kcal；蛋白质分别为 22.6g、29.1g、34.6g；脂肪为 24.3g、29.3g、32.95g，且比例适合。产能营养素占总热能的比例符合膳食热能平衡。氮热比值分别为 1∶197，1∶185，1∶193，蛋白质与热能消耗配比平衡。蔬菜选用 22 种根茎叶花瓜等蔬菜，以达到所需营养素。另外，专家还建议除营养午餐外，家长应在其他两餐中补充：牛奶、鱼类、豆类、动物肝脏、海带、食用菌类及蔬菜水果等。

3. 疾病防治及其他

由于在儿童中实施计划免疫，我国儿童传染病得到有效的控制。对一些严重危害儿童健康的慢性消耗性疾病要早期发现、早期治疗，使疾病得以早日痊愈，不致因久病而导致儿童少年营养不良。

另外，合理地安排生活制度、保证睡眠时间、减轻课业负担、加强体育锻炼等措施对预防营养不良也很重要。

4. 学生营养不良治疗原则

对营养不良患儿的治疗必须分析病因，标本兼治，根据病因提出治疗方案。营养素的供给与增加，应由少到多，由简到繁，切不可贪多求快，要根据营养不良的程度，采取相应的步骤。要密切观察食欲和消化情况，采取以蛋白质食物为主，给足热量，控制脂肪的方法，开始可用少量植物油，视消化情况酌情增加。患慢性消耗性疾病要治疗原发病，对厌食症者要解决精神障碍。改善生活制度，需要家庭、学校和儿少卫生专业人员共同合作、密切配合才能取得良好的治疗效果等。

二、肥胖概述

肥胖（obesity）是指由于营养过剩、缺少运动，及遗传因素共同作用引起的身体中脂肪过度堆积[47]。从组织学方面说，身体脂肪过剩状态是由于身体脂肪细胞的增多，或脂肪细胞体积增大。儿童时期肥胖多属脂肪细胞增多，其细胞数为正常的 3～4 倍，当然也存在脂肪细胞不同程度的肥大。肥胖是世界性健康问题，儿童少年肥胖发生的危险期常常在胎儿后期和生后第一年、5～7 岁和青春期三个阶段。在整个生长发育期，发育早期开始肥胖增加了发育晚期与肥胖有关疾病的发病率，并导致成人高血压、高脂血症、动脉粥样硬化、冠心病和糖尿病发病的危险性。因此预防成人肥胖必须从低龄儿童抓起。肥胖儿童易发生心、肺功能障碍，出现运动能力和劳动能力的降低，并对儿童的心理发展产生不良影响等。

（一）肥胖发生原因

肥胖发生原因可分为原发性（单纯性）肥胖和继发性（症状性）肥胖两类[47]。儿童少年肥胖绝大多数属于单纯性肥胖。另外，根据脂肪细胞的数量、大小或细胞内脂肪含量，可分为三型。第一种是增生型，即仅有脂肪细胞数的增加，此型约占单纯性肥胖的10％，常见于1～3岁以内的婴幼儿；第二种是肥大型，即脂肪细胞数正常，但脂肪细胞增大，脂肪细胞内脂肪含量增加；第三种是混合型，即兼有增生型和肥大型特征，常始于幼儿，大多数单纯性肥胖为本型。单纯性肥胖发生的原因既有环境因素（外因型）又有遗传因素（基因内分泌型）。肥胖发生的主要影响因素有环境因素和遗传因素。

1. 环境因素

近年来许多研究表明"肥胖起源于能量摄取和能量消耗之间不平衡"[47]。一般认为：摄取能量超过消耗能量，剩余能量则以中性脂肪的形式蓄积在脂肪组织内。由此推测，引起脂肪组织蓄积的原因是过食，特别是摄入脂肪含量高的食物及碳水化合物。总之，单纯性肥胖发生的环境因素有许多问题值得进一步探讨，其中包括体质、情绪、心理、行为、病后康复及家庭父母的饮食习惯等综合因素共同作用的结果。

2. 遗传因素

儿童肥胖有家族史因素。据有关资料报道"双亲均肥胖者，子女有70％～80％为肥胖者；双亲之一（特别是母亲）为肥胖者，子女有40％为肥胖者。但双亲均为非肥胖者，子女也有10％～14％为肥胖者"[47]。由此看出单纯性肥胖的发生环境因素固然重要，但遗传因素也不容忽视，是它们共同作用的结果。"继发性肥胖是指内分泌紊乱、某些遗传病及原因不明的一些综合征等，该类肥胖只占儿童肥胖的1％以下"[47]。

（二）肥胖判定

1. 目测法

此法是通过人体一般观察及人们的直觉判断来估计人的肥胖及消瘦程度。特别对识别肌肉发达、体格健壮和肥胖、体态臃肿是不可忽视的方法之一。

2. 身高标准体重法

1987年世界卫生组织（WHO）提出的儿童身高标准体重值，是采用欧美及部分亚非国家中产阶级以上的家庭，营养中上等的儿童为样本，以同等身高下体重的第50百分位数为该身高标准体重，不分年龄，而分性别。高于标准体重10％为可疑肥胖的临界值。联合国儿童基金会（UNICEF）1991、1992年度的世界儿童状况报告确认上述标准的使用。1985年《中国学生体质与健康研究》以按身高体重的第 80 百分位数为身高标准体重制定了我国儿童青少年营养不良和肥胖的评价参考标准，该标准根据不同年龄段按身高体重的特点分为 3 个标准。以体重判定肥胖，通常以超过标准体重 20％为轻度肥胖；超过标准体重 30％为中度肥胖；超过标准体重 40％以上为重度肥胖。

3. 体重指数法（BMI）

体重指数也称凯特莱（Kettler）指数，在前文已有介绍。此种方法确定的人体标准体重为 BMI＝22，是从免疫学角度通过各种数据制定出来的。评价方法为：BMI＜20 为偏瘦；20＜BMI≤24 为正常体重；24＜BMI≤26.5 为偏胖；BMI＞26.5 为肥胖。标准体重（kg）＝身高²（m）×22。肥胖度（％）＝［实际体重（kg）/标准体重（kg）－1］×100％，肥胖度说明体重超过理想体重的百分比（杨锡让主编《实用运动生理学》）。

4. 体脂肪百分含量

肥胖的正确判定应以实测或间接测定体内脂肪含量，即体脂肪百分比作为主要依据。根据体脂肪百分比不但可以判定肥胖，而且能判定肥胖程度。不同年龄和性别有不同的判定标准。

5. 肥胖判定其他方法

近年来研究表明，肥胖判定除注意肥胖程度的判定外，还应考虑到体内脂肪的分布状况，这一点非常重要。同时还要注意即使是同等程度的肥胖也分为需要治疗及不需要治疗的两种情况。判定病态肥胖（即有必要进行治疗的肥胖）至关重要。因为，如高血脂、糖耐量异常、高血压、动脉硬化症的发病与腹腔内脂肪的蓄积有明显相关。体内脂肪的判定法主要有以下三种：①腰围/臀围比值；②CT 断层法；③超声波法。另外，肥胖判定方法还有：①皮褶厚度测量法；②生物电阻抗法；③围度测量法；④水下称重法；⑤40K 等测体内水含量的一种方法，可确定 Fat％等。

（三）学生肥胖症预防

1. 从小抓起（包括母孕期）

特别是妊娠后期，要加强孕妇饮食和体重的管理，注意平衡合理膳食，既要注意加强营养，又要防止热量过剩，特别要注意脂肪的摄入量，主副食合理搭配，防止过分发胖。有资料报告"怀孕期间孕妇体重增加不宜超过 12.5kg"[47]。婴儿生后第一年要强调母乳喂养，5～7 岁儿童和青春期青少年肥胖发生的危险期要进行合理营养的指导计划，密切观察食欲，监控总热量的供给和消耗，供给充足的优质蛋白，严格限制脂肪过多摄入。对身高和体重，生后到 1 岁应每隔 3 个月测定一次；5～7 岁应半年测一次；青春期应每年测一次。发现体重增长迅速，食欲旺盛，特别对父母有肥胖史的对象，应尽早采取措施。据日本资料报道"3岁儿童体重发育评价在标准线以上，身体健康，小学入学时肥胖度超过30％的肥胖儿，到小学 6 年级时全部呈高度肥胖"。瑞典的调查也显示"肥胖入院的504名儿童中，47％成为成人期肥胖，青春期肥胖的程度与成人肥胖的患病率、死亡率有着密切的联系"等。

2. 正确处理饮食调整和适当体育活动关系

儿童少年正处于长身体的时期，同化作用大于异化作用，供给充足的各种营养素和合理膳食尤为重要。运动是增加消耗、防止脂肪积累的有效途径，但一定要坚持，保证有足够的运动时间和运动强度。科学地控制饮食和合理的体育锻炼是预防肥胖的有效方法。然而，盲目地控制饮食和体育活动，不但达不到预防肥胖的目的，反而会造成对生长机体的损害。一时的体重减轻及以后反跳导致的体重增加，被称为体重循环。由于体重变动可导致对机体的损害，简单的饮食控制不仅减少脂肪组织，而且导致瘦体重的减少，因而反跳可引起身体脂肪百分比的增加。此时，体脂肪分布的变化将在某种程度上引起心血管系统疾病危险性的增加。Framingham 研究组报告"Kaup 指数变动与全部死亡及心血管疾病致死之间，男女回归分析差别均有显著意义"[47]。其他许多流行病学调查亦显示"体重变动的肥胖者死亡率及冠状动脉心脏病的患病率均高于体重变动小的人群"。体重循环的原因目前尚不明了，可能与瘦体重的减少，随之伴有基础代谢的低下有关。1994 年在加拿大召开的第 7 届国际肥胖学会上，美国 Waaden 报道"肥胖者初期减肥程度越大，体重循环的可能性越大，而且维持体重越困难。因此，重要的是将初期阶段减肥重量控制在 10％～15％以内，在此程度下可以达到最佳的与肥胖有关的成人疾病预防效果"。

3. 加强健康教育

预防肥胖必须使家长和儿童了解肥胖症的危害及其防治措施。儿童肥胖可能与家庭中父母的生活、饮食习惯及其行为有关。因此，预防儿童肥胖家庭因素是不可忽视的环节。定期召开肥胖儿童家长会，进行家庭膳食指导，举办预防肥胖的家长学校也是一项重要措施。

（四）肥胖症治疗

1. 行为疗法

人们的食欲是通过代谢性调节和认知性调解两大体系来进行的。代谢性调节是以人体能量吸收和消耗之间的平衡，对食欲的自动性调节；认知性调节是随饮食动机及食物内容选择，外界信号占相当大比例。人通过眼、耳感受到饮食环境的信号，进入大脑皮质内的联合区，从而决定进食动机的形成。如果此系统增生，位于下丘脑起主要作用的代谢性调节系统则退化，会导致无视机体能量平衡而驱动的饮食活动。如，出现狼吞虎咽、吃零食、夜食，与此相伴运动量减少，食物供给过多，高热量食物泛滥等生活方式，是造成肥胖症发生的促进因素。Stuart 提倡的肥胖症治疗的行为修正疗法的要点为：①活动的分析与评估；②消除助长过度饮食的先行因素；③过度饮食的活动形式及其纠正；④对纠正饮食的活动及其促进因素的强化。一般多用饮食日记，体重日记图表化进行长期的自我管理，提高自信心。另外，也要注意咀嚼疗法，充分延长咀嚼次数，延长进食时间，使存在于下丘脑的食欲抑制性脑消化道多聚肽的活化及通过牙龈黏膜及咀嚼肌上的受体，通过三叉神经中脑核传至下丘脑腹内侧核的饱腹中枢，通过 H1 受体抑制摄食，咀嚼可使组胺神经系统激活形成饱腹感。

2. 饮食疗法

饮食疗法分为减食疗法、低热能饮食疗法、超低热能饮食疗法三种。减食疗法是限制热能摄取略低于正常摄取量的食物疗法。低热能食物疗法是进一步严格地控制热能的疗法。为了瘦体重的减少，上述两疗法每日每公斤标准体重应摄取优质蛋白 1.5～2.0g，碳水化合物应占总热量的 55%～60%，脂肪应占总热量的 20%～30%，多给不饱和脂肪酸的植物油，并保证各种维生素和微量元素的供给量，并密切注意防止酮症的发生。此外，要控制盐、糖等调味品，尽量做成清淡的食物。另外，可采用超低热能食物疗法，使肥胖者处于半饥饿状态，但这一方法副作用很大，不适于儿童少年。

3. 运动疗法

运动可增加能量的消耗，通过运动和适度的节食可达到治疗肥胖的目的。运动开始早期，能量消耗来源主要为肌糖原，随着运动持续进行，肌肉开始消耗游离脂肪酸，其比率逐渐增加。因此，从肌肉对游离脂肪酸的利用率角度看，每次运动时间应 15min 以上，并有适当的运动强度是至关重要的，另外，运动可以改善机体的胰岛素感受性。如果不采用运动疗法，而只靠单纯的节食来减轻体重，其结果可使胰岛素感受性反而降低，身体脂肪量也并不减少。运动疗法仅适用于单纯性肥胖，采用运动疗法要有严格的医生监护，开始之前实施各项检查除外继发性肥胖，并判定有无并发症。开好运动处方，控制运动时间和运动强度。处于生长期的肥胖者如果不进行科学的运动指导，不但达不到减肥的效果，反而会更加肥胖。

4. 药物疗法

研究表明"苯丙胺有减低食欲的副作用，有人利用此药减肥，但效果不一定满意"[47]。Mazindol 是中枢作用性抗肥胖药，它可以直接作用于下丘脑的食欲调节中枢，抑制空腹感，同时提高饱腹感。但停药后反跳性过度进食可导致体重反跳增加。因此药物减肥对单纯性肥胖的治疗不是一个十分满意的方法，儿童少年应慎用。

第二节　学生营养状况及其影响因素

世界上许多国家，尤其是发达国家（如美国、英国、法国、日本等）均定期开展国民营养与健康状况调查，及时颁布调查结果，并据此制定和评价相应的社会发展政策，以改善国民营养和健康状况，促进社会经济的协调发展。如，儿童时期蛋白质热能营养不良，可能使智商降低 15 分，导致成年后收入和劳动生产率下降 10%（Selowsky M. Taylor L. ，1973）；John Boydor 首次将营养不良与经济的关系进行了分析，发现英国至少有 1/3 的人存在营养不良的问题，而贫困是其主要原因（FAO，1985）；即使是轻中度的肥胖也伴随着死亡率的上升，而消瘦的人死亡率也会增加，呈"J 型"或"U 型"曲线（Bray G. A. ，1987）；欧洲工业革命时期经济增长的 50% 来自于人们营养改善的贡献（Fogel R. W. ，1994）；儿童肥胖症的危险性直接随父母的肥胖状况而变化，父母都不肥胖危险性最小，父母都肥胖时危险性最大，儿童肥胖症有遗传基础（Bouchard C. ，1994）；肥胖形成中基因的作用占 30%，文化背景占 10%，其他因素占 60%（WHO，2000）；健康状况、健康行为、卫生服务可及性及卫生服务利用与社会经济地位如教育、收入及职业与健康状况的多项指标具有明显的统计学意义（WHO；Saegert，S. Evans，G. W. Poverty，2003）等。

我国政府也历来重视学生的营养健康状况。如，在 1985 年、1991 年、1995 年、2000 年、2005 年、2010 年、2014 年的七次全国大规模的学生体质与健康状况调查研究工作都把学生营养状况作为重点调研内容，中国有关科研部门在调查研究的基础上，已经完成《1987 年 9 省儿童调查》《1990 年 101 贫困县儿童营养监测》《1992 年第三次全国营养调查》《2002 年全国第四次营养与健康调查》等专题研究报告，对 1987 年以来儿童青少年营养改善的程度、趋势，存在的问题等进行了较为详尽的分析，其中缓解儿童青少年营养不良的有关问题成为调查研究的重点。目前，国内对儿童青少年学生营养状况的研究主要集中在以下四个方面：

（1）主要营养问题。如，西南乡村学生的中度营养不良检出率，比京、津、沪三大城市高 4.4 倍，并出现身高发育迟滞（低于同龄百分位数正常值的 P_3），少数有遗传、内分泌、慢性消耗性疾病等因素，更多的（85%）系因自幼开始的长期营养不良造成（季成叶，2002）；2005 年汉族城市男生肥胖检出率为

11.39%，乡村男生为 5.07%，城市女生 5.01%，乡村女生 6.63%，城市地区（尤其男生）出现肥胖的全面快速流行，其中 7~12 岁年龄段学生已成为我国儿童肥胖的高流行群体（中国学生体质与健康调研组，2005）；儿童青少年营养状况不良的影响主要表现为：发育迟缓、体力不足、劳动能力降低，智力受损，受教育的能力低下，创新能力不足，与急性、传染性疾病互为因果，是许多慢性疾病的潜在原因，内脏机能也往往比较差（辛小青，2001；陈春明，2000；程晓萍，1999；赵春、殷建忠、张雪辉，2006；龚海英、沈丽琴、韩海军，2012；李娜、章荣华、顾昉，2013；季成叶、尹小俭，2014）等。

（2）膳食营养状况。如，1992 年中国城市学生维生素 A 摄入量为 RDA 的 59%~76%，农村学生只达到 48%~57%（陈学存，1999）；微量元素缺乏可直接影响儿童正常生长发育和智力发展，可不同程度地导致智力、行为、学习能力及抵抗力等方面障碍（葛可佑，1999；聂四平，2002）；在贫困地区和某些少数民族地区，蛋白质与热量摄入量依然是妨碍儿童正常发育主要问题（任永惠，1996；陈庚军，2004；王绪刚，2006；王梦奎，2009；马军，2012；季成叶，2014）等。

（3）营养状况评价标准。如，身高标准体重法（罗小玲，2001；孟昭恒，1995）；BMI 法，用 BMI 指数减 1.3 的校正评价黄种人的营养状况（Deurenberg，1998）；用 BMI 筛查肥胖儿童时必须特别注意采用相应年龄、性别的标准（李惠，2001；徐勇，1996）；"中国儿童青少年超重、肥胖筛选分类标准"（中国肥胖问题工作组，2004）；皮脂厚度法（杨波，1992；姚兴家，1994；肖新才，2003）；学生营养干预效果评价（赵春、殷建忠、张雪辉，2006；熊琰、王莉娜、王蓓，2009；季成叶，2013）等。

（4）营养干预和影响因素。如，推广学校营养午餐是提高学生健康水平和国民素质的重要举措，营养午餐能改善学生的营养状况、合理搭配膳食、平衡营养是改善学生营养状况的行之有效的途径（翟凤英，2002；叶广俊，1999；韩雪，2004）；相当一部分小学生由于各种原因不吃早餐或早餐食品种类单调，其质和量都不令人满意，课间加餐对促进中小学生生长发育，改善营养状况，保证学生的身体健康，减轻课间疲劳，提高学习成绩有积极作用（冯翔，2000；栾兆鸿，1994；朱艳玲，2000）；营养健康教育干预能帮助个人或群体掌握食物与营养知识和健康生活方式，经过营养健康教育，学生的营养不良率、贫血患病率和肥胖率均有明显改善，营养健康干预使学生的膳食营养状况、生化营养指标、营养知识、营养态度和营养行为都有较大改善（陈彩珍，2004；陈钢，2004；张坚，2003）；不良的生活方式、饮食习惯、体育锻炼是影响中小学生健康的重要因素，父母职业、文化程度、体质指数，母亲的肥胖程度以及父母对营养态度的认识，遗传和家庭饮食习惯都是影响儿童青少年肥胖发生的重要因素（蒋建华，2002；肖延风，2001；黄坚，2002；马冠生，2006；段丹辉、李林艳、朱明元，2011，季成叶，2014）等。

上述研究成果表明，国外有关营养与健康的研究主要以成年人为主，侧重于肥胖问题的研究，着重从社会环境因素探讨国民的营养健康问题。国内有关学生营养状况研究主要集中在城市或经济相对发达的农村地区，关于营养的探讨和营养干预的对象偏重于城市中小学生，针对贫困农村地区的营养研究亦多见于学龄前儿童，对占城乡青少年总数约70％的农村中小学生涉及很少，并对于具有相对饮食文化特殊性的少数民族儿童青少年群体营养健康状况多因素综合研究报道甚少。少数民族聚居区由于交通、历史、文化等因素，一般具有相对特殊的民俗习惯、饮食喜好与禁忌，这导致了其营养健康状况在一定程度上呈现出特殊性。武陵民族地区属老少边山穷地区，该地区地理自然环境独特，经济、文化和教育发展相对落后，交通不便，信息较闭塞，人们生活水平低，目前，从社会环境因素综合研究武陵民族地区中小学生营养状况在国内尚不多见。

一、研究对象与方法

（一）研究对象

随机从湖南湘西土家族苗族自治州（简称湘西州）的凤凰县、湖北恩施土家族苗族自治州的来凤县、重庆秀山土家族苗族自治县、贵州铜仁印江土家族苗族自治县中小学中各抽取城市中学、城市小学、农村中学、农村小学各1所作为样本学校，再以年级分层（小学一年级至高三年级），从每个年级中随机抽取1个班级进行调查，共抽取158个班作为研究对象，对所有抽中班级学生进行身高、体重测试，测试标准按照"中国学生体质与健康调研的身高、体重检测方法"[23]进行，测试有效样本小学生3069人（土男982人、土女778人、苗男686人、苗女623人）；中学生3402人（土男828人、土女852人、苗男846人、苗女876人）；对小学高年级（4~6年级）、初中、高中学生进行问卷调查，调查对象均知情同意，自愿参加，其中小学有效问卷1270份，中学有效问卷3402份（详见表4-1、表4-2）。

表4-1　土家族、苗族小学生营养状况测定有效样本构成情况

年龄	6	7	8	9	10	11	12	合计
土男	107	148	180	154	162	146	85	982
土女	99	125	115	122	157	122	38	778

续表

年龄	6	7	8	9	10	11	12	合计
苗男	76	89	129	123	105	113	51	686
苗女	76	91	102	103	109	105	37	623
合计	358	453	526	502	533	486	211	3069

表 4-2　土家族、苗族中学生营养状况测定有效样本构成情况

年龄	12	13	14	15	16	17	18	合计
土男	84	126	120	129	132	120	117	828
土女	96	126	141	120	126	132	111	852
苗男	93	129	126	135	114	129	120	846
苗女	108	123	129	147	126	120	123	876
合计	381	504	516	531	498	501	471	3402

（二）研究方法

1. 问卷调查法

《土家族、苗族中小学生营养状况及其社会环境影响因素调查问卷》根据实际情况对小学低年级（1~3 年级）采用卡片调查，由学生家长填写；对小学高年级（4~6 年级）的调查采用卡片、问卷相结合的办法。根据预调查结果对问卷上所提问题和概念理解模糊等问题经 3 次修改和筛选后成为正式的调查问卷。小学生卡片发放 1400 份，回收有效卡片共 1270 份，有效回收率 90.7%；小学高年级问卷发放 600 份，回收问卷 580 份，有效问卷 551 份，回收有效率 91.8%。中学生发放问卷 3800 份，回收问卷 3686 份，有效问卷 3402 份，回收有效率为 89.5%。对回收有效的卡片、问卷数据资料进行分类、录入计算机。问卷内容主要包括：家庭背景调查、体育锻炼情况、余暇生活状况、膳食状况、营养知识等。效度检验采用专家判断的方法，问卷初稿完成后，就问卷的各项指标请专家检验内容和测试指标是否有效。经 3 次修改后，最后专家评定结果很高和较高占总调查人数的 93.8%，问卷的效度符合问卷调查法的效度要求。信度检验采用再查法检验，在问卷收回两周后，在已经被测试的中小学生中随机抽取 600 名学生进行第二次的相同问卷调查，两次测量结果间的相关系数为 0.91，$P < 0.01$。问卷的信度符合问卷调查法的信度要求。

营养状况等级评价：采用 WHO 推荐的身高标准体重法，按照"中国学生

"7~22 岁身高标准体重值"进行营养状况等级评价,评价标准以标准体重的 90%~110% 为正常体重,低于 90% 为低体重,低于 80% 为营养不良,高于 110% 为超重,高于 120% 为肥胖[48]。

2. 数理统计法

采用 EpiData 3.1 软件建立数据库并录入数据,应用 SPSS 19.0 软件进行统计学分析。不同特征营养状况检验方法采用 χ^2 检验(当 $n \geqslant 40$ 且所有 $T \geqslant 5$ 时,用普通的 χ^2 检验;当 $n \geqslant 40$ 但有 $1 \leqslant T < 5$ 时,用校正的 χ^2 检验;当 $n < 40$ 或有 $T < 1$ 时,改用确切概率法进行检验),以 $P < 0.05$ 为差异有统计学意义;影响因素分析采用非条件 Logistic 回归分析。

二、学生营养状况

(一)营养状况总体分布特征

表 4-3　土家族、苗族小学生营养状况总体分布情况（%，N=3069）

	营养不良	低体重	正常体重	超重	肥胖	P 值
土家族	4.0	24.0	50.1	7.4	14.5	0.59
苗　族	3.8	24.6	50.3	8.5	12.8	
合　计	3.9	24.3	50.2	7.9	13.7	

调查结果显示,土、苗小学生正常体重的比例分别为 50.1%、50.3%。两民族学生总的检出率营养不良为 3.9%,低体重为 24.3%,超重为 7.9%,肥胖为 13.7%。其中,低体重和营养不良总的检出率为 28.2%;超重和肥胖总的检出率为 21.6%。身高标准体重法筛选出的土家族、苗族小学生营养状况之间无显著性差异（$P > 0.05$）（见表 4-3)。由此可见,近半数的土、苗小学生营养状况表现为不正常,土、苗小学生营养状况向营养不良和低体重偏态分布;土、苗小学生营养状况呈两极发展态势,营养不良和肥胖问题较为突出。

表 4-4　土家族、苗族中学生营养状况总体分布特征（%，N=3402）

	营养不良	低体重	正常体重	超重	肥胖	P 值
土家族	11.76	29.47	46.35	6.80	5.65	0.39
苗　族	10.40	25.76	47.73	9.35	6.78	
合　计	11.08	27.62	47.04	8.08	6.22	

　　调查结果显示，土、苗中学生正常体重分别为 46.35%、47.73%；低体重和营养不良总的检出率为 38.70%；超重和肥胖总的检出率为 14.30%。检出率向营养不良和低体重一面偏态分布，两民族之间的营养状况无显著意义（见表 4－4）。结果表明土、苗中学生总的营养不良检出率 11.08%，低体重为 27.62%。土、苗中学生的营养不良重点表现在低体重方面。从两民族的超重和肥胖检出率来看，也出现了一定的比例的该情况，所以同样也要做好该地区土、苗中学生肥胖预防工作。

（二）营养状况性别分布特征

　　从表 4－5 可以看出，土、苗小学女生正常体重比例分别为 52.4% 和 51.2%，均高于男生；土、苗小学男生营养不良的比例分别为 4.3% 和 4.1%，肥胖的比例分别为 15.3% 和 13.6%，营养不良和肥胖检出率男生均高于女生。总体上，土家族小学生低体重率男生高于女生，超重率女生高于男生，苗族低体重率则是女生高于男生，超重率男生高于女生。土、苗小学生营养状况的性别差异均无显著性（$P > 0.05$）。

表 4－5　土家族、苗族小学生营养状况性别分布特征（%，$N = 3069$）

民　族	性别	营养不良	低体重	正常体重	超重	肥胖
土家族	男生	4.3	24.9	48.2	7.3	15.3
	女生	3.7	22.8	52.4	7.6	13.5
苗　族	男生	4.1	24.1	49.6	8.7	13.6
	女生	3.5	25.2	51.2	8.2	11.9

　　注：同民族男女生之间的检验（* $P < 0.05$，** $P < 0.01$，下同）

　　从表 4－6 可以看出，低体重和超重检出率，土、苗中学女生都高于男生；从营养不良检出率来看，土家族女生多于男生，苗族则是男生多于女生；肥胖检出率都是男生高于女生，土家族男生、女生肥胖检出率还出现高度显著性差异（$P < 0.01$），土家族女生肥胖检出率为最低。正常体重的检出率两民族男女相比较相差不大。由此可以看出，两民族女生在肥胖检出率上面都优于男生，可能与女生在保持苗条身材和骨感美的认知观念上有一定关系，但是两民族女生低体重和超重都较高于男生，如果不注意营养、锻炼和采取措施，可能会对学生的健康带来不良的影响，也有可能会进一步造成营养不良和肥胖的营养问题，所以针对女生的营养问题防治工作也不容忽视。

表 4-6　土家族、苗族中学生营养状况性别分布特征（％，N＝3402）

民　族	性别	营养不良	低体重	正常体重	超重	肥胖
土家族	男生	10.14	27.54	46.01	6.16	7.91
	女生	11.62	32.04	46.48	7.39	2.46**
苗　族	男生	9.93	24.82	49.29	7.80	8.16
	女生	9.59	25.68	47.26	10.62	6.85

（三）营养状况年龄分布特征

1. 土家族男生营养状况年龄分布特征

土家族小学男生正常体重的比例 6～11 岁变化不明显，11～12 岁下降较明显，从 11 岁的 47.3％下滑到 12 岁的 40％；低体重比例曲线轨迹同肥胖方向相反，7 岁分别为高峰和低峰，从 10 岁开始，低体重比例开始上升，而肥胖却开始回落；超重率各年龄段变化不明显，比例曲线趋向"一字形"；营养不良检出率除 6 岁、11 岁较低外，其他年龄段均无明显变化（见图 4-1）。

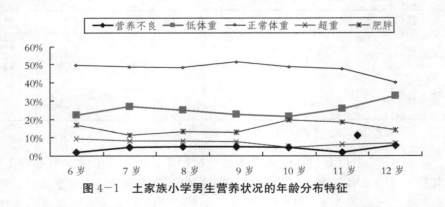

图 4-1　土家族小学男生营养状况的年龄分布特征

土家族中学男生的正常体重从 12～16 岁变化不明显，稍出现下降，16～18 岁从 36.36％增加到了 61.54％，明显增加；低体重和超重变化曲线相似，在 15 岁和 17 岁有所上升；肥胖呈现凹字型趋势，12 岁和 18 岁均高于其他年龄组；营养不良则在 13 岁和 16 岁阶段有两个高增长现象，16 岁上升最高（见图 4-2）。

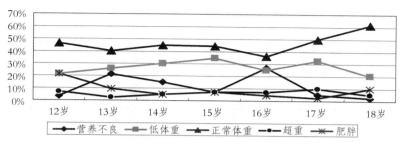

图 4-2　土家族中学男生营养状况的年龄分布特征

2. 土家族女生营养状况年龄分布特征

土家族小学女生正常体重的比例 6~11 岁呈现"S"型趋势，6~8 岁下降，8~10 岁上升，到了 11 岁再次下降，8 岁最低，10 岁为最高峰；低体重 6~9 岁变化不明显，9~10 岁开始下降，11~12 岁开始出现上升趋势；超重各年龄段变化不明显，9 岁稍高于其他年龄段；肥胖检出率曲线与正常体重恰好相反，8 岁和 12 岁为双高峰；营养不良曲线同肥胖曲线的轨迹趋势大致相同（见图 4-3）。

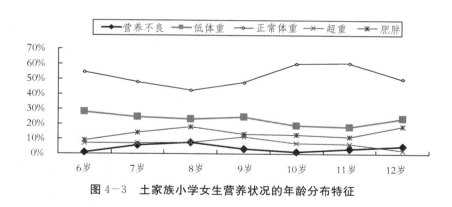

图 4-3　土家族小学女生营养状况的年龄分布特征

土家族中学女生的正常体重 12~15 岁变化不明显，16 岁出现下降，17 岁、18 岁出现上升；低体重 12~16 岁随着年龄的增长而增长，而在 17 岁出现明显下降，18 岁有所增加；肥胖 12 岁最高，随后变化不明显，17 岁有所增多；营养不良在 12~13 岁最多，16 岁出现另一个高峰。超重变化不明显，到 17~18 岁稍有增加（见图 4-4）。

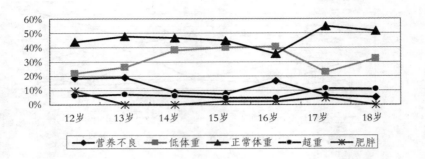

图4-4 土家族中学女生营养状况的年龄分布特征

3. 苗族男生营养状况年龄分布特征

苗族小学男生正常体重率和低体重率的曲线变化较为明显，均呈现多峰趋势，正常体重6岁为最高峰，6～8岁下降较快，9岁、11岁出现上升；低体重率的高峰年龄比正常体重率早1岁；肥胖率6岁开始快速上升到7岁的16.9%为最高，以后便逐渐下降，但是到了11～12岁，肥胖率又呈急剧上升的态势；超重率6～8岁无明显变化，8～9岁开始上升，9～12岁逐渐下降；营养不良的比率6～11岁变化不明显，11～12岁开始上升（见图4-5）。

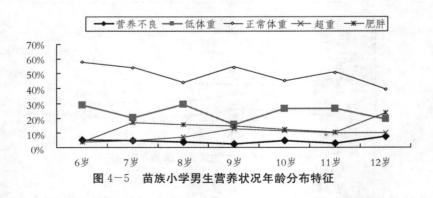

图4-5 苗族小学男生营养状况年龄分布特征

苗族中学男生的正常体重12～15岁随着年龄的增长而增加，16岁、18岁时出现下降；超重的检出率在12岁和14岁出现两个小峰，16～18岁逐年增加；13岁和16岁是苗族学生肥胖的高发年龄；营养不良检出率在13岁、17岁有所下降，14岁出现高增长势头；低体重的高发年龄为13岁、17岁和18岁（见图4-6）。

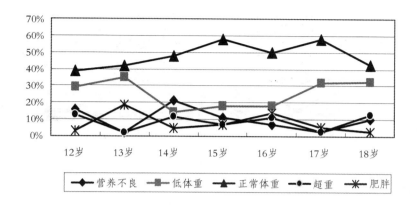

图 4-6 苗族中学男生营养状况年龄分布特征

4. 苗族女生营养状况年龄分布特征

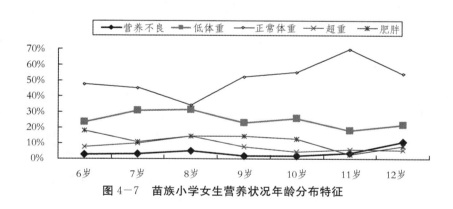

图 4-7 苗族小学女生营养状况年龄分布特征

  苗族小学女生体重正常的比例变化较为明显，6～8 岁逐年下降，8～11 岁逐年上升，11 岁为最高峰，然后回落；低体重、超重的曲线轨迹大致相同，8 岁为最高峰，11 岁均较低；肥胖率 6～7 岁下降较快，7～10 岁变化不明显，11 岁下降较明显（见图 4-7）。

  苗族中学女生的正常体重变化成波浪形，12 岁和 15 岁出现明显降低；超重和营养不良检出率变化相似，均在 15 时候出现增长；肥胖在 14 岁出现转折，12～14 岁时随着年龄增长而上升，而在 14～18 岁后随着年龄增长逐渐回落；低体重则呈现凹型，12 岁和 18 岁为高发年龄（见图 4-8）。

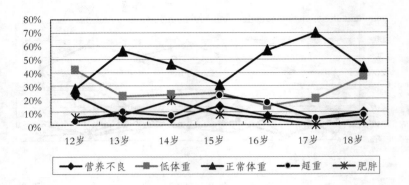

图4-8 苗族中学女生营养状况的年龄分布特征

（四）同性别、同年龄营养状况的民族差异及相对易感人群

表4-7 土家族、苗族小学男生营养状况检出率比较（％，$N=1668$）

年龄	人数 土	人数 苗	合计	营养不良 土	营养不良 苗	χ^2	低体重 土	低体重 苗	χ^2	正常体重 土	正常体重 苗	χ^2	超重 土	超重 苗	χ^2	肥胖 土	肥胖 苗	χ^2
6岁	107	76	183	1.9	5.3	1.61	22.4	28.9	1.00	49.5	57.9	1.25	9.3	3.9	1.96	16.8	3.9	7.25**
7岁	148	89	237	4.7	4.5	0.01	27.0	20.2	1.39	48.6	53.9	0.62	8.1	4.5	1.15	11.5	16.9	1.37
8岁	180	129	309	5.0	3.9	0.22	25.0	29.5	0.76	48.3	44.2	0.52	8.3	7.0	0.19	13.3	15.5	0.29
9岁	154	123	277	5.2	2.4	1.36	22.7	15.4	2.31	51.3	54.5	0.28	7.8	13.0	2.05	13.0	14.6	0.16
10岁	162	105	267	4.9	4.8	0.00	21.6	26.7	0.91	48.8	44.8	0.41	4.9	11.4	3.87*	19.8	12.4	2.47
11岁	146	113	259	2.1	2.7	0.10	26.0	26.5	0.01	47.3	50.4	0.26	6.2	9.7	1.14	18.5	10.6	3.09
12岁	85	51	136	5.9	7.8	0.20	32.9	19.6	2.81	40.0	39.2	0.01	7.1	9.8	0.32	14.1	23.5	1.94
合计	982	686	1668	4.2	4.5	0.04	25.4	23.8	0.18	47.7	48.9	0.31	7.4	8.5	1.11	15.3	13.9	0.96

表4-8 土家族、苗族小学女生营养状况检出率比较（％，$N=1401$）

年龄	人数 土	人数 苗	合计	营养不良 土	营养不良 苗	χ^2	低体重 土	低体重 苗	χ^2	正常体重 土	正常体重 苗	χ^2	超重 土	超重 苗	χ^2	肥胖 土	肥胖 苗	χ^2
6岁	99	76	175	1.0	2.6	0.67	28.3	23.7	0.47	54.5	47.4	0.89	7.1	7.9	0.04	9.1	18.4	3.28
7岁	125	91	216	5.6	3.3	0.63	24.8	30.8	0.95	48.0	45.1	0.18	7.2	9.9	0.50	14.4	11.0	0.54
8岁	115	102	217	7.8	4.9	0.77	23.5	31.4	1.70	42.6	34.3	1.57	7.8	14.7	2.60	18.3	14.7	0.49

续表

年龄	人数 土	苗	合计	营养不良 土	苗	χ^2	低体重 土	苗	χ^2	正常体重 土	苗	χ^2	超重 土	苗	χ^2	肥胖 土	苗	χ^2
9岁	122	103	225	3.3	1.9	0.38	24.6	23.3	0.05	47.5	52.4	0.53	11.5	7.8	0.87	13.1	14.6	0.10
10岁	157	109	266	1.3	1.8	0.14	19.1	25.7	1.63	59.9	55.0	0.61	7.0	4.6	0.67	12.7	12.8	0.00
11岁	122	105	227	3.3	3.8	0.05	18.0	18.1	0.00	60.7	69.5	1.94	6.6	5.7	0.07	11.5	2.9	6.05*
12岁	38	37	75	5.3	10.8	0.78	23.7	21.6	0.05	50.0	54.1	0.12	2.6	5.4	0.38	18.4	8.1	1.73
合计	778	623	1401	3.9	4.2	0.04	23.1	24.9	1.14	51.9	51.1	0.21	7.1	8.0	0.17	13.9	11.8	0.81

　　从土、苗小学男生营养状况的年龄分类看，随着年龄的增长，两民族男生正常体重都出现了不同程度的下降。土家族 7~10 岁、12 岁和苗族 6 岁、7 岁、10、12 岁为营养不良易感年龄，12 岁均为两民族男生营养不良高发年龄；土家族 7 岁、12 岁和苗族 6 岁、8 岁、10 岁、11 岁为低体重易感年龄；6 岁、9 岁分别为土、苗男生超重易感年龄；土家族 10 岁、苗族 12 岁为肥胖高发年龄。从女生营养状况的年龄分类看，在 10~12 岁两民族女生营养正常情况较好。土家族 8 岁、苗族 12 岁为营养不良高发年龄；土家族 6 岁和苗族 7 岁、8 岁为低体重易感年龄；土家族 9 岁、苗族 8 岁为超重易感年龄；土家族 8 岁、12 岁和苗族 6 岁为女生肥胖高发年龄。从民族分类看，10 岁超重率两民族男生之间存在显著性差异（χ^2=3.87，$P<0.05$），6 岁肥胖率两民族男生之间存在高度显著性差异（χ^2=7.25，$P<0.01$）；11 岁肥胖两民族女生之间差异具有显著性（χ^2=6.05，$P<0.05$），其他同性别、同年龄的民族差异均无显著性（见表 4-7，表 4-8）。由此可见，8 岁、12 岁为土、苗小学生营养不良和肥胖的易感年龄；学生营养状况同性别、同年龄和不同民族之间的差异为超重和肥胖的问题，土家族学生肥胖问题较苗族学生严重。

表4-9　土家族、苗族中学男生营养状况检出率比较（％，$N=1674$）

年龄	调查人数 土男	苗男	营养不良 土男	苗男	低体重 土男	苗男	正常体重 土男	苗男	超重 土男	苗男	肥胖 土男	苗男
12岁	84	93	3.57	16.13*	21.43	29.03	46.43	38.71	7.14	12.90	21.43	3.23*
13岁	126	129	21.43	2.33**	26.19	34.88	40.48	41.86	2.38	2.33	9.52	18.60
14岁	120	126	15.00	21.43	30.00	14.29*	45.00	47.62	5.00	11.90	5.00	4.76

年龄	调查人数		营养不良		低体重		正常体重		超重		肥胖	
	土男	苗男	土男	苗男	土男	苗男	土男	苗男	土男	苗男	土男	苗男
15 岁	129	135	6.98	11.11	34.88	17.78*	44.19	57.78	6.98	6.67	6.98	6.67
16 岁	132	114	27.27	2.63**	25.00	31.58	36.36	57.89*	6.82	2.63	4.55	5.26
17 岁	120	129	5.00	6.98	32.50	16.28*	50.00	55.81	10.00	6.98	2.50	13.95*
18 岁	117	120	2.56	10.00*	20.51	32.50	61.54	42.50*	5.13	12.50	10.26	2.50
合计	828	846	10.14	9.93	27.54	24.82	46.01	49.29	6.16	7.80	7.91	8.61

注：*，$P<0.05$；**，$P<0.01$；***，$P<0.001$

表 4-10　土家族、苗族中学女生营养状况检出率比较（％，$N=1728$）

年龄	调查人数		营养不良		低体重		正常体重		超重		肥胖	
	土女	苗女	土女	苗女	土女	苗女	土女	苗女	土女	苗女	土女	苗女
12 岁	96	108	18.75	22.22	21.88	41.67*	43.75	27.78	6.25	2.78	9.38	5.56
13 岁	126	123	19.05	4.88*	26.19	21.95	47.62	56.10	7.14	9.76	0.00	7.32
14 岁	141	129	8.51	4.65	38.30	23.26*	46.81	46.51	6.38	6.98	0.00	18.60**
15 岁	120	147	7.50	14.29	40.00	24.49*	45.00	30.61	5.00	22.45*	2.50	8.16
16 岁	126	126	16.67	7.14	40.48	14.29**	35.71	57.14*	4.76	16.67*	2.38	4.76
17 岁	132	120	6.82	5.00	22.73	20.00	54.55	70.00	11.36	5.00	4.55	0.00
18 岁	111	123	5.41	9.76	32.43	36.59	51.35	43.90	10.81	7.32	0.00	2.44
合计	852	876	11.62	9.59	32.04	25.68*	46.48	47.26	7.39	10.62	2.46	6.85*

注：*，$P<0.05$；**，$P<0.01$；***，$P<0.001$。

从土、苗中学男生的情况看，土、苗学生的营养状况并没有太多相似之处，在 16 岁时营养不良率、正常体重率土家族出现下降，苗族出现上升，13 岁和 16 岁是土男营养不良发生率的高发年龄。土男的低体重在各个年龄普遍存在，苗男在 14~16 岁有所减少。苗男肥胖的高发年龄是 13 岁，土家族是 12 岁，并且在 18 岁土家族出现肥胖增长现象。苗男超重检出率成波浪状，12 岁、14 岁和 18 岁都是易感人群，而土男的超重则出现在 17 岁（见表 4-9）。

从女生的情况看，土女的正常体重在 16 岁时出现减少，低体重人数还超过正常体重人数，苗女的正常体重出现"M 型"现象，12 岁阶段，低体重也超过正常体重，13 岁迅速增加，随后 16 岁又出现转折点。12 岁、15 岁为苗女营养不良的高发年龄，土女营养不良出现在 12～13 岁、16 岁也出现增长现象，12～16 岁土女低体重随着年龄的增长而不断增加，17 岁有所减少。土家族在 17～18 岁超重有所增加，苗女的超重高发年龄为 15 岁。苗女发生肥胖的高发年龄为 14 岁，土女为 12 岁，17 岁也有所增加（见表 4—10）。

从民族的分类看，相对于营养状况的男女差异来讲，民族之间的差异就小很多，同民族男女之间的变化曲线相似点很多，土家族的差异更小，土男的肥胖发生的高发年龄在 18 岁，女生则在 17 岁。苗女发生超重的高发年龄为 15 岁，而男生为波浪式变化，苗女的肥胖高发年龄在 14 岁，比男生的高发年龄晚 1 岁，苗女 12 岁、14 岁阶段需要重点关注。土、苗中学生的营养不良问题表现比较严重，男女生的发生率都高达 9.71%～11.69%，土家族学生的营养不良状况主要是在 12～13 岁之间，16 岁也出现增长，而苗族学生营养不良的发生率集中在 14～15 岁阶段。

（五）BMI 法、身高标准体重法与超重和肥胖状况比较

根据研究对象的生理特征选取正确的营养评价方法是本研究的关键。据文献资料显示，利用 BMI 法和身高标准体重法来评价学生的营养状况都各有其优点和缺陷，所以必须先对各项指标分别进行评价，然后根据结果再做综合评价，只有通过多项指标综合评价，并应用多元统计分析方法对其营养状况进行研究，才能更全面、更准确地反映学生的营养状况。利用 BMI 为指标建立超重、肥胖筛查标准已成世界潮流，BMI 的测定不仅简便易行，而且这个指标与人体脂肪量呈正相关，也与脂肪的沉积量呈较好的相关性，因此，许多国家都以此作为测定肥胖的一个指标。这里需要说明的是，各国所测定的标准体重测算方法并不完全一致。他们通常是对本国各年龄群体大样本进行调研，然后根据年龄、身高计算出各年龄组体重的大体范围，并规定±10% 以内为其上下界限。本研究采用超出标准体重的 10%～20% 为超重；超出标准体重的 20% 为肥胖。

表 4—11　BMI 法、身高标准体重法与土、苗小学生超重、肥胖的比较（%，$N=3069$）

| 民族 | 性别 | 超　重 | | | 肥　胖 | | |
		BMI	身高标准体重	χ^2	BMI	身高标准体重	χ^2
土家族	男	13.8	7.3	22.02**	8.5	15.3	21.86**
	女	9.9	7.6	15.41**	9.6	13.5	5.65*

续表

民族	性别	超重			肥胖		
		BMI	身高标准体重	χ^2	BMI	身高标准体重	χ^2
苗族	男	14.0	8.7	9.37**	7.6	13.6	12.96**
	女	9.1	8.2	0.36	9.5	11.9	1.89

注：*，$P<0.05$；**，$P<0.01$；***，$P<0.001$

经 χ^2 检验，土、苗小学男生超重率和肥胖率两种测试方法比较差异均有高度显著性；土女超重率和肥胖率两种测试方法结果比较差异具有显著性，而苗女差异无显著性。从总体情况看，BMI 筛选出土、苗小学生超重率要高于身高标准体重测试结果，肥胖率则低于身高标准体重（见表 4-11）。由此可见，BMI 分型对土、苗小学生超重、肥胖检出率与其用身高标准体重法筛查结果有较大差异。

表 4-12　BMI 法、身高标准体重法与土、苗中学生超重、肥胖的比较（%，$N=3402$）

民族	性别	超重			肥胖		
		BMI	身高标准体重	χ^2	BMI	身高标准体重	χ^2
土家族	男生	10.87	6.10	3.93*	7.61	7.90	0.03
	女生	8.45	7.39	0.22	2.82	2.46	0.07
苗族	男生	9.93	7.80	0.79	8.51	8.16	0.02
	女生	12.33	10.62	0.42	7.53	6.85	0.10

注：*，$P<0.05$；**，$P<0.01$；***，$P<0.001$

根据表 4-12 显示，BMI 测试出土、苗中学生超重率比用身高标准体重法测定的要偏高，土男两者筛选标准测试结果差异具有显著性，这可能是由于土、苗学生身高不是很高，并且身材壮实，所以利用 BMI 测定的时候容易被高估，以致体型相对矮壮者的正常体重者将作为"超重"筛出。对肥胖率的检验结果比较分析后可知，用身高标准体重法和 BMI 法所计算出来的结果相差不大。身高标准体重法与其他筛选标准比较，身高标准体重更适用于学龄儿童少年（中小学生），因为这个群体的营养状况特点是变化迅速，双向可逆，当营养不足时体重就会下降，而当营养充足时体重就会恢复，甚至出现超重和肥胖。本研究采用身高标准体重法筛查出来的土、苗中学生营养状况结果基本能反映该地区土、苗中学生营养状况。

综上所述，土、苗小学生的营养状况向两极发展，营养不良和肥胖同时存在，学生营养状况分布存在着性别、年龄、民族及营养测定方法之间的差异。学生的这种营养"双峰现象"和差异性表现为以下几点：①土、苗小学生营养状况向营养不良和低体重偏态分布，近半数的土、苗小学生营养状况表现为不正常；学生营养状况呈两极发展态势，营养不良和肥胖问题最为突出。②土、苗小学生营养状况性别之间无明显差异；男生较女生更容易患营养不良和肥胖，土女的超重和苗女的低体重问题较为突出。总体上，学生营养状况女生要优于男生。③土、苗小学生营养状况随着年龄增长呈动态发展，土家族学生的营养状况较苗族学生更为稳定。④8岁、12岁为土、苗小学生营养不良和肥胖的易感年龄。学生营养状况同性别、同年龄和不同民族之间的差异为超重和肥胖的问题，土家族学生肥胖问题较苗族学生严重。⑤BMI分型对土、苗小学生超重、肥胖检出率与其用身高标准体重法筛查的结果多数有较大的差异。

土、苗中学生的营养不良、低体重状况不容乐观，同时还出现肥胖的双重营养问题，这都会影响到学生生长发育，也肯定会对学生的生活和学习造成一定的影响，应当引起当地政府、社会和家庭的高度重视，并应积极采取措施加以干预。虽然当地学生的营养不良和低体重患病率较高，但是营养过剩并没有出现大幅度的减少，超重和肥胖也同样影响着学生身心健康。超重也不等于肥胖，也有可能是因为经常参加体育锻炼，或自身的骨架比较大，身材又不高，肌肉比较结实，这有可能会被筛选为超重，这类情况不应该作为减肥对象。从调查结果显示，两民族超重、肥胖高发年龄段集中在12岁和18岁，所以这两个年龄段是防治的重点，产生的原因还需要更进一步的研究，对其中一些膳食摄取过量、体育锻炼过少、出现超重和肥胖现象的中学生，应加强营养健康教育，提前预防肥胖。从整个研究结果来看，土、苗中学生的营养不良和营养过剩同时存在，营养不良体现更加严重。营养不良和低体重的检出率较高这可能与调查地区经济条件、生活水平有关，也可能与该地区学生的日常生活方式、膳食结构以及营养知识结构有关系。现在很多学生错误的营养观念和不好的生活习惯（如骨感美、上网成瘾等）会导致获取的营养跟不上自身的生长发育，如果不能纠正过来，肯定会给学生健康带来不良的影响。土、苗中学生的超重和肥胖发生率虽没有那么严重，但是也没有减少的态势，肥胖高发年龄段集中在12岁和18岁，所以青春发育前期和青春发育后期仍然是土、苗学生肥胖防治的重点年龄段。分析土、苗学生营养状况与社会环境影响因素的关系，是改善该地区学生体质健康，制定治疗和预防措施的重要任务之一。

三、社会环境因素对学生营养状况的影响

（一）家庭背景与学生营养状况的关系

家庭背景即家庭成员所拥有的政治、经济、文化等社会资本，通常指家庭成员的职业地位、受教育程度、家庭类型、家庭收入和家庭成分等。本研究的学生家庭背景从家庭经济状况、家庭类型、父母职业以及父母受教育程度等四个方面来着手分析，探讨家庭背景因素各分类变量与土、苗中小学生营养状况之间的关系。另外，本研究还对学生父母的体质指数进行了调查，据相关研究得出两者之间更多归于遗传的影响而非环境的影响，对父母与子女两者间的营养状况关系的比较也具有必要性。

1. 家庭经济状况因素

经 χ^2 检验，土、苗小学生营养状况与家庭人均月消费之间的差异具有高度显著性（P<0.01），与家庭人均月收入的差异不具显著性。调查结果显示，在家庭人均月消费水平中，人均月消费在 500 元以下的学生营养不良和低体重检出率较高，所占比例分别为 6.1% 和 30.3%；人均月消费在 1500 元以上的，超重和肥胖的检出率为最高，所占比例分别为 9.9% 和 16.0%。从总体上看，营养不良和低体重在家庭消费水平各类别中，随着家庭人均月消费水平的提高而下降，而肥胖和超重的比例则随之增长（见表 4-13）。由此可见，人均消费水平低的家庭，学生更易患营养不良和低体重，人均消费水平高的家庭，学生则更易患超重和肥胖。在现实经济生活与理论表述中，一般常用家庭收入水平或家庭消费支出水平来作为衡量家庭经济状况的数量指标，也有用家庭食品支出占总消费的比重来衡量一个家庭的经济状况，即"恩格尔系数"。所以，武陵民族地区相对落后的社会经济状况和较低的居民收入水平，直接影响到了家庭的消费水平和食品购买力及渠道来源，这与该地区学生出现较高的营养不良和低体重检出率结果相一致。

从家庭消费情况与土、苗中学生营养状况可以看出，家庭人均月消费在 500 元以下的家庭，学生患营养不良和低体重的比例较高；家庭人均月消费在 500～1000 元的家庭出现营养不良和低体重的学生比例也较高；家庭人均月消费在 1500 元以上的家庭，学生营养不良和低体重检出率较低，而出现超重和肥胖的检出率较高（见表 4-14）。虽然家庭消费水平的高低与学生营养状况的变化并不完全一致，但是可以看出一点，消费水平高的家庭，学生出现营养不良和低体重

相对较少，而家庭消费水平低的家庭，学生出现低体重的则较多。武陵民族地区相对落后的经济发展水平和较低的家庭人均收入，直接导致了该地区的家庭消费水平不高，这与该地区土、苗中学生出现较高的低体重检出率结果相关。

表 4—13　土家族、苗族小学生营养状况与家庭经济状况的关系（％，N=1270）

	营养不良	低体重	正常体重	超重	肥胖	P 值
人均月收入						0.12
500 元以下	4.4	17.6	57.1	8.8	12.1	
500~1000 元	1.9	20.5	60.2	6.8	10.6	
1001~1500 元	3.8	25.0	50.0	5.8	15.4	
1501~2000 元	8.2	23.3	47.9	8.2	12.3	
2000 元以上	6.6	28.1	49.6	7.4	8.3	
人均月消费						0.00
500 元以下	6.1	30.3	48.5	6.1	9.1	
500~1000 元	4.8	25.2	54.3	6.2	9.5	
1001~1500 元	4.2	21.3	59.0	8.4	10.0	
1500 元以上	2.3	19.9	50.8	9.9	16.0	

表 4—14　土家族、苗族中学生营养状况与家庭消费情况的关系（％，N=3402）

人均月消费	营养不良	低体重	正常体重	超重	肥胖	P 值
500 元以下	18.7	38.4	35.9	4.5	2.5	0.00
500~1000 元	13.5	24.4	47.5	8.2	6.4	
1001~1500 元	14.4	23.6	45.5	10.5	6.0	
1500 元以上	6.1	16.9	46.6	20.4	13.2	

2. 家庭类型因素

在对土、苗中小学生营养状况与家庭类型之间的关系进行调查的过程中，本研究把家庭类型共分为单亲与父亲生活、单亲与母亲生活、单亲与祖父母或外祖父母生活、三口之家与父母一起生活、与再婚父亲或母亲生活和祖孙三代一起生活共六大类，为了便于统计，前三类统一归纳为单亲家庭类型。调查结果显示，土、苗小学男女生营养状况与其家庭类型之间无显著性意义（P＞0.05）。虽然调查结果与学生营养状况无统计学意义，但从表中可以看出，单亲家庭中的学生低体重检出率和超重率均为最高，与再婚父、母亲一起生活的学生患营养不良检出率为最高，而肥胖检出率在三口之家与父母亲一起生活的家庭类型中所占比例最大，祖孙三代一起生活的学生营养不良和肥胖检出率均为最低（见表4-15）。结果表明，家庭类型为单亲家庭的土、苗小学生低体重和超重的比例较高。这可能一方面是父母的原因，另一方面可能是学生自己的原因，单亲家庭学生营养问题希望能引起学生家长和学校的高度重视。与再婚父、母亲一起生活的学生营养不良比例较高，这可能是受多方面原因影响的结果。与再婚父、母一起生活的学生多少会受父母离异等家庭负面因素的影响，同时也可能会对新组合家庭产生不适应性，学生易患孤僻或产生叛逆心理；另一方面，也可能是由于再婚父母对孩子缺乏关爱，疏忽了对孩子饮食起居的照顾。祖孙三代一起生活的学生营养不良和肥胖比例均最低，这说明这种家庭类型无论是对学生的生活起居还是家庭教育的关注都较好。学生患肥胖率在三口之家与父母一起生活的家庭类型中为最高，学生生活在三口之家还出现高肥胖群，但家庭类型对学生营养的影响又无统计学意义，这种现象可能需要上升到整个社会现象中进行研究。

表4-15　土家族、苗族小学生营养状况与家庭类型的关系（N＝551）

	营养不良		低体重		正常体重		超重		肥胖		P值
	n	%	n	%	n	%	n	%	n	%	
单亲	5	4.2	34	28.3	61	50.8	10	8.3	10	8.3	0.24
三口之家，与父母亲一起生活	14	5.2	62	23.0	133	49.4	20	7.4	40	14.9	
与再婚的父亲或母亲一起生活	1	5.9	3	17.6	10	58.8	1	5.9	2	11.8	
祖孙三代一起生活	5	3.4	27	18.6	92	63.4	10	6.9	11	7.6	

在家庭类型方面，单亲家庭和与再婚父亲或母亲一起生活的家庭中，土、苗中学生发生营养不良和低体重的比例要高一些。三口之家和祖孙三代一起的生活的家庭，学生的超重和肥胖发生率比较高，同时也发生一些低体重的营养状况（见表4-16）。结果显示：家庭类型和学生的营养状况虽然没有显著性意义，但是各种家庭类型都对学生不同营养状况产生影响。生活在三口之家和祖孙三代的家庭当中，正常体重的学生还是较多，这可能是因为孩子受到更多的照顾，家庭

的中心较大可能会是孩子的健康或教育，这种家庭当中也更容易出现一些超重和肥胖，特别是在祖孙三代的家庭，照顾孩子的人多，从饮食到生活起居都会得到细心的照料，孩子在家又不进行家务劳动，很容易导致孩子营养过剩而形成超重和肥胖。研究显示，在单亲家庭和再婚家庭当中，中学生出现低体重和营养不良的比例是比较高的，可能是单亲家庭和再婚家庭对孩子照顾的较少，饮食起居方面对孩子比较疏忽，这种家庭的孩子似乎更容易感觉缺爱，不太爱和家人交流，不愿回家，或许是不回家、上网、找朋友玩等都是一种情感的寄托，所以这样的孩子很少得到照顾，这也影响了他们的身心健康，从而出现营养不良和低体重状况。

表 4-16　土家族、苗族中学生营养状况与家庭类型的关系（%，N=3402）

家庭类型	营养不良	低体重	正常体重	超重	肥胖	P 值
单亲	10.9	31.6	45.1	7.3	5.1	0.38
三口之家，与父母亲一起生活	8.9	23.1	50.2	9.3	8.5	
与再婚的父亲或母亲一起生活	11.2	29.5	47.2	6.4	5.7	
祖孙三代一起生活	9.2	16.8	52.4	12.1	9.5	

表 4-17　土家族、苗族小学生营养状况与父母职业的关系（N=1270）

	营养不良		低体重		正常体重		超重		肥胖		P 值
	n	%	n	%	n	%	n	%	n	%	
父亲职业：											0.00
在家务农	19	3.0	158	25.2	331	52.9	55	8.8	63	10.1	
外出务工	13	7.0	54	29.2	84	45.4	10	5.4	24	13.0	
教师	4	11.4	11	31.4	10	28.6	5	14.3	5	14.3	
医生	0	0.0	3	15.0	13	65.0	1	5.0	3	15.0	
个体商人	16	9.3	45	26.2	69	40.1	10	5.8	32	18.6	
一般职员	8	4.7	48	28.2	74	43.5	11	6.5	29	17.1	
机关干部	5	8.3	17	28.3	24	40.0	6	10.0	8	13.3	

续表

	营养不良		低体重		正常体重		超重		肥胖		P 值
	n	%	n	%	n	%	n	%	n	%	
母亲职业：											0.00
在家务农	21	2.9	181	24.9	391	53.7	61	8.4	74	10.2	
外出务工	8	5.1	50	31.6	65	41.1	11	7.0	24	15.2	
教师	4	7.8	16	31.4	17	33.3	3	5.9	11	21.6	
医生	2	4.9	9	22.0	17	41.5	4	9.8	9	22.0	
个体商人	17	10.7	34	21.4	65	40.9	11	6.9	32	20.1	
一般职员	11	10.4	34	32.1	43	40.6	6	5.7	12	11.3	
机关干部	2	7.4	12	44.4	6	22.2	2	7.4	5	18.5	

3. 父母职业因素

职业可以反映一个人的社会地位、责任感、体力活动情况和与工作相关的健康风险情况，一个人的职业，基本代表着这个人收入水平的高低。因此，经验取向的社会学家，往往将职业作为等级变量来处理。经多方研究证实，职业影响健康，不同职业地位存在着健康水平的差异。而对于一个家庭来说，作为家庭的主力和支柱，其学生父母亲的职业地位将决定其家庭的经济状况。这是因为不同职业地位或社会阶层的健康水平差异主要应归于社会经济环境的差别，较低职业地位总是与较低的收入水平及较低的社会阶层联系在一起。可见，研究学生父母职业因素有必要性。

调查结果表明，土、苗小学生营养状况与父母亲的职业存在高度显著性关系（$P<0.01$），父亲在家务农的学生营养状况正常的比例（52.9%）为最高；父亲职业为教师的学生低体重率（31.4%）最高；而父亲为医生职业的学生患营养不良、低体重和超重的比例相比其他各类职业为最低，分别为 0%、15% 和 5%。另外可以看出，父亲职业为农民的学生患肥胖的比例均最低。母亲在家务农的学生营养状况正常的比例（53.7%）为最高，而母亲职业为机关干部的比例（22.2%）为最低。母亲在家务农的学生营养不良和肥胖比例最低，分别为 2.9% 和 10.2%。而学生患营养不良和低体重比例最高的是个体商人和机关干部，分别为 10.7% 和 44.4%。母亲职业为医生的学生超重（9.8%）和肥胖（22%）比例均为最高（见表 4-17）。

研究结果显示，家庭背景中父母的职业与小学生营养状况之间存在高度显著性（$P<0.01$），但是土、苗小学生营养状况的好坏并不与其父母职业之间存在正比关系。从结果分析中可以得知，父母亲为在家务农的学生营养状况正常的比例要高于父母为教师、医生、公职人员和机关干部等职业的学生；另外，父母在家务农的学生患营养不良和肥胖的比例也要低于其他职业家长。值得注意的是，作为教育及健康一线的教师和医生，他们子女的营养状况并不乐观，因为父母职业为教师的学生患营养不良、低体重和超重的比例相比父母为其他职业的学生均要高，虽然父母为医生职业的学生营养不良和低体重比例较小，但是他们的子女超重和肥胖现象比较突出。据王琦教授（2009）研究指出：职业的不同，往往决定了个体所采取的生活方式、饮食结构及体育锻炼的形式和方法不同，受社会影响的因素及所做出的应答反应也不同，从而表现出体质职业的差异。

表4-18　土家族、苗族中学生营养状况与父母职业的关系（％，N=3402）

		营养不良	低体重	正常体重	超重	肥胖	P 值
	农民	11.2	28.8	46.7	7.5	5.8	0.00
	工人	13.7	26.3	45.5	8.3	6.2	
母亲职业	干部	12.3	25.3	44.9	10.2	7.3	
	教师	8.6	28.5	49.1	9.6	4.2	
	商人	8.9	24.6	48.9	10.1	7.5	
	农民	13.5	28.0	47.1	7.3	4.1	0.00
	工人	12.7	29.3	48.5	5.2	4.3	
父亲职业	干部	8.4	25.6	45.6	9.9	10.5	
	教师	9.2	27.6	52.3	4.7	6.2	
	商人	8.5	24.3	46.8	10.7	9.7	

表4-18结果表明：土、苗中学生父亲是商人和干部的学生的肥胖率最高，父亲是工人和农民的孩子发生营养不良的比例较高；正常体重较高的是父亲为教师职业；母亲是教师职业的孩子正常体重比较多，发生营养不良和肥胖的比较少，营养不良较多的是母亲为工人和干部，而发生肥胖的是母亲为商人。父母的职业状况可能与家庭的收入密切相关，有关研究也表明父母的职业也会对学生的

健康状况产生一定的影响，父母亲职业不同会直接导致家庭收入的不同，对孩子的健康消费也会产生差异，父母亲职业地位较高的家庭，虽然家庭经济收入可能较多，但是好的职业可能会导致工作时间多，照顾子女的时间少，对学生的营养健康也有可能产生影响。本研究中父母的职业与学生的营养状况之间差异具有高度显著性（$P<0.01$），但是学生的营养健康状况并不和父母的职业成正相关。总的来说，父母为商人和父亲为干部的家庭子女比较容易发生肥胖，这可能与生活条件和消费习惯有一定关系。母亲是工人、干部和父亲是工人或农民的家庭子女出现营养不良的比例要高一些，可能是母亲忙于务工挣钱或从事干部工作对子女的照顾时间不够，再加上父亲职业地位不够高，家庭经济状况也不是很好，导致学生的营养状况没有得到注意，从而出现营养不良问题。而父母是教师岗位的家庭，孩子的营养状况都还比较理想，正常检出率都比较高，可能孩子的生活习惯、膳食结构、体育锻炼都会受父母影响而变得有规律。总体而言，父母职业的不同，整个家庭父母和孩子的消费观念、饮食结构以及生活方式等都会有一定的不同，从而影响学生营养健康状况。

4. 父母受教育程度因素

随着社会经济的发展和家庭收入水平的提高，人们受教育的程度也日益提高，更高的教育水平可以提高人们自身的社会职位、劳动力参与和经济收入。虽然在孩子的健康问题上，父亲和母亲一样也会产生重要的影响，但是在许多发展中国家，男性比女性更少地从事照料儿童的活动，尤其是年幼的儿童（Evans，1995）。在中国一些地区仍有"男主外，女主内"的传统观念，这种情况更为明显。孩子需要的营养摄入主要是通过母亲对家庭食品的采购和加工来完成的，母亲也会比父亲花更多的时间来照顾孩子的生活起居。经研究表明，女性也更偏好于将家庭财富更多地分配在与孩童相关的商品。由此可见，母亲对孩童的营养健康方面比父亲发挥着更重要的作用。另外，经研究证实，母亲对孩子健康的影响不是通过"收入效应"和"自然效应"产生的，而是来自于"教育效应"（贾男、李嘉文，2009）。母亲的教育效应可以从影响孩子的营养摄入、帮助孩子树立良好的生活习惯以及更加具备健康意识等方面来实现，所以6～12岁学龄段的小学生营养状况的影响因素中母亲受教育程度显得尤为重要。同时，有关研究表明：对于男生，父母亲的文化程度均起着明显的作用，母亲作用大于父亲；对于小学生而言，母亲学历起主要作用，对于中学生而言，父亲学历起主要作用。

研究结果显示，土、苗小学生父母受教育程度与学生营养状况之间差异具有高度显著性（$P<0.01$）。父母受教育程度低的学生营养不良检出率较高，父母受教育程度高的学生肥胖检出率较高；低体重和超重比例在父母受不同教育程度中

大致相同，变化不明显。父亲学历为初中的学生肥胖比例较高，母亲学历为中专及以上的学生患肥胖的比例较高（见表4-19）。土、苗小学生营养状况虽然与父母亲受教育程度差异具有高度显著性，但是学生的营养状况并不随其父母亲受教育程度的高低呈正比。虽然学生低体重和超重的比例受父母文化程度影响不大（大致相等），但还是可以发现，低体重随父母亲受教育的程度变化而变化，父母为初中和高中学历的学生低体重检出率较高，父母为小学学历的学生超重率较高。

表4-19　土家族、苗族小学生营养状况与父母学历的关系（$N=1270$）

	营养不良		低体重		正常体重		超重		肥胖		P 值
	n	%	n	%	n	%	n	%	n	%	
父亲学历											0.00
小学	26	12.1	54	25.1	95	44.2	22	10.2	18	8.4	
初中	38	7.4	128	24.9	229	44.4	51	9.9	69	13.4	
高中	18	6.2	63	21.8	142	49.1	29	10.0	37	12.8	
中专以上	13	5.2	61	24.3	129	51.4	15	6.0	33	13.1	
母亲学历											0.00
小学	29	10.3	67	24.1	122	43.9	30	10.8	30	10.8	
初中	22	4.2	139	26.3	282	53.4	33	6.3	52	9.8	
高中	17	6.3	71	26.4	125	46.5	19	7.1	37	13.8	
中专以上	17	8.7	59	30.3	75	38.5	16	8.2	28	14.4	

表4-20　土家族、苗族中学生营养状况与父母学历的关系（%，$N=3402$）

		营养不良	低体重	正常体重	超重	肥胖	P 值
	小学	12.3	24.3	49.2	9.6	4.6	0.00
	初中	12.1	26.5	51.3	3.8	6.3	
母亲学历	高中	10.8	26.7	48.5	8.8	5.2	
	中专及以上	11.5	24.6	45.6	7.8	10.5	

续表

		营养不良	低体重	正常体重	超重	肥胖	P 值
父亲学历	小学	12.8	24.3	50.1	7.1	5.7	0.02
	初中	11.0	27.6	48.7	7.1	5.6	
	高中	9.5	25.8	47.6	8.8	8.3	
	中专及以上	11.2	24.5	48.2	3.6	12.5	

表 4-20 结果显示，土、苗中学生父母亲的文化程度同样也对中学生的营养状况产生一定的影响：父母亲是中专及以上文化层次时，学生的肥胖发生率是最高的。营养不良发生率最高的是父母亲为小学和初中文化的学生。虽然受教育程度跟健康没有直接的联系，但是不同的受教育程度，对人的人生观、价值观、消费观念、生活习惯等都会带来很大的差异，正是这些因素给人们的健康带来了各种影响。土、苗中学生营养状况虽然与父母亲受教育程度差异具有高度显著性，但也不是完全的正相关。父母亲为小学及初中学历，中学生出现营养不良和肥胖的检出率都比较多，父母为初中到中专学历的家庭，孩子营养状况有所改善。父母受教育程度越高，理论上更有条件追求健康的生活方式，但是事实不完全是这样。父母文化水平低，经济条件又不是很好的家庭，孩子饮食营养跟不上，在学校学习生活费又少，放假回家也得不到好的营养补充，还要帮助父母做家务和农活，这种情况就容易导致孩子营养不良；另一种情况是父母受文化程度也不是很高，但是家庭经济条件还可以，这种家庭的孩子不缺少营养补充，但是没有健康科学的营养指导，从而养成不良的生活饮食习惯导致营养过剩。研究结果显示，父母为中专以上文化程度的学生出现了较高的营养不良和肥胖检出率，这可能是父母的学历水平高，职业地位和职业收入都可能比较理想，父母大部分时间可能忙于工作和事业，忽略了对孩子的照顾，容易在物质上满足孩子要求，并且在生活、学习、饮食等方面上都让孩子自由选择，渐渐地让学生养成了不良的生活习惯，如沉迷网吧、游戏、玩耍、吃不健康的食物等，这必然会对学生的营养状况产生较大的影响，使学生出现营养不良和肥胖的情况。

5. 父母体质指数因素

体质指数（Body Mass Index，BMI），主要是用来评价 18 岁以上成人群体超重和肥胖的常用指标，它不仅能较敏感地反应成人体型的胖瘦程度，还与其他体格检查指标的相关性也较高。但是需要注意的是，6~12 学生正处于高速发育期，其身体各种成分总量在不断地增加，且男女生各学龄阶段的瘦体重和体脂的发育都存在着不规律性，所以体质指数（BMI）只能作为成年人群营养状况的筛查标准，更不能单纯地作为医学上的临床诊断。但是，在我们的研究中，BMI 作为土、苗学生父母的营养状况筛选工具却具有非常重要的意义。由于世界各地区的各种人群中体成分比例的差异性，2002 年世界卫生组织（WHO）肥胖专家顾问组提出了亚太地区成年人 BMI 的分类标准，最近国际生命科学学会中国办事处中国肥胖问题工作组提出中国成人 BMI 为以下几个分段：<18.5 为体重过低，18.5~23.9 为体重正常，24.0~27.9 为超重，≥28 为肥胖。

　　研究结果表明，经 χ^2 检验，土、苗小学生父亲体质指数与小学生营养状况之间差异不具显著性，而与其母亲的体质指数差异具有显著性（$P<0.05$）。母亲体质指数为过低体重的小学生，患营养不良（6.8%）比例最高，而患肥胖（8.3%）的比例最低；母亲体质指数为肥胖的小学生，患营养不良（3.4%）比例最低，而患肥胖（17.2%）的比例最高。总体上看，小学生患肥胖的比例随母亲体质指数分类的提升而逐级爬升，小学生患营养不良胖的比例随母亲体质指数分类的上升而逐级下降（见表 4-21）。

表 4-21　土家族、苗族小学生营养状况与父母亲体质指数的关系（$N=1270$）

	营养不良		低体重		正常体重		超重		肥胖		P 值
	n	%	n	%	n	%	n	%	n	%	
父亲体质指数											0.67
<18.5	2	3.9	17	33.3	26	51.0	3	5.9	3	5.9	
18.5~23.9	40	6.0	172	25.8	314	47.1	55	8.3	85	12.8	
24.0~27.9	20	4.4	126	27.7	212	46.6	34	7.5	63	13.8	
≥28	3	3.1	21	21.4	52	53.1	6	6.1	16	16.3	
母亲体质指数											0.02
<18.5	9	6.8	30	22.7	76	57.6	6	4.5	11	8.3	
18.5~23.9	45	5.4	229	27.4	376	45.0	72	8.6	113	13.5	
24.0~27.9	9	3.7	66	26.9	120	49.0	17	6.9	33	13.5	
≥28	2	3.4	11	19.0	32	55.2	3	5.2	10	17.2	

上述结果表明，土、苗小学生营养状况只与母亲的体质指数差异具有显著性，而与父亲的体质指数之间无统计学意义。母亲的营养健康关系着其孩子的营养健康，母亲偏瘦其子女容易患营养不良，母亲肥胖其子女容易患肥胖。这也表明学生的营养状况受父母亲的遗传基因影响，尤其是受母亲的遗传影响非常大。据有关研究表明：营养不良的女孩长大后会变成矮小的妇女，而矮小的妇女比一般妇女更有可能生下低体重婴儿（新生儿低体重是营养不良的标志之一），从而使营养不良世代相传，如果不采取行动打破这一恶性循环的话，这个过程就会循环往复，抑制人口素质的提高。为了控制这种恶性循环对人口素质的影响，我们可以通过后天性的干预手段来加以控制，虽然后天性的环境影响能否改善母体的遗传基因未曾得到证实，但是人们可以通过对自身生活方式的调整、改善膳食结构和加强体育锻炼等手段，从而达到改善自身营养状况和优化后代遗传基因的目的。遗传基因提供的只是生长发育的可能性，儿童时期的营养状况可能与父母的生活方式有更大的关联性，因为父母在家庭中的主导地位决定了儿童青少年的生活方式和健康行为。所以，改善学生的营养状况需要从小做起，从父母自身做起。如果不及时对学生营养健康问题给予控制，仍由其发展，这将给一个民族或地区的人口素质带来较严重后果。

表4-22结果表明：土、苗中学生母亲营养不良的学生，营养不良、低体重发生率较高，母亲肥胖的学生发生肥胖和超重的比例较高，差异具有显著性（$P<0.01$）；父亲营养不良的情况下，中学生的营养状况基本上没有太大的变化，但是父亲肥胖的学生，超重比例还是较高。这说明父母的体质指数对中学生营养状况的影响上，母亲的体质指数还是比父亲的体质指数影响要大一些。中学生的营养状况受一定的遗传因素影响，但是对于中学生而言，遗传只代表生长发育当中出现不同营养状况的可能性，并不能说父母亲是营养不良，儿女必然营养不良，后天的环境同样决定了营养状况的现实性。父母亲和儿女都有可能在后天的环境中发生营养状况的变化，不良的生活习惯和生活方式、是否参加锻炼等都可以导致不同营养状况。因此，营养状况的改善应该从小孩做起，家庭共同参与，父母加强健康认知，给孩子正确的引导，养成良好的生活习惯和健康的生活方式。对于父母本来就有营养不良和肥胖问题的家庭，更应该重视孩子的健康教育和平衡膳食。

表4-22 土、苗父母营养不良、肥胖指数与中学生营养状况的关系（%）

类 别		营养不良	低体重	正常体重	超重	肥胖	P 值
母亲	营养不良	25.4	41.8	17.9	9.1	6.0	0.00
	肥胖	7.1	7.1	26.2	35.7	23.8	
父亲	营养不良	15.3	29.4	34.1	11.7	9.4	0.31
	肥胖	12.7	21.3	40.4	23.4	4.3	

（二）生活方式与学生营养状况关系

生活方式是指个人和社会群体在一定的历史时期与社会条件下的生活实践活动。狭义的概念即为日常生活领域的活动形式与行为特征，它与人们的健康紧密地联系在一起，同时生活方式的可见性还能划分出阶层和社会群体的差异性。有关研究结果表明：人们的日常生活方式对身体健康的影响远远超过药物的影响。本研究也从学生的日常生活方式方面分析与学生的营养状况之间的关系，找出其中的关联性，可以更好地改善学生营养状况。本研究主要从中小学生体育锻炼情况、余暇生活情况、膳食结构情况三个大的方面进行分析。

武陵民族地区的土家族、苗族各自都有自己不同的民族文化和习俗，民间的祭祀活动和民族禁忌也有很多不同之处，体育活动也是如此。土家族又称"毕慈卡"，他们每逢秋收季节，会举行大型的祭祀活动和体育盛会，比如，跳茅古斯、跳土家摆手舞、舞草地龙和进行摔跤等民间祭祀活动，以示丰收和对来年的祈福，而土家人的小朋友们则更喜欢吉么列（高脚马）、放风筝、打陀螺、打九子鞭、滚铁环、踢毽子、抓子等民族民间体育。苗族分为"生苗"和"熟苗"，他们各自的文化习俗也存在一定的差异，比如"熟苗"在语言和生活方式上更加接近汉族，而在"生苗"地区，他们仍然穿着自己的民族服饰，讲自己的民族语言，并喜食酸肉、腊肉等；每逢秋收季节，会举行火把节、坡会、赶秋节和划龙舟等活动。民间传统武术中有苗拳、苗棍等。这些独具特色的少数民族人群的生活方式、文化习俗和体育活动与学生的营养状况之间是否会存在一定的联系，则需要进行有关研究。

1. 小学生参与体育锻炼情况

（1）学生对体育活动态度。研究结果显示，土、苗小学生在对待体育课的态度上，女生具有显著性差异（$P<0.05$）。在对待课外体育锻炼的态度上，女生具有显著性（$P<0.05$）；两民族之间，除不喜欢课外体育锻炼两民族之间有显著性

差异外（$P<0.05$），其他均无显著意义。另外，两民族学生对体育课持喜欢率较高，分别为 66％和 66.2％，只有极少部分同学不喜欢体育课；两民族学生对课外体育锻炼持喜欢和一般态度的比例较接近，土家族分别为 46.0％和 39.0％，苗族分别为 46.2％和 46.7％，两民族中也有许多学生不喜欢参与课外体育锻炼（见表 4-23）。

　　土、苗小学男生在对待体育课态度上，经 χ^2 检验，上体育课的态度与其营养状况之间无显著意义（$P>0.05$），女生上体育课的态度与其营养状况之间有显著意义（$P<0.05$）；在对待课外体育锻炼的态度上，两民族男生对课外体育活动态度与其营养状况有显著关系（$P<0.05$），而女生的态度与其营养状况之间具有高度显著性（$P<0.01$）。其中，喜欢上体育课和持一般态度的男女学生营养正常检出率远远高于不喜欢上体育课的男女学生，而不喜欢上体育课的男生患肥胖率远远高于喜欢上体育课的男生。不喜欢课外体育锻炼的女生营养不良（6.7％）、低体（26.7％）、超重（16.7％）和肥胖（10％）检出率均高于参加课外体育锻炼积极的女生，学生肥胖的比例也随着参与课外体育锻炼的积极性下降而上升。由此可见，除男生上体育课的态度与其营养状况之间的关系不明显外，女生上体育课态度和男生参与课外体育锻炼的积极均与其营养状况之间差异具有显著性，女生参与课外体育锻炼兴趣与其营养状况之间差异具有高度显著性。说明上体育课态度和参与课外体育锻炼持积极态度的学生营养状况较好，而对上体育课和参与课外体育锻炼持消极态度的学生则容易患肥胖，男生情况更为突出（见表 4-23）。

表 4-23　土家族、苗族小学生体育态度与其营养状况的关系（$N=551$）

		营养不良		低体重		正常体重		超重		肥胖		P 值
		n	％	n	％	n	％	n	％	n	％	
体育课态度												
男生	喜欢	11	6.1	37	20.4	90	49.7	18	9.9	25	13.8	0.12
	一般	1	1.6	15	24.2	33	53.2	5	8.1	8	12.9	
	不喜欢	1	12.5	2	25.0	3	37.5	1	12.5	1	12.5	
女生	喜欢	8	4.4	45	24.6	104	56.8	10	5.5	16	8.7	0.02
	一般	4	4.0	20	20.2	60	60.6	9	9.1	6	6.6	
	不喜欢	1	9.1	2	18.2	5	45.5	2	18.2	1	9.1	

续表

		营养不良		低体重		正常体重		超重		肥胖		P 值
		n	%	n	%	n	%	n	%	n	%	
课外体育锻炼												
男生	喜欢	4	3.1	28	21.5	62	47.7	16	12.3	20	15.4	0.02
	一般	7	7.6	21	22.8	44	47.8	4	4.3	16	17.4	
	不喜欢	1	3.0	4	12.1	19	57.6	3	9.1	6	18.2	
女生	喜欢	6	4.7	33	26.0	75	59.1	6	4.7	7	5.5	0.00
	一般	5	3.6	30	21.6	82	59.0	9	6.5	13	9.4	
	不喜欢	2	6.7	8	26.7	12	40.0	5	16.7	3	10.0	

（2）小学生参与课外体育锻炼情况。学校体育活动开展情况与学生营养健康水平息息相关，学生大部分时间是在学校度过的，学校体育活动开展的好坏与学生营养存在必然联系。本研究主要从小学生参与课外体育锻炼的时间、强度、频率和运动目的、运动项目等各分类变量进行调查分析。图4-9结果显示，土、苗小学生每次参加课外体育锻炼不足1h的人数为79.7%，每次超过2h的仅为5.8%。从学生每次参加课外体育锻炼的强度中发现，锻炼中出汗较多的比例最高，为34.7%，只有4.2%的学生在课外体育运动强度中无感觉，其中出大汗和出汗较多的检出率共占总人数的50.3%（见图4-10）。从学生每周参加课外体育锻炼的频次结果可以看出，参加课外体育锻炼的学生每周不足1次占25%；不足3次占75.1%（见图4-11）。

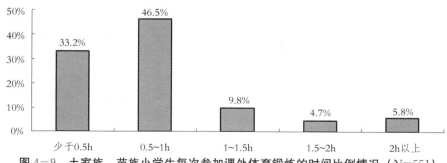

图4-9 土家族、苗族小学生每次参加课外体育锻炼的时间比例情况（N=551）

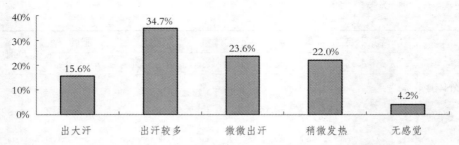

图4−10　土家族、苗族小学生每次参加课外体育锻炼的强度比例情况（$N=551$）

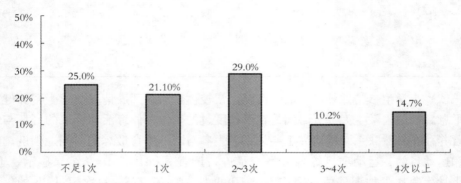

图4−11　土家族、苗族小学生每周参加课外体育锻炼的频次比例情况（$N=551$）

图4−12结果显示，土、苗小学生对于参与体育锻炼的动机有57.9％的学生选择了增强体质，分别有17.1％、15.5％的学生是持减肥和被逼而消极地参与体育锻炼，另外，8.5％的学生是为了升学或参加体育比赛。学生参与课外体育锻炼的项目中，选择走或慢跑的比例最大为52.3％，其次为球类运动26.5％和舞蹈13.6％，另外还有较高比例的学生选择了其他的运动项目。

经χ^2检验，学生参与课外体育锻炼时间与营养状况之间差异具有显著性（$P<0.05$）；不参加课外体育锻炼的学生超重和肥胖检出率较高；每次锻炼时间少于30 min的学生超重检出率较低；每次锻炼时间30～60 min的学生正常体重检出率较高；每次锻炼时间超过60 min的学生营养不良率检出率较低（见表4−24）。

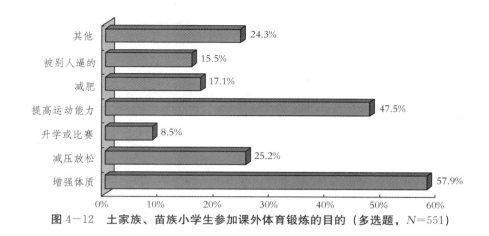

图 4-12　土家族、苗族小学生参加课外体育锻炼的目的（多选题，N=551）

表 4-24　土家族、苗族小学生每次参与课外体育锻炼时间与营养状况的关系（N=551）

	营养不良		低体重		正常体重		超重		肥胖		P 值
	n	%	n	%	n	%	n	%	n	%	
不参加	4	5.1	16	20.3	37	46.8	8	10.1	14	17.7	0.03
小于 30min	12	5.8	50	24.0	104	50.0	10	4.8	32	15.4	
30~60min	7	3.6	46	23.6	108	55.4	15	7.7	19	9.7	
60min 以上	3	4.3	15	21.7	38	55.1	6	8.7	7	10.1	

　　上述结果表明，土、苗小学生参加课外体育锻炼的情况不容乐观，大部分学生参加课外体育锻炼的时间、强度和频次不能同时满足体育锻炼要求，除了学生每次锻炼的强度情况良好外，学生在锻炼时间和锻炼频次上表现均较差；小学生的锻炼方式主要以走、慢跑和球类运动为主，对于身体力量、灵敏素质等技能性较强的体操和健美操项目的选择相对较少。学生在体育锻炼过程中持消极态度，多数为学生迫于家长、老师的压力而被动的参与，这可能与学生对体育知识技能掌握不够、学生体育锻炼意识薄弱、公共体育设施较差、周边运动氛围不浓重、学生家长支持率不高等因素有关。所以改善学校体育锻炼环境和增强学生体育锻炼意识是提高学生体育锻炼参与情况的关键所在。

　　2. 中学生参与体育锻炼情况

　　（1）学生对体育课态度。调查结果显示，土、苗中学生喜欢体育课的学生还是占绝大多数，女生喜欢体育课情况与女生的营养状况差异具有显著性，女生喜欢体育课的正常体重检出率远远高于不喜欢体育课的，超重和肥胖比例也都低于不喜欢体育课的。男女生在喜欢与不喜欢体育课的态度上还是存在一定的差异，喜欢体育课的男生比女生要多，半数女生对体育课的态度为一般，选择不喜欢体育课的女生也比男生要多（见表4-25）。

表4-25　土家族、苗族中学生体育课态度情况（％，N=3402）

态　度		营养不良	低体重	正常体重	超重	肥胖	P 值
男	喜欢	8.4	19.5	46.3	7.4	8.8	
	一般	8.3	24.0	52.1	7.4	7.2	0.52
	不喜欢	8.9	22.3	49.1	11.1	8.6	
女	喜欢	9.6	23.3	56.2	5.4	5.4	
	一般	10.0	22.2	53.0	8.2	6.5	0.02
	不喜欢	11.2	22.6	46.4	10.9	8.9	

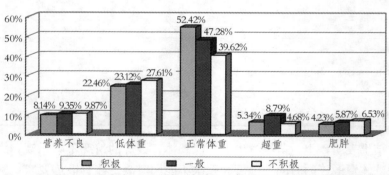

图4-13　土家族、苗族中学生参加课外体育锻炼的态度与营养状况情况（N=3402）

从图4-13可以看出，积极参加课外体育锻炼的学生正常体重比例高于不积极参加课外体育锻炼的学生，在肥胖和营养不良的检出率上，积极参加课外体育锻炼的学生比重也低于不积极参加课外体育锻炼的学生。研究结果显示：土、苗中学生对体育课和课外体育锻炼的态度与营养状况具有明显的关系，喜欢体育课和积极参加课外体育锻炼的学生在营养不良、肥胖检出率都明显低于不喜欢体育课和不积极参加课外体育锻炼的学生。这说明认真参加课外体育锻炼对学生营养状况的积极影响作用。目前，积极参加体育锻炼的女生情况不是很理想，包括体育课和课外体育锻炼，经走访调查发现，女生上体育课基本上就是参加集合整队和学习老师安排的教学内容，课后的自由活动时间也都不愿参加体育锻炼，由于又怕不进行体育锻炼会造成身材肥胖，所以很多女生还故意控制饮食，甚至节食，致使正在发育的身体得不到好的营养补充，必然影响学生的身心健康发展。

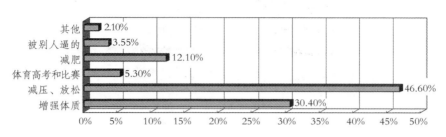

图 4-14　土家族、苗族中学生参加课外体育锻炼的目的（$N=3402$）

（2）学生参加课外体育锻炼目的。土、苗中学生选择的增强体质和减压、放松目的的比率最高，占 77.00%，还有一部分学生选择了减肥（12.10%）和体育高考和比赛（5.30%）（见图 4-14），说明土、苗中学生大部分已经认识到了体育锻炼的健身和健心价值。

（3）学生参加课外体育锻炼情况。图 4-15、图 4-16 结果显示：土、苗中学生每周参加课外体育锻炼的 3~4 次最高（62.5%），每次参加课外体育锻炼的时间在 0.5h~1.5h 占 62.3%，说明土、苗中学生参加课外体育锻炼的次数和时间较为乐观。目前国内对学生每周参与课外体育锻炼的平均次数和每次参加课外体育锻炼的时间对营养状况的影响研究还不充分。学校是学生参加体育锻炼的最好场所，所以学校在培养学生对体育锻炼的兴趣外，还应该科学的指导学生参加体育锻炼，并为学生提供良好的体育锻炼场地、器材以及时间保证，从而提高学生的体质水平。

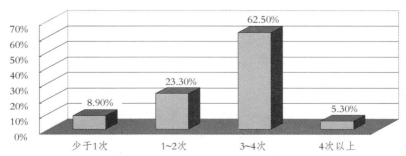

图 4-15　土家族、苗族中学生每周参与课外体育锻炼的次数（$N=3402$）

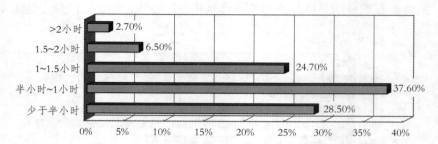

图 4-16 土家族、苗族中学生每次课外体育锻炼的时间（$N=3402$）

表 4-26 土家族、苗族小学生一日三餐用餐情况与其营养状况的关系（$N=551$）

	营养不良		低体重		正常体重		超重		肥胖		P 值
	n	%	n	%	n	%	n	%	n	%	
早餐情况											0.00
每天	5	1.6	68	22.0	176	57.0	21	6.8	39	12.6	
经常	10	6.5	26	16.9	87	56.5	13	8.4	18	11.7	
很少	8	10.9	19	26.0	38	52.1	5	6.8	2	2.7	
从不吃	3	20.0	3	20.0	7	46.7	1	6.7	1	6.7	
早餐地点											0.00
快餐店	1	3.3	5	16.7	16	53.3	2	6.7	6	20.0	
家里	12	4.7	57	22.3	143	55.9	16	6.3	28	10.9	
学校食堂	12	6.6	44	24.2	89	48.9	16	8.8	21	11.5	
临时摊位	5	9.0	13	23.6	28	50.9	3	5.5	6	10.9	
中餐地点											0.00
快餐店	1	7.7	2	15.4	7	53.8	0	0.0	3	23.1	
家里	5	5.9	18	21.1	48	56.5	1	1.2	13	15.3	
学校食堂	18	4.4	89	22.0	221	54.6	35	8.6	42	10.4	
临时摊位	2	6.3	9	28.1	13	40.6	4	12.5	4	12.5	
晚餐地点											0.00
快餐店	1	7.7	2	15.4	6	46.2	2	15.4	2	15.4	
家里	17	5.0	72	21.2	191	56.2	25	7.4	35	10.3	
学校食堂	6	4.6	21	16.0	72	55.0	17	13.0	15	11.5	
临时摊位	5	10.4	8	16.7	23	47.9	7	14.6	5	10.4	

3. 小学生膳食营养结构情况

从表4-26中可以看出，土、苗小学生在早餐食用情况中，每天坚持吃早餐的学生营养正常检出率最高（57.0%），而从不吃早餐的学生营养正常检出率最低（46.7%），营养不良检出率最高（20.0%）。经 χ^2 检验，学生早餐食用情况与学生营养状况差异具有高度显著性（$P<0.01$）。由此可见，学生每天都要坚持吃早餐，早餐的质量是学生保持营养健康的前提，没有吃早餐习惯的或者很少吃早餐的学生存在很多健康隐患。一方面不吃或很少吃早餐易导致中餐和晚餐的食量过大，由于中、晚餐短时间内摄取的过多热能无法补偿上午热能的亏损，长期易形成肥胖；另一方面如果亏损的营养不能在中、晚餐中得以补偿，学生又易形成营养不良，长期的营养不良又是导致学生身材矮小的主要原因。另外，早餐用餐的质量关系着学生上午学习的效果，大量的体力和脑力劳动都集中在上午，没有均衡的营养补充，长此以往，学生会出现营养不良，这些将不利于学生身体、智力的发展。

研究结果显示：学生早、中、晚餐的用餐地点选择与学生营养状况之间均呈现高度显著性（$P<0.01$）。学生选择早餐地为快餐店的营养不良率最低，而学生肥胖率则最高，在家里吃早餐的学生正常体重检出率最高。在学生中餐地选择中，在学校食堂用餐的学生营养不良检出率最低，在临时摊位上吃中餐的学生正常体重检出率最低。在学生晚餐地选择中，在家里吃晚餐的学生正常体重检出率最高，在临时摊位上吃晚餐的学生营养不良率最高。在调查中还发现很多学生喜欢在不固定的摊位上选择就餐，而这些流动的摊位多数是以销售高脂肪、油炸和烟熏食品为主，这些不健康的食品危害着学生的健康。另外，由于流动摊位在城市管理中的治理难度比较大，需要城管部门、学生家长和学校的共同配合，积极引导学生健康饮食才是关键，同时强制阻断学生购买不健康食品的渠道，从而达到改善学生营养状况的目的。

从不同性别学生中、晚餐食量比较发现：除了晚餐小于中餐的情况男女间无差异外，其他男女之间中、晚餐饮食结构比较均存在着明显差异。在晚餐小于和等于中餐的情况中，女生均高于男生；在晚餐大于和远大于中餐的情况中，男生均高于女生。据统计，本次调查中10.5%学生晚餐食量远超过中餐，25.8%的学生晚餐大于中餐，36.1%的学生晚餐等于中餐，只有27.6%的学生晚餐小于中餐。这跟早餐吃好、中餐吃饱和晚餐吃少的科学健康饮食比例有较大的出入，甚至超过三分之一的学生食量晚餐要大于和远大于中餐（见图4-17）。这表明，虽然女生一日三餐的饮食结构要优于男生，但是仍有部分男女生饮食结构很不合理。

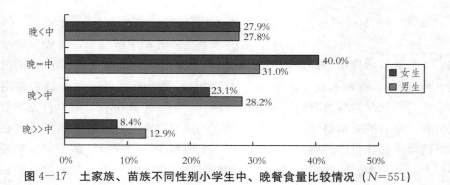

图 4—17　土家族、苗族不同性别小学生中、晚餐食量比较情况（$N=551$）

表 4—27　土家族、苗族小学生每周膳食结构情况（$N=551$）

膳食结构	5~7d		3~4d		2~1d		<1d		记不清	
	n	%	n	%	n	%	n	%	n	%
新鲜蔬菜、水果	161	29.2	124	22.5	82	14.9	43	7.8	141	25.6
瘦肉、鱼、禽	117	21.2	133	24.1	127	23.0	54	9.8	120	21.8
蛋类	71	12.9	119	21.6	162	29.4	86	15.6	113	20.5
奶或奶制品	127	23.0	91	16.5	97	17.6	101	18.3	135	24.5
豆类或豆制品	69	12.5	95	17.2	162	29.4	104	18.9	121	22.0
甜食：甜点心、奶糖	108	19.6	103	18.7	124	22.5	100	18.1	116	21.1
含油或脂肪多食物	67	12.2	78	14.2	152	27.6	130	23.6	124	22.5
腌、熏、腐制食品	52	9.4	73	13.2	119	21.6	164	29.8	143	26.0
含糖或碳酸饮料	71	12.9	89	16.2	132	24.0	131	23.8	128	23.2

　　从土、苗小学生营养膳食结构可以看出，分别有 29.2％、21.2％、12.9％、23％和12.5％的学生每天能吃上新鲜蔬菜水果、肉类、蛋类、奶类和豆类等食品，但是仍然有 7.8％、9.8％的学生无法保证一周能吃上一次新鲜蔬菜、水果和肉类食物。另外，从学生每天和隔天食用的食物种类中发现，除了学生对蔬菜和水果的食用率较高外，禽肉食用率最高（45.3％），学生对蛋类、奶类和奶制品食用率不高，而对豆类及豆制品的食用率最小（29.7％），最为重要的是约三分之二的学生无法保证每天或隔天食用这些富含优质蛋白的食品（见表 4—27）。学生食用禽肉、新鲜蔬菜水果和奶及奶制品的比例高于豆类、蛋类这一事实，可能是由于武陵民族地区居民生活水平提高，对禽肉、蛋类等动物性食物消费明显增加所引起的。可见，土、苗小学生生活质量在不断改善，但是对于优质营养素

的摄入还存在不足，特别是优质蛋白的摄取。

从土、苗不同性别小学生主食情况可以看出，分别有 52.0% 和 54.9% 的男女学生以大米为主食，面粉、杂粮的比例分别为 24.5% 和 14.7%，另外还有 7.4% 以其他食物为主（见图 4-18）。土、苗小学生主食以大米为主，这跟长江以南城乡家庭习惯主食大米的传统有关。另外，从学生喝饮料结果可以看出，学生喝矿泉水频率最高，但喝碳酸饮料和果汁也占一定比例，应引起重视（见图 4-19）。

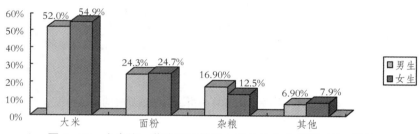

图 4-18　土家族、苗族不同性别小学生的主食情况（N=551）

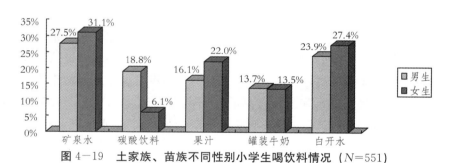

图 4-19　土家族、苗族不同性别小学生喝饮料情况（N=551）

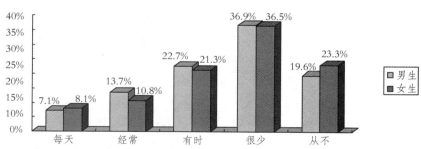

图 4-20　土家族、苗族不同性别小学生临睡前加餐情况（N=551）

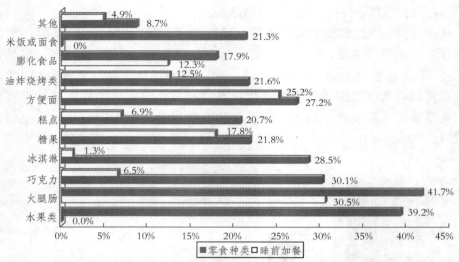

图4-21 土家族、苗族小学生平时零食种类及临睡前加餐的食品种类（N=551）

从图4-20、图4-21结果中发现，分别有7.1%、13.7%的男生和8.1%、10.8%的女生每天或经常睡前加餐，有时和很少睡前加餐习惯的男女学生约占60%，也有19.6%和23.3%的男、女生无睡前加餐习惯。从睡前加餐的食物种类调查中发现，学生睡前加餐主要以零食、米饭和方便面为主，虽然睡前加餐的比例没有平时吃零食的高，但是糖果、巧克力、冰淇淋、糕点和膨化食品所占比例仍然较高，特别是糖果和膨化食品的食用率为最高（17.9%、17.8%）。睡前加餐食物种类选择率较高的依次排列为火腿肠（41.7%）、水果（39.2%）、方便面（25.2%）和米饭或面食（21.3%）。另外，从学生吃零食的情况看，种类主要有火腿肠、巧克力、冰淇淋、糖果、糕点、膨化和油炸烧烤食品，其中火腿肠、巧克力、冰淇淋和方便面是学生零食的主要品类，分别为30.5%、30.1%、28.5%和27.2%。由此可见，土、苗小学生多数有睡前加餐的习惯，女生情况要好于男生，这可能是因为女生比男生注重饮食健康。虽然学生睡前加餐的种类主要为碳水化合物，但其零食所占比重大等问题应该引起我们的注意，因为睡前加餐后的食物，在胃里消化过程需要大量的氧气参与胃蠕动，这样必然会影响到学生的睡眠质量，其次还会增加胃的负担，影响其肠胃功能。另外，学生零食主要以高糖和油炸食品为主，过多食用这些零食，必然会影响到其他营养素的摄入，从而影响其营养健康。

上述结果表明，土、苗小学生一方面存在膳食营养不均衡，学生早餐使用情况较差，只有很少一部分的同学能坚持吃早餐，而大部分同学则很少吃或根本就不吃早餐，这种少吃或根本就不吃早餐的行为将无法满足学生身体发育所需的营养供给，从而也无法保证学生学习的质量；学生一日三餐中的膳食结构不合理，有超过三分之一的学生晚餐食量要大于或远大于中餐的食量；学生每天或隔天能吃禽肉、新鲜蔬菜和水果的不多，特别是对含有优质蛋白食物的种类食用率较低。另一方面存在不良饮食习惯，女生喜欢吃零食，特别是含糖高的零食；男生喜欢喝碳酸饮料，频率远远高于女生；男女学生的零食都以含高糖、膨化和油炸烟熏食品为主；多数学生有睡前加餐的习惯，虽然睡前加餐零食的食用比例低于平时的零食食用率，但是所占比重仍然较大；学生喜欢在不固定摊位上购买早餐，不健康的食品不同程度地影响着学生的营养状况。

4. 中学生膳食结构情况

从土家族、苗族中学生用早餐的情况看，坚持每天食用早餐的男生占62.7%，女生占56.8%，经常吃早餐的男生占28.7%，女生占24.6%，但仍有8.6%的男生和18.6%的女生从不吃和很少吃早餐（见图4-22）。经 χ^2 检验，学生食用早餐情况与学生的营养状况之间差异具有高度显著性（$P<0.01$），每天吃早餐的学生拥有比较高的正常体重，出现肥胖的几率也比经常吃早餐的学生要低；很少或从不吃早餐的学生不但营养不良和低体重检出率高，肥胖检出率也较高（见表4-28）。从土、苗中学生中餐与晚餐的饭量进行比较发现，男生和女生具有很大的差异，61.1%的男生都是晚餐比中餐饭量要多，而女生只有33.9%。中餐饭量基本和晚餐相等的男生为26.4%，女生为28.7%；有37%的女生晚餐饭量要小于中餐，而男生为12.5%（见图4-23）。

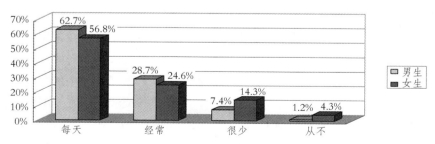

图4-22　土家族、苗族中学生食用早餐情况（$N=3402$）

表4-28　土家族、苗族中学生食用早餐情况与学生营养状况关系（％，N＝3402）

	营养不良	低体重	正常体重	超重	肥胖	P值
每天	9.4	25.4	52.6	8.5	4.1	
经常	10.4	24.4	50.1	8.8	6.3	0.00
很少	11.3	26.1	46.4	8.3	7.9	
从不	13.5	27.9	43.2	7.3	8.1	

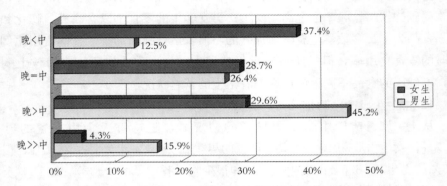

图4-23　土家族、苗族中学生中餐与晚餐饭量比较情况（N＝3402）

通过对土、苗中学生的食用零食、饮料等情况统计发现，学生平时吃的主要零食种类为：水果类（27.8％）、糖果和糕点类（34.1％）、炸烤类（51.3％）、方便面（37.5％）；62.4％的学生显示喜欢吃甜食（比如糖果、点心、巧克力、果酱等）；97.5％的学生常食用烟熏油炸的食品；在饮料方面，矿泉水占48.7％，碳酸饮料、果汁类占38.4％，牛奶类只占12.9％。学生的膳食结构是指消费的食物种类及其数量的相对构成。本研究虽没有对学生的具体膳食每天摄取量进行进一步的研究，但是从学生的膳食习惯上显示，土、苗中学生的膳食结构并不是很好。研究结果显示，有部分土、苗中学生有不吃或经常不吃早餐的习惯，中学生学业十分繁重，每天上午课程也较多，致使大脑和身体都处于高度的紧张状态中。由于长期不吃早餐或早餐营养不合理，破坏了学生的饮食结构，对学生的身体损害甚大，本研究结果也表明，不吃早餐或经常不吃早餐学生的营养不良和低体重检出率高，肥胖检出率也较高。由于考虑到中学生特殊的作息时间，晚上学习时间较长，晚饭也不能吃太少，这样才能保证晚自习有足够的精力。晚餐情况男生情况好于女生，37.4％的女生晚餐都吃的比较少，少于中午饭量，晚上饿了，可能进行睡前补餐，吃零食，这其实也是一种不好的饮食习惯。

土、苗中学生的主要零食方面，炸烤类占最高比例（51.3%），位居第二、第三的分别是方便面和糖果、糕点类食品，健康的水果类食品仅排在第四。学生爱吃零食是不容置疑，但是调查中位居第一的炸烤类食品的营养卫生和营养价值都值得考虑，有研究表明：炸烤类食品就是食品在沸油中受高热的作用而熟，所用油温通常为 150℃～300℃之间，在这样的高温下，营养素很快就被破坏。维生素 C 几乎完全消失，维生素 B2 和烟酸损失大半，油脂中的必需脂肪酸大量损失，蛋白质的消化吸收率大大下降；油炸食品的营养价值与原来食品相比不及原先的1/3，而营养价值的损失只是油炸食品危害的一小部分，另一个重要因素是来自于其中存在的对人体健康有很大威胁的有毒有害物质。由于民族风俗习惯，当地少数民族都喜欢熏制腊肉和做炸烤类食品，97.5%的学生常食用的烟熏油炸食品对学生的营养状况产生较大影响。

5. 小学生余暇时间生活情况

学生闲暇生活是指学生除必须完成学习以及膳食、正常睡眠等非自由生活时间外的，可由其自由支配的时间内的生活。本研究主要从构成学生闲暇生活方式的三大因素之中的闲暇时间和闲暇活动内容来研究其结构与特征，并试图了解学生闲暇生活方式与其营养状况之间的关系。学生闲暇生活时间内的活动主要是生活、学习和娱乐三大类。

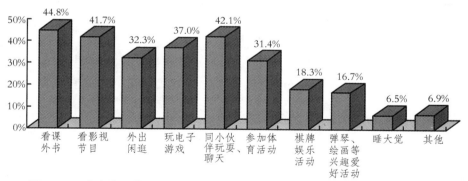

图 4-24　土家族、苗族小学生闲暇生活时间内的主要活动内容情况（N=551）

图 4-24 结果显示土、苗小学生闲暇活动方式中，选择最多的是看课外书籍（44.8%），其次是同伴伴玩耍聊天（42.1%）和看影视节目（41.7%）。另外，选择外出闲逛（32.3%）和玩电脑或电子游戏的也较高

（37%）；参加体育活动的学生只有 31.4%，选择棋牌娱乐和弹琴、绘画等兴趣爱好活动的分别为 18.3% 和 16.7%，最后还有 6.5% 的学生经常在闲暇时间选择睡觉。

表 4-29　土家族、苗族小学生平均每天用于学习的时间（N=551）

	少于 7h		7~10h		10~13h		13h 以上		P 值
	n	%	n	%	n	%	n	%	
男生	65	25.5	95	37.3	70	27.4	25	9.8	0.69
女生	80	27.0	116	39.2	79	26.8	21	7.1	

表 4-30　土家族、苗族小学生平均每天用于睡眠的时间（N=551）

	6h 以下		6~7h		7~8h		8~9h		9h 以上		P 值
	n	%	n	%	n	%	n	%	n	%	
男生	16	6.3	20	7.8	51	20.0	114	44.7	54	21.2	0.57
女生	27	9.1	27	9.1	56	18.9	117	39.5	69	23.3	

表 4-31　土家族、苗族小学生平均每天睡眠时间与营养状况的关系（N=551）

	营养不良		低体重		正常		超重		肥胖		P 值
	n	%	n	%	n	%	n	%	n	%	
6h 以下	3	7.0	11	25.6	17	39.5	4	9.3	8	18.6	0.00
6~7h	1	2.1	10	21.3	26	55.3	3	6.4	7	14.9	
7~8h	3	2.8	28	26.2	55	51.4	5	4.7	16	15.0	
8~9h	8	3.5	49	21.2	133	57.6	21	9.1	20	8.7	
9h 以上	10	8.1	28	22.8	66	53.7	7	5.7	12	9.8	

在学生平均每天用于睡眠和学习的时间调查中，经 χ^2 检验，男女学生平均每天用于睡眠和学习的时间均无显著差异。学生平均每天用于学习的时间多为 7~10 小时，27.1% 的学生学习时间为 10~13 小时，有 8.34% 的学生平均每天学习时间超过 13 个小时。学生平均每天用于睡眠的时间中，每天能保证 8~9 小时

睡眠的男女学生分别为 44.7％和 39.5％，分别有 34.1％的男生和 37.1％的女生平均每天睡眠时间不足 8 小时，甚至有部分学生每天睡眠不足 6 小时（专家指出：儿童青少年每天保证 8 小时左右的良好睡眠对身体健康最有益）（见表 4-29、表 4-30）。另外，从学生睡眠时间与其营养状况的研究结果中得知，学生的睡眠时间长短与其营养状况之间差异具有高度显著性（$P<0.01$）。平均每天睡眠时间多于 9 小时和少于 6 小时的学生营养不良率较高，而每天睡眠时间为 8~9 小时的学生营养不良率和肥胖率都较低（见表 4-31）。

6. 中学生余暇生活情况

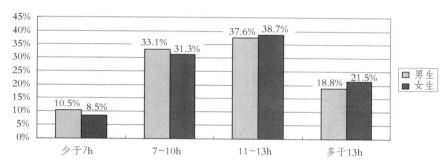

图 4-25　土家族、苗族中学生平均每天用于学习的时间（$N=3402$）

图 4-25 结果表明，土、苗中学男生与女生在平均每天用于学习的时间比较相差不大，差异不具显著性。多数学生每天用于学习的时间在 11~13 个小时，18.8％的男生和 21.5％的女生每天学习时间多于 13 个小时。

表 4-32　土家族、苗族中学生平均每天睡眠时间与营养状况的关系（％，$N=3402$）

睡眠时间	营养不良	低体重	正常体重	超重	肥胖	P 值
9h 以上	14.7	29.4	45.3	7.5	3.1	0.00
7~9h	11.2	24.4	50.5	8.2	5.7	
6~7h	10.3	24.1	50.2	9.5	5.9	
6h 以下	8.2	23.9	48.4	11.4	8.1	

一篇发表在《睡眠》（Sleep）杂志上的研究表明：每天睡眠时间少于 9 小时的孩子，肥胖的发生率明显高于睡的多的孩子。这与本研究的结果又类似之处，从中学生平均每天睡觉时间情况看，大部分学生平均每天睡觉时间都在 6~9 小

时，经 χ^2 检验，学生平均每天的睡眠时间与学生的营养状况之间差异具有高度显著性（$P<0.01$），睡觉时间越长，学生产生营养不良也越容易，平均每天睡眠时间在 6 小时以下的学生，肥胖检出率为最高（8.1%），超重检出率也为最高（11.4%），睡眠时间在 6~9 小时间的学生正常体重检出率最高，出现营养不良和肥胖的状况变化不大，睡眠时间超过 9 个小时的学生营养不良检出率最高，并伴随较高的低体重检出率（见表 4-32）。

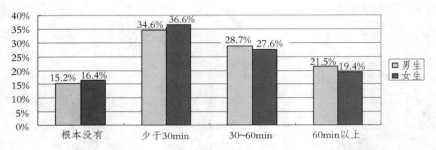

图 4-26　土家族、苗族中学生闲暇时间平均每次看电视、上网的时间（N=3402）

土、苗中学生闲暇时间内每次看电视、玩电脑的时间基本上都少于 30 分钟，经 χ^2 检验，差异不具显著性，因此，余暇时间内适当的看电视、上网听歌看电影等对学生的营养状况影响变化不大，但是不能过度，比如网络成瘾等不良的习惯肯定会对学生的健康状况造成影响（见图 4-26）。

（三）营养健康知识与学生营养状况关系

1. 小学生营养健康知识与其营养状况关系

研究结果显示，土、苗小学男生对健康概念的认识正确率为 41.4%，女生为 44.5%，女生高于男生。但是，经 χ^2 检验，学生健康概念正确与否与其营养状况之间差异不具显著性。在学生生活方式与营养健康调查中，大部分学生认为饮食对身体健康重要，其中女生（52.6%）认为两者之间重要的比例高于男生（47.4%）。在学生对自己经常吃的某种不健康食品选择中，56.1% 的男生和65.2% 的女生愿意选择放弃，并有 74.1% 的男生和 81.1% 的女生愿意了解更多的营养知识（见表 4-33）。从学生营养健康知识的来源情况中得知，44.3% 的学生营养健康知识来源于父、母亲，24.3% 来源于老师，分别有 6.5% 和 17.4% 的学生营养健康知识来源于广告宣传和书刊或媒体节目（见表 4-34）。另外，在学校开设营养健康调查结果中，只有 35.9% 的学生反映学校开设了营养健康课。

　　表4-35结果显示：土、苗小学生中有36.0%的营养不良学生认为自己营养不良，6.3%的学生对自己肥胖的身体形态有正确的认识，而对于低体重和超重的自我认知中，32.5%和30%的学生的回答与实际测试结果相一致。另外，21.4%的低体重学生误认为自己营养不良，5%的超重学生误认为自己肥胖。也分别有9.4%、21.2%和16.8%正常体重的学生误认为自己太瘦、有点瘦、有点胖。结果表明，近一半的男女学生对健康概念的理解是模糊的；部分学生无法正确断定自己的身体形态属于哪一类别，因该年龄段学生对个体美的追求尚不能成为影响学生营养状况的主要因素，故这一现象只能说明学生对营养等级的理解也较为模糊。研究表明土、苗小学生的健康知识拥有情况不容乐观，学生营养健康知识水平亟待提高。导致这些问题的主要原因可能是大部分学校营养健康课开设情况较差以及学生营养知识来源单一等。

　　综上所述，土、苗小学生营养状况与其健康知识拥有程度有一定的关系。调查研究发现大部分学校没有按规定开设健康教育课或开课率不足，近一半的男女学生对健康概念的理解是模糊的，部分学生无法正确断定自己的身体形态属于哪一类别；媒体传播是营养教育行之有效的方法之一，大众传媒的影音视频为学生的健康教育的传播拓宽了渠道；另外，父母和老师在学生的健康知识获取途径中发挥着重要的作用。所以努力提高学生健康知识和改变学生不良生活方式需要家庭、学校及社会各界支持与配合。

表4-33　土家族、苗族小学生对健康知识的掌握情况（%，N=551）

	健康概念		学生对不健康食品的选择			学生愿意对营养知识的了解与否		
	正确	错误	放弃	不放弃	不确定	愿意	不愿意	无所谓
男生	41.4	58.6	56.1	18.8	25.1	74.1	5.9	20.0
女生	44.5	55.5	65.2	8.8	26.0	81.1	4.7	14.2

表4-34　土家族、苗族小学生营养健康知识的来源情况（N=551）

父、母亲		老师		书刊或媒体节目		广告宣传		不关注	
n	%	n	%	n	%	n	%	n	%
244	44.3	134	24.3	96	17.4	36	6.5	41	7.4

表4−35　土家族、苗族小学生对身体形态的自我认知与实际测试结果的差异（*N*=551）

	太瘦（营养不良）		有点瘦（低体重）		不胖不瘦（正常体重）		有点胖（超重）		太胖（肥胖）		*P*值
	n	％	*n*	％	*n*	％	*n*	％	*n*	％	
营养不良	9	36.0	8	32.0	5	20.0	3	12.0	0	0.0	
较低体重	27	21.4	41	32.5	51	40.5	5	4.0	2	1.6	
正常体重	28	9.4	63	21.2	156	52.5	50	16.8	0	0.0	0.00
超重	8	20.0	3	7.5	15	37.5	12	30.0	2	5.0	
肥胖	0	0.0	6	9.5	13	20.6	40	63.5	4	6.3	

2. 中学生营养健康知识拥有情况与其营养状况关系

研究结果显示：土、苗中学生中有71.5％学生认为学校没有开设健康课程，大部分学生对营养知识不了解；对健康饮食重要性的评价，认为很重要的仅有51.8％，并且更加值得注意的是，80.6％学生还不愿意放弃自己喜欢的不健康食品，可想而知，学生对营养知识的掌握情况并不理想。大部分中学生对营养状况、身体的合适形态认识都不清楚，男生想强壮、女生想苗条的思想在该地区同样存在，学生审美价值和身体形态状况的判断标准产生误解，女生在已经是处于低体重的营养状况还认为自己身材不够好的情况，这更加速了学生出现营养不良的偏向发展。从小掌握营养学知识，培养良好的饮食习惯可预防各种慢性疾病的发生，因此，应积极在土、苗学生中开展营养健康教育课。同时加强学校、家庭、社会共同科学引导，让学生养成健康的生活习惯，促进学生健康成长。

四、学生营养状况影响因素 Logistic 回归分析

（一）单因素 Logistic 回归分析

以是否是营养不良为因变量，相关因素为自变量进行单因素 Logistic 回归分析，结果显示，人均月收入、父母亲文化水平、是否寄宿、早餐情况对土、苗学生营养不良的作用有统计学意义，其余变量的作用均没有统计学意义（详见表4−36）。以是否是营养过剩为因变量，相关因素为自变量进行单因素 Logistic 回归分析，结果显示，肥胖家族史、人均月收入、父亲文化水平、是否寄宿对土、苗学生营养过剩的作用有统计学意义，其余变量的作用均没有统计学意义（详见表4−37）。

表4—36 影响土家族、苗族小学生营养不良的单因素分析

变量	β 值	OR 值	95%CI 值	Wald 值	P 值
人均月收入	0.411	1.508	1.267~1.796	21.328	0.000
父亲文化	0.394	1.483	1.247~1.762	19.966	0.000
母亲文化	0.311	1.365	1.142~1.631	11.738	0.001
是否寄宿	−0.430	0.650	0.461~0.917	6.029	0.014
早餐情况	0.368	1.445	1.086~1.922	6.391	0.011

表4—37 影响土家族、苗族小学生营养过剩的单因素分析

变量	β 值	OR 值	95%CI 值	Wald 值	P 值
肥胖家庭史	1.821	6.176	4.229~9.020	88.748	0.000
人均月收入	0.397	1.488	1.218~1.818	15.112	0.000
父亲文化	0.342	1.407	1.153~1.718	11.271	0.001
是否寄宿	−0.437	0.646	0.434~0.961	4.644	0.031

（二）多因素 Logistic 回归分析

土、苗学生营养状况的多因素 Logistic 回归分析变量赋值见表4—38。以是否是营养不良为因变量，以人均月收入、父母亲文化水平、是否寄宿、早餐情况为自变量，进行多因素非条件 Logistic 回归分析，模型拟合有统计学意义，变量结果见表4—39，人均月收入、父亲文化程度是营养不良的影响因素。以是否是营养过剩为因变量，以肥胖家族史、人均月收入、父亲文化水平、是否寄宿为自变量，进行多因素非条件 Logistic 回归分析，模型拟合有统计学意义，变量结果见表4—40，肥胖家族史、人均月收入、父亲文化程度是营养过剩的影响因素。

表4—38 土家族、苗族学生营养状况的多因素 Logistic 回归分析变量赋值

变量	赋值说明
营养正常	是＝0，否＝1
肥胖史	无＝0，有＝1
是否寄宿	否＝0，是＝1

变量	赋值说明
人均月收入	500 元以下＝0，500～2000 元＝1，2000 元及以上＝2
父亲文化	小学或文盲＝0，初中或高中＝1，大专及以上＝2
母亲文化	小学或文盲＝0，初中或高中＝1，大专及以上＝2
早餐情况	从不＝0，很少或有时＝1，经常或每天＝2

表 4－39　土家族、苗族学生营养不良的多因素 Logistic 回归分析

变量	β 值	OR 值	95％CI 值	Wald 值	P 值
人均月收入	0.313	1.368	1.135～1.648	10.863	0.001
父亲文化	0.287	1.332	1.108～1.602	9.296	0.002

表 4－40　土家族、苗族学生营养过剩的多因素 Logistic 回归分析

变量	β 值	OR 值	95％CI 值	Wald 值	P 值
肥胖史	2.040	7.688	5.134～11.513	97.993	0.000
人均月收入	0.416	1.516	1.204～1.910	12.480	0.000
父亲文化	0.383	1.466	1.164～1.846	10.589	0.001

上述结果研究表明，人均月收入是土、苗学生营养状况的危险因素，人均月收入越高，学生发生营养营养不良或营养过剩的可能性越大。可见，经济增长并不总是自动导致营养状况的普遍改善，也不是营养改善的必要条件。父亲文化程度也与学生营养状况发生相关，父亲文化程度越高营养不正常的可能性越大，一方面，可能是土、苗学生的父亲文化水平普遍不高，而父亲文化水平较高的家庭又缺乏相应的营养健康知识。另一方面，可能是由于父亲文化水平越高，外出务工的机会越大，对学生营养状况的关注程度也就越低。在经济欠发达的少数民族地区开展营养健康教育是解决营养问题的有效途径。因此，在武陵民族地区的学校、家庭、社区应广泛开展营养知识的宣传，加强学生的健康教育工作，增长土、苗学生及其看护人的营养健康知识，引导学生养成健康的生活方式。

第五章　武陵民族地区青少年健康危险行为

第一节　健康危险行为流行状况

一、研究对象与方法

（一）研究对象

武陵民族地区青少年健康危险行为及其影响因素研究的有效样本有 2094 人。随机从湖南湘西州的凤凰县、湖北恩施土家族苗族自治州的来凤县、重庆秀山土家族苗族自治县、贵州铜仁印江土家族苗族自治县中学中各抽取 2 所中学（城乡中学各 1 所）作为调研学校，再以年级分层（初一至高三），从每个年级中随机抽取 1 个班级进行调查，共抽取 48 个班。测试对象均知情同意，自愿参加。其中苗族学生 785 人，男生 355 人，女生 430 人，初中生 474 人，高中生 311 人；土家族学生 1309 人，男生 629 人，女生 680 人，初中生 625 人，高中生 684 人。年龄为 11～20 岁，平均年龄为（15.32±1.81）岁，其他基本情况见表 5-1。

表 5-1　武陵民族地区青少年基本情况

基本情况	类别	n	%	基本情况	类别	n	%
民族	土家族	785	37.49	城乡	城市	1126	53.77
	苗族	1309	62.51		农村	968	46.23
性别	男	1110	53.01	父亲文化程度	文盲或小学	536	25.60
	女	984	46.99		初中或高中	1352	64.57
年龄/岁	11～14	1128	53.87		大专及以上	206	9.84
	15～17	901	43.03	母亲文化程度	文盲或小学	978	46.70
	18～20	65	3.10		初中或高中	1011	48.28

基本情况	类别	n	%	基本情况	类别	n	%
学历阶段	初中	1099	52.48		大专及以上	105	5.01
	高中	995	47.52	家庭类型	大家庭	423	20.20
是否住宿	是	849	40.54		核心家庭	1080	51.58
	否	1245	59.46		其他家庭	591	28.22
是否留守	是	1185	56.61	是否独生子女	是	1802	86.06
	否	909	43.39		否	292	13.94

（二）研究方法

1. 问卷调查法

《土家族、苗族青少年健康危险行为及其影响因素调查问卷》参照全国青少年健康相关行为调查组编制的"中国青少年健康相关行为调查问卷（初中、高中）"[49]修订而成，调查内容由两部分组成，第一部分为学生基本情况，主要调查年级、性别、民族、住宿、是否留守等。第二部分为青少年健康危险行为，主要调查学生偏食、吸烟、饮酒、自杀意念、网络成瘾、缺乏锻炼等。调查时间为2014年9~12月。问卷的效度检验采用专家判断法，经3次修改后，最终有92%的专家认为问卷效度达到较高和高水平。问卷的信度检验采用再查法，两次调查结果（前后间隔15天）的Pearson系数为0.873，$P<0.01$。调查对象均知情同意，自愿参加。所有调查员在调查前均经过统一培训，在班主任的配合下，调查员现场进行监督，以班级为单位进行。学生不记名、独立填写问卷，所有问卷当场回收。共发放问卷2236份，获得有效问卷2094份，有效回收率为93.65%。

土、苗青少年健康危险行为的判断标准依据《中国青少年健康相关/危险行为调查综合报告2005》[49]中的有关规定进行，具体标准如下："偏食"指讨厌吃某类食物（如某类蔬菜、肉类、水果等）；"缺乏锻炼"指过去7d，<3d，每天至少运动1h（步行、跑步、打球、骑车、拖地等活动）[49]。"吸烟"指过去30d里，≥1d吸烟；"饮酒"指过去30d里，至少饮1杯酒[49]。"网络成瘾"指过去7d里，上网时间≥4h/d，且至少出现以下9项行为中的4项：①不上网时仍想着与网络有关的事情；②不能上网感到无所事事或不能静下心来干别的；③希望增加上网时间；④上网时间经常超过预期；⑤想停止上网但不能控制；⑥因为上网而

不能完成作业或逃学；⑦向家长/老师/同学隐瞒上网事实；⑧因上网与家长发生冲突；⑨为逃避现实、摆脱困境/郁闷/无助/焦虑情绪而上网[49]。"自杀意念"指过去 12 个月内想过（考虑过）自杀[49]。"抑郁"指最近 12 个月内连续≥2 周感到非常伤心或绝望而停止平常的活动[49]。"失眠"指过去 12 个月内，曾因担心某事而陷于失眠；"孤独"指过去 12 个月内曾有过的孤独感；"心情不愉快"（或"学习压力大"）指过去 12 个月内，曾因学习压力或成绩问题感到心情不愉快，这三项指标均属定性指标，定义为从不、很少、有时、经常、总是[49]。

2. 数理统计法

采用 EpiData3.1 软件建立数据库并录入数据，应用 SPSS 19.0 软件进行统计学分析。不同特征、青少年健康危险行为报告率，检验方法采用 χ^2 检验（当 $n \geqslant 40$ 且所有 $T \geqslant 5$ 时，用普通的 χ^2 检验；当 $n > 40$ 但有 $1 \leqslant T < 5$ 时，用校正的 χ^2 检验；当 $n < 40$ 或有 $T < 1$ 时，改用确切概率法进行检验），以 $P < 0.05$ 为差异有统计学意义。影响因素分析采用非条件 Logistic 回归分析，从七大类青少年健康危险行为[49]（除性行为和非故意伤害行为外）中选取偏食、缺乏锻炼、自杀意念、吸烟、饮酒、网络成瘾行为，分别将其设为因变量（无＝0，有＝1），并将可能的影响因素作为自变量，先进行单因素分析，再从单因素分析中有统计学意义的指标，纳入多因素回归分析模型以筛选影响因素，分类变量均设置哑变量，纳入标准 $\alpha_入 = 0.05$，排除标准 $\alpha_出 = 0.10$。

二、健康危险行为现状

（一）吸烟、饮酒行为

苗族男生尝试吸烟、现在吸烟、每天吸烟和严重吸烟报告率高于土家族；初中生现在吸烟、经常吸烟和严重吸烟报告率苗族高于土家族，差异均有统计学意义（均 $P < 0.05$）。男生现在饮酒、重度饮酒和醉酒的报告率苗族高于土家族；女生尝试饮酒、首次饮酒年龄≤13 岁报告率土家族高于苗族，差异均有统计学意义（均 $P < 0.01$）。初中生现在饮酒、重度饮酒报告率苗族高于土家族，尝试饮酒、首次饮酒年龄≤13 岁报告率土家族高于苗族，差异均有统计学意义（均 $P < 0.01$）（见表 5-2）。

表 5-2　土家族、苗族青少年吸烟饮酒行为报告率比较（%）

危险行为	男		女		初中		高中		合计	
	土家族	苗族	土家族	苗族	土家族	苗族	土家族	苗族	土家族	苗族
吸烟										
尝试吸烟	62.80	70.14[a]	27.65	25.35	42.40	43.46	46.49	48.87	44.54	45.61
现在吸烟	27.50	41.97[b]	5.00	6.28	16.16	26.16[e]	15.50	16.72	15.81	22.42[g]
经常吸烟	1.43	3.10	0.29	0.00	0.32	1.48[d]	1.32	1.29	0.84	1.40
每天吸烟	4.77	9.01[a]	0.29	0.23	2.40	3.80	2.49	4.82	2.44	4.20[f]
严重吸烟	2.86	6.76[b]	0.00	0.00	1.60	3.59[d]	1.17	2.25	1.38	3.06[g]
≤13 岁吸烟	43.72	48.73	15.59	12.56	31.36	29.75	27.05	27.65	29.11	28.92
饮酒										
尝试饮酒	77.74	75.77	62.94	48.60[c]	65.44	53.80[e]	74.27	71.70	70.05	60.89[g]
现在饮酒	33.86	47.61[b]	17.65	19.77	21.92	32.49[e]	28.65	32.15	25.44	32.36[g]
重度饮酒	14.63	25.92[b]	6.62	5.58	8.96	15.61[e]	11.84	13.50	10.47	14.78[g]
醉酒	20.19	27.89[b]	11.47	9.30	12.16	16.03	18.86	20.26	15.66	17.71
≤13 岁饮酒	36.88	37.47	22.21	13.26[c]	36.00	27.85[e]	23.10	18.97	29.26	24.33[f]

注：与土家族男生比较，a，$P<0.05$，b，$P<0.01$；与土家族女生比较，c，$P<0.01$；与土家族初中生比较，d，$P<0.05$，e，$P<0.01$；与土家族合计比较，f，$P<0.05$，g，$P<0.01$。

（二）非故意伤害相关行为

男生骑车违章、到非安全场所游泳的报告率苗族高于土家族；女生步行违规的报告率土家族高于苗族，到非安全场所游泳的报告率苗族高于土家族，差异均有统计学意义（均 $P<0.05$）。初中生骑车违章、到非安全场所游泳的报告率苗族高于土家族，差异均有统计学意义（均 $P<0.01$）（见表 5-3）。

表 5-3　土家族、苗族青少年非故意伤害行为报告率比较（%）

危险行为	男		女		初中		高中		合计	
	土家族	苗族	土家族	苗族	土家族	苗族	土家族	苗族	土家族	苗族
步行违规	9.70	10.70	5.00	2.56[c]	7.04	6.33	7.46	6.11	7.26	6.24
骑车违章	46.42	57.18[b]	34.41	36.28	43.52	51.69[e]	37.13	36.66	40.18	45.73[f]
到非安全场所游泳	44.99	51.83[a]	19.85	26.74[d]	33.12	42.62[e]	30.85	31.19	31.93	38.09[g]

注：与土家族男生比较，a，$P<0.05$，b，$P<0.01$；与土家族女生比较，c，$P<0.05$，d，$P<0.01$；与土家族初中生比较，e，$P<0.01$；与土家族合计比较，f，$P<0.05$，g，$P<0.01$。

（三）故意伤害相关行为

男生上学无安全感、自杀未遂的报告率苗族高于土家族；女生学习压力大、自杀意念、自杀计划的报告率土家族高于苗族，差异均有统计学意义（均 $P<0.05$）。初中生上学无安全感的报告率苗族高于土家族，学习压力大、自杀意念的报告率土家族高于苗族；高中生孤独的报告率苗族高于土家族，差异有统计学意义（均 $P<0.05$）（见表5-4）。

表5-4　土家族、苗族青少年故意伤害行为报告率比较（%）

危险行为	男		女		初中		高中		合计	
	土家族	苗族	土家族	苗族	土家族	苗族	土家族	苗族	土家族	苗族
校园暴力倾向										
打架	35.61	36.34	19.71	16.51	38.56	33.54	17.11	13.18	27.35	25.48
上学无安全感	7.63	12.11[a]	5.29	6.28	7.52	11.60[e]	5.41	4.82	6.42	8.92[h]
心理相关问题										
孤独	20.99	21.41	19.71	24.65	16.00	17.93	24.27	31.19[g]	20.32	23.18
学习压力大	28.14	23.10	33.82	27.67[c]	25.60	17.09[f]	36.11	38.59	31.09	25.61[i]
失眠	12.24	14.93	14.26	13.02	10.72	10.76	15.64	18.65	13.29	13.89
抑郁	16.85	20.85	19.41	16.51	16.00	16.46	20.18	21.54	18.18	18.47
自杀行为										
自杀意念	16.22	18.59	26.03	17.91[d]	22.24	16.24[e]	20.47	21.22	21.31	18.22
自杀计划	5.25	7.89	10.59	5.58[d]	8.96	6.54	7.16	6.75	8.02	6.62
自杀未遂	3.50	7.32[b]	3.38	2.09	4.00	5.06	2.92	3.54	3.44	4.46

注：与土家族男生比较，a，$P<0.05$，b，$P<0.01$；与土家族女生比较，c，$P<0.05$，d，$P<0.01$；与土家族初中生比较，e，$P<0.05$，f，$P<0.01$；与土家族高中生比较，g，$P<0.05$；与土家族合计比较，h，$P<0.05$，i，$P<0.01$。

（四）不良饮食相关行为

苗族男生和女生常喝饮料、常吃甜品、常吃快餐、不喝牛奶、不吃早餐的报告率高于土家族，差异均有统计学意义（均 P<0.05）。苗族初中生常喝饮料、常吃甜品、常吃快餐、不喝牛奶、不吃早餐的报告率高于土家族，差异均有统计学意义（均 P<0.05）（见表5-5）。

表 5-5   土家族、苗族青少年不良饮食行为报告率比较（%）

危险行为	男		女		初中		高中		合计	
	土家族	苗族	土家族	苗族	土家族	苗族	土家族	苗族	土家族	苗族
常喝饮料	14.63	20.28[a]	10.15	16.5[d]	14.24	22.78[e]	10.53	11.25	12.30	18.22[g]
常吃甜品	21.14	34.08[b]	31.32	38.84[c]	27.04	46.20[f]	25.88	22.19	26.43	36.69[g]
常吃快餐	3.02	6.20[a]	2.06	4.19[c]	3.84	7.17[e]	1.32	1.93	2.52	5.10[g]
不喝牛奶	29.73	43.94[b]	30.88	47.9[d]	31.84	54.01[f]	28.95	34.08	30.33	46.11[g]
不吃早餐	2.70	10.14[b]	2.35	10.93[d]	3.20	15.40[f]	1.90	3.22	2.52	10.57[g]
偏食	24.96	25.92	31.62	27.67	27.68	27.85	29.09	25.40	28.42	26.88

注：与土家族男生比较，a，$P<0.05$，b，$P<0.01$；与土家族女生比较，c，$P<0.05$，d，$P<0.01$；与土家族初中生比较，e，$P<0.05$，f，$P<0.01$；与土家族合计比较，g，$P<0.01$。

（五）缺乏体育锻炼行为

女生经常看电视的报告率苗族高于土家族，做功课≥3h/d、经常玩电子游戏的报告率土家族高于苗族，差异均有统计学意义（均 $P<0.05$）。初中生做功课≥3h/d、经常玩电子游戏的报告率土家族高于苗族；高中生经常看电视、经常玩电子游戏、经常上网的报告率苗族高于土家族，做功课≥3h/d 的报告率土家族高于苗族，差异均有统计学意义（均 $P<0.05$）（见表5-6）。

表 5-6   土家族、苗族青少年缺乏体育锻炼行为报告率比较（%）

危险行为	男		女		初中		高中		合计	
	土家族	苗族	土家族	苗族	土家族	苗族	土家族	苗族	土家族	苗族
缺乏锻炼	60.41	58.03	72.35	70.93	61.76	62.24	71.05	69.45	66.62	65.10
经常看电视	44.99	50.14	41.03	51.86[b]	47.84	48.31	38.45	55.31[f]	42.93	51.08[g]
做功课≥3h/d	19.55	14.93	23.24	15.58[b]	20.16	14.98[c]	22.66	15.76[e]	21.47	15.29[g]
经常玩电子游戏	28.46	28.45	16.76	12.56[a]	23.04	14.56[d]	21.93	27.65[e]	22.46	19.75
经常上网	26.07	30.14	13.68	13.02	19.02	16.03	20.03	27.97[f]	19.63	20.76

注：与土家族女生比较，a，$P<0.05$，b，$P<0.01$；与土家族初中生比较，c，$P<0.05$，d，$P<0.01$；与土家族高中生比较，e，$P<0.05$，f，$P<0.01$；与土家族合计比较，g，$P<0.01$。

（六）精神成瘾行为

男生网络成瘾的报告率苗族高于土家族，差异有统计学意义（$P<0.05$）。初

中生玩电子游戏成瘾的报告率土家族高于苗族；高中生网络成瘾的报告率苗族高于土家族，差异均有统计学意义（均 $P<0.05$）（见表5-7）。

表5-7　土家族、苗族青少年精神成瘾行为报告率比较（％）

危险行为	男		女		初中		高中		合计	
	土家族	苗族	土家族	苗族	土家族	苗族	土家族	苗族	土家族	苗族
玩电子游戏成瘾	18.60	18.59	10.88	9.53	15.04	10.55[b]	14.18	18.33	14.59	13.63
网络成瘾	7.15	10.99[a]	2.21	2.56	5.12	5.70	4.09	7.40[c]	4.58	6.37

注：与土家族男生比较，a，$P<0.05$；与土家族初中生比较，b，$P<0.05$；与土家族高中生比较，c，$P<0.05$。

目前，我国青少年吸烟率明显上升，初次吸烟年龄明显提前[49]，饮酒行为也呈现低龄化[50]。本研究调查结果显示，土家族和苗族初、高中学生尝试吸烟、13岁以前开始吸烟的报告率均远高于北京[51]、广州[52]、上海[53]等地的相关报道；超过三分之二的学生有尝试饮酒行为，土家族男生表现尤为明显。这可能与武陵民族地区父母外出务工较多，孩子多由老人照看，而老人疏于管教有关。我国自20世纪90年代起，伤害取代疾病，成为中小学生的首位死因，其中尤以非故意伤害危害突出[49]。土家族和苗族中学生过去1年到非安全场所游泳的报告率远高于广州[52]、四川[54]、福建[55]等地相关报道。这一方面与武陵民族地区水域面积较大，而安全的游泳场所却相对较少有关；另一方面，也与大人对孩子缺少关心和爱护，并疏于安全教育有关。可见，经济基础的薄弱以及由此引起的家庭关爱缺失、教育观念落后等负面影响，使得土家族和苗族中学生在行为上缺乏自我安全意识和自我控制能力。调查发现武陵民族地区中学生有超过2/3的学生缺乏锻炼，情况较严重，这可能与武陵民族地区学校体育资源不足、体育教育"缺失"、应试教育"严重"、学生体育锻炼积极性不高等因素有关。

不同文化背景人群其行为上的差异远大于他们在思想或情感上的差异，因此我们可以认为，不同文化背景人群的行为是有差异的，健康相关行为也会有差异[56]。本调查结果显示，土家族中学生故意伤害行为发生率较高，而苗族中学生吸烟饮酒、非故意伤害、不良饮食行为发生率较高，这种差异可能与家庭结构、生活方式、饮食习惯、民风习俗、宗教信仰等有关。另外，个人的健康、安全和保健意识也是不可忽视的因素。由于各民族的生活环境和价值观念不同，对健康与疾病存在不同的理解，必然会通过影响人群的健康相关行为而反映到人群的健康状况上来[56]。有研究表明，湘西州苗族中学生的超重和肥胖率要高于土家族[57]，这一结果表明苗族中学生的不良饮食行为对其营养健康状况产生了不利影响。

第二节　健康危险行为影响因素 Logistic 回归分析

一、偏食行为影响因素

以是否偏食（讨厌吃某种食物）为因变量，将可能影响偏食行为的 14 种因素作为自变量进行单因素 Logistic 回归分析，结果由表 5-8 可见，性别、独生子女、母亲文化程度、人均月收入、住校、孤独、学习压力大、失眠、抑郁、网络成瘾对偏食行为的作用有统计学意义。将单因素分析中有统计学意义的变量再进行多因素非条件 Logistic 回归分析，结果母亲文化程度为大专及以上的学生、经常失眠、抑郁者易发生偏食行为，而男生、住宿生不易发生偏食行为。

表 5-8　土家族、苗族青少年偏食行为影响因素的 Logistic 回归分析

影响因素	参照组	β	S. E.	Wald	P	OR	95%CI
男生	女生	−0.268	0.101	7.082	0.008	0.765	0.628~0.932
母亲文化程度	文盲或小学						
初中及高中		0.148	0.104	2.032	0.154	1.159	0.946~1.420
大专及以上		0.722	0.217	11.087	0.001	2.058	1.346~3.147
住宿	不住宿	−0.298	0.103	8.386	0.004	0.743	0.607~0.908
失眠情况	从不						
很少或有时		0.135	0.123	1.204	0.273	1.145	0.899~1.457
经常或总是		0.612	0.178	11.840	0.001	1.844	1.301~2.612
抑郁	不抑郁	0.301	0.136	4.932	0.026	1.352	1.036~1.764

二、吸烟饮酒行为影响因素

以是否吸烟、饮酒为因变量，将可能影响吸烟、饮酒行为的 17 种因素作为

自变量进行单因素 Logistic 回归分析，结果由表 5－9 可见，年级、性别、民族、母亲文化程度、人均月收入、现在饮酒、孤独、学习压力大、失眠、抑郁、网络成瘾、家庭类型、学习成绩、打架对吸烟行为的作用有统计学意义；性别、民族、人均月收入、现在吸烟、孤独、学习压力大、失眠、抑郁、网络成瘾、学习成绩、打架对饮酒行为的作用有统计学意义。将单因素分析中有统计学意义的变量再进行多因素非条件 Logistic 回归分析，结果显示男生、现在饮酒、经常失眠、网络成瘾、打架者易发生吸烟行为，而土家族学生，学习成绩好者不易发生吸烟行为；男生、现在吸烟、常感孤独、经常失眠、网络成瘾、打架者易发生饮酒行为，而土家族学生不易发生饮酒行为。

表 5－9 土家族、苗族青少年吸烟、饮酒行为影响因素的 Logistic 回归分析

成瘾行为	影响因素	参照组	β	S. E.	Wald	P	OR	95%CI
吸烟	男生	女生	1.914	0.161	140.588	0.000	6.782	4.942～9.306
	土家族	苗族	−0.429	0.139	9.482	0.002	0.651	0.496～0.856
	母亲文化程度	文盲或小学						
	初中或高中		0.239	0.140	2.923	0.087	1.270	0.966～1.672
	大专及以上		−0.627	0.343	3.335	0.068	0.534	0.273～1.047
	现在饮酒	现在不饮酒	1.401	0.137	104.765	0.000	4.060	3.105～5.309
	失眠情况	从不						
	很少或有时		0.416	0.167	6.191	0.013	1.516	1.092～2.105
	经常或总是		0.866	0.220	15.462	0.000	2.378	1.544～3.662
	学习成绩	差或中偏下						
	中等		−0.357	0.161	4.934	0.026	0.699	0.510～0.959
	中偏上或好		−0.829	0.233	12.684	0.000	0.437	0.277～0.689
	说不好		−0.304	0.201	2.278	0.131	0.738	0.498～1.095
	打架	不打架	0.909	0.139	42.622	0.000	2.481	1.889～3.259
	网络成瘾	网络不成瘾	0.871	0.237	13.531	0.000	2.389	1.502～3.799
饮酒	男生	女生	0.604	0.119	25.777	0.000	1.829	1.449～2.308

续表

成瘾行为	影响因素	参照组	β	S.E.	Wald	P	OR	95%CI
	土家族	苗族	−0.318	0.117	7.412	0.006	0.727	0.578~0.915
	现在吸烟	现在不吸烟	1.390	0.137	103.235	0.000	4.016	3.071~5.252
	孤独情况	从不						
	很少或有时		0.225	0.172	1.708	0.191	1.252	0.894~1.755
	经常或总是		0.692	0.200	11.918	0.001	1.998	1.349~2.959
	失眠情况							
	很少或有时		0.438	0.142	9.567	0.002	1.550	1.174~2.047
	经常或总是		0.562	0.197	8.102	0.004	1.754	1.191~2.584
	打架	不打架	0.580	0.120	23.219	0.000	1.785	1.410~2.260
	网络成瘾	网络不成瘾	0.642	0.226	8.095	0.004	1.901	1.221~2.959

三、自杀意念行为影响因素

以是否有自杀意念为因变量,将可能影响自杀意念行为的 10 种因素作为自变量进行单因素 Logistic 回归分析,结果由表 5−10 可见,性别、独生子女、家庭类型、孤独、学习压力大、失眠、抑郁、学习成绩、上下学感到不安全对自杀意念行为的作用有统计学意义。将单因素分析中有统计学意义的变量再进行多因素非条件 Logistic 回归分析,结果显示独生子女、常感孤独、抑郁、上下学常感不安全者易发生自杀意念行为,而男生不易发生自杀意念行为。

表 5−10 土家族、苗族青少年自杀意念行为影响因素的 Logistic 回归分析

影响因素	参照组	β	S.E.	Wald	P	OR	95%CI
男生	女生	−0.433	0.121	12.838	0.000	0.648	0.511~0.822
独生子女	非独生子女	0.477	0.158	9.073	0.003	1.612	1.181~2.198
孤独情况	从不						
很少或有时		0.600	0.234	6.604	0.010	1.823	1.153~2.882
经常或总是		1.492	0.250	35.547	0.000	4.445	2.722~7.258

续表

影响因素	参照组	β	S.E.	Wald	P	OR	95%CI
学习压力大	从不						
很少或有时		-0.494	0.229	4.645	0.031	0.610	0.389~0.956
经常或总是		0.062	0.241	0.066	0.797	1.064	0.664~1.704
抑郁	不抑郁	1.171	0.135	74.810	0.000	3.226	2.474~4.206
上下学感不安全	从不						
很少或有时		0.191	0.133	2.074	0.150	1.210	0.933~1.569
经常或总是		0.680	0.216	9.939	0.002	1.975	1.294~3.014

四、网络成瘾行为影响因素

以是否网络成瘾为因变量，将可能影响网络成瘾行为的 14 种因素作为自变量进行单因素 Logistic 回归分析，结果由表 5-11 可见，性别、学习成绩、孤独、学习压力大、失眠、抑郁、以玩游戏为主对网络成瘾行为的作用有统计学意义。将单因素分析中有统计学意义的变量再进行多因素非条件 Logistic 回归分析，结果显示男生、抑郁、上网以玩游戏为主者易发生网络成瘾行为。

表 5-11　土家族、苗族青少年网络成瘾行为影响因素的 Logistic 回归分析

影响因素	参照组	β	S.E.	Wald	P	OR	95%CI
男生	女生	0.908	0.247	13.543	0.000	2.480	1.529~4.023
学习压力大	从不						
很少或有时		-0.713	0.343	4.331	0.037	0.490	0.250~0.959
经常或总是		0.306	0.346	0.782	0.377	1.358	0.689~2.673
抑郁	不抑郁	0.974	0.229	18.060	0.000	2.650	1.690~4.153
学习成绩	差或中偏下						
中等		-0.601	0.249	5.819	0.016	0.548	0.336~0.893
中偏上或好		-0.597	0.338	3.127	0.077	0.550	0.284~1.067
说不好		-0.760	0.348	4.769	0.029	0.467	0.236~0.925
上网以游戏为主	上网不以游戏为主	1.533	0.275	31.016	0.000	4.631	2.700~7.941

五、缺乏锻炼行为影响因素

以是否缺乏锻炼为因变量，将可能影响缺乏锻炼行为的 13 种因素作为自变量进行单因素 Logistic 回归分析，结果由表 5−12 可见，年级、性别、学习成绩、孤独、学习压力大、失眠、抑郁对缺乏锻炼行为的作用有统计学意义。将单因素分析中有统计学意义的变量再进行多因素非条件 Logistic 回归分析，结果显示，高中生、抑郁者易发生缺乏锻炼行为，而男生、学习成绩好者不易发生缺乏锻炼行为。

表 5−12　土家族、苗族青少年缺乏锻炼行为影响因素的 Logistic 回归分析

影响因素	参照组	β	S. E.	Wald	P	OR	95%CI
高中生	初中生	0.429	0.090	22.912	0.000	1.536	1.289~1.831
男生	女生	−0.543	0.090	36.354	0.000	0.581	0.487~0.693
学习成绩	差或中偏下						
中等		−0.225	0.108	4.383	0.036	0.798	0.646~0.986
中偏上或好		−0.496	0.142	12.135	0.000	0.609	0.461~0.805
抑郁	不抑郁	0.344	0.117	8.568	0.003	1.410	1.120~1.774

挑食、偏食行为在儿童少年中普遍存在[58−60]，某种或某类食物的不摄入或少摄入会造成机体营养素的平衡失调，这对处于生长发育关键期的青少年的健康成长非常不利。土家族与苗族中学生偏食行为报告率低于天津[61]、上海[53]、南京[62]等地调查结果，这可能是由于武陵民族地区经济欠发达，食物的种类及数量不及大城市的多样、丰富，在一定程度上降低了偏食行为发生的风险。另外，两民族的膳食结构、饮食习惯等因素对其也有影响。抑郁是土家族与苗族中学生偏食行为发生的危险因素，这与"儿童厌食、偏食、拒食，近一半是由餐前情绪不良所引起的"[63]观点类似。住宿生远离父母的悉心照顾，生活上处于一种独立状态，且学校食堂可供选择的食物种类相对固定且营养搭配也较为稳定，所以住宿生发生偏食行为的可能性低于非住宿生。青春期女生容易受外界环境影响，比男生更为关注自己的身体形象[64]，为了追求苗条而讨厌吃某种或某类食物的可能性增大，以致女生易产生偏食行为。

青少年吸烟、饮酒不仅影响其身心健康和智力发育，还可引发各种不良习惯及各种慢性病等[55]。随着经济的快速发展和人们生活水平的不断提高，武陵民族地区青少年对于烟酒的可及性越来越高，而该地区的控烟、控酒以及宣传教育工作却相对落后，使得青少年的吸烟、饮酒情况不容乐观。本次调查显示：土家

族与苗族中学生吸烟、饮酒行为报告率均高于北京[65]、广州[66]、福建[55]及全国[49]调查结果。这可能与武陵民族地区烟草业和酒业发展较好有关，另外与土家族和苗族都是喜爱饮酒的民族，且酒类多为自酿[67][68]，在日常生活和传统节日（活动）中酒是必不可少的饮用品，这对其饮酒行为的发生产生较大影响等因素有关。男生吸烟、饮酒行为的报告率显著高于女生，与国内的研究结果一致[69-71]。苗族学生吸烟、饮酒行为的报告率显著高于土家族学生，这可能与遗传、风俗习惯、家庭环境、饮食习惯等因素有关。失眠成为土家族与苗族中学生吸烟、饮酒行为发生的危险因素之一，原因可能是学生进入青少年期后，生理和心理上都发生了变化，加上学习压力的不断增大，易产生恐慌心理，进而出现失眠。此时，如缺乏学校、老师和家长的正确引导，学生可能常会通过寻求新鲜刺激的事物，如吸烟饮酒等来进行调节，以获得心理上的某种慰藉。有打架、网络成瘾行为的学生，其发生吸烟、饮酒行为的危险性增加，这也说明青少年健康危险行为多相互影响，有某种不良行为可增加其他行为的可能性[55]。至于失眠、打架、网络成瘾与吸烟、饮酒行为之间的因果关系还有待进一步研究。学习成绩好是吸烟和饮酒的保护因素，可能是学习成绩好的学生自制力较强，父母管教也较为严格，因而不易沾染上吸烟和饮酒的不良行为。

女生是土家族与苗族中学生自杀意念的危险因素，与有关研究结果一致[72][73]。抑郁、常感孤独的学生易发生自杀意念行为，这可能与抑郁、孤独的学生性格较为内向、孤僻，缺乏与他人的良好沟通，遇到困境时不能对自身和周围环境做出客观评价，从而产生不良情绪有关。独生子女平时比较娇惯，做事又缺乏独立性，一旦遇到挫折或是困难，心理承受能力较低，易产生一些偏激想法或不良情绪，从而增加了自杀意念行为的发生率。

土家族与苗族青少年网络成瘾行为的报告率低于北京[65]、广州[66]和福建[55]的调查结果，这可能与武陵民族地区经济欠发达，网络普及程度还赶不上大城市有关。男生网络成瘾行为的报告率显著高于女生，与有关研究结果一致[55][74]。原因可能是因为男生在遇到心理冲突和困惑的时候不愿对同伴、家长、老师倾诉，与女生相比相对缺乏必要的社会支持，当个人无法解决这种矛盾的时候，他们可能会选择在网上寻求支持，从而导致网络成瘾[74]。上网玩游戏是网络成瘾的危险因素，与有关研究结果一致[55][75]。抑郁者在现实生活中缺乏积极向上的态度，常有受挫感，喜欢寻求网络帮助或通过上网来缓解心理压力，从而易产生网络成瘾行为。

调查发现土家族与苗族女生参加锻炼的时间显著少于男生，高中生参加锻炼的情况明显不如初中生，与孙江平等[76]的研究结果基本一致，这可能与男生天生好动，女生相对文弱好静的特点有关；高中生的课程多、时间紧，挤占了本该用于锻炼身体的时间。抑郁的学生由于精神上常处于不佳状态，对体育锻炼等活动不感兴趣，易发生缺乏锻炼行为。学习成绩好的学生可能更懂得运动对身体健康的重要，且体育锻炼意识较强，成为缺乏锻炼行为的保护因素。

第三节　健康危险行为聚集模式分析

危害青少年健康的行为间相互关联，一种行为往往与其他行为同时出现，表现为一种"问题行为症候群"，呈现聚集性，而聚集是青少年健康危险行为的一个显著特征。近年来，我国青少年学生中吸烟、饮酒、网络成瘾、自杀等健康危险行为发生率呈现明显上升趋势，使青少年的健康受到严重威胁[77]。健康危险行为具有非特异性、长时间作用效应、聚集等特点。聚集是指多种健康危险行为发生在同一个体的现象[78]。为了解武陵民族地区农村中学生健康危险行为聚集模式，探讨有效干预策略，我们于 2014 年 11～12 月对地处武陵民族地区腹地的湘西州农村中学生进行问卷调查，并采用样本聚类方法进行分析，结果如下。

一、研究对象与方法

（一）调查对象

采用多阶段分层整群随机抽样方法抽取调查对象。第一阶段从湘西州苗族聚居区抽取凤凰县和花垣县，土家族聚居区抽取龙山县和永顺县；第二阶段在上述 4 个县中各随机抽取 2 所农村中学作为样本学校；第三阶段则在每个被抽中的学校内初一至高三的每个年级中随机抽取 1 个教学班，共 48 个班，该班所有符合条件的学生均作为调查对象。调查对象纳入条件：①属于当地常住农村户口（或在当地居住满 3 年及以上）；②年龄在 12～17 周岁的在校中学生；③测试对象均知情同意，自愿参加。排除患有心理疾病、智力缺陷、神经及精神方面疾病的学生，最终获得调查对象共 1974 人，其中，男生 896 人（45.39%），女生 1078 人（54.61%）；留守学生 1189 人（60.23%），非留守学生 785 人（39.77%）。年龄 12～17 岁，平均（14.63±1.42）岁（见表 5-13）。

表5—13　武陵民族地区农村中学生基本情况

特征	类别	n	%	特征	类别	n	%
民族	土家族	1020	51.67	是否独生子女	是	195	9.88
	苗族	954	48.33		否	1779	90.12
性别	男	896	45.39	年龄/岁	12—14	917	46.45
	女	1078	54.61		15—17	1057	53.55
是否住校	是	1525	77.25	家庭类型	大家庭	695	35.21
	否	449	22.75		核心家庭	975	49.39
是否留守	是	1189	60.23		单亲家庭	136	6.89
	否	785	39.77		其他家庭	168	8.51

（二）调查方法

问卷参照全国青少年健康相关行为调查组编制的"中国青少年健康相关行为调查问卷（初中、高中）"，并结合研究目的，经预调查修改完善而成。调查内容由两部分组成：第一部分为学生基本情况，主要调查年级、性别、民族、住宿等情况；第二部分主要调查学生吸烟、饮酒、非安全游泳、步行违规、打架、孤独、失眠、抑郁、自杀意念、网络成瘾、偏食等11类主要健康危险行为。

本研究运用样本聚类分析，以吸烟、饮酒、非安全游泳、步行违规、打架、孤独、失眠、抑郁、自杀意念、网络成瘾、偏食等11种主要健康危险行为作为聚类指标，将男、女学生分别进行样本聚类分析。具体步骤为：首先采用层次聚类法，以11种主要健康危险行为作为聚类指标，先将各聚类单位各自作为一类，按照所定义的距离计算各数据点之间的距离，再将距离最近的两个类别进行合并，直到所有的数据都被合并为一个类别为止，最终确定男、女学生最佳聚类数均为4类。然后采用两步聚类法进行分析，得到男、女学生4类危险行为聚集模式组的特点。模式1组的特点为：多数危险行为发生率在四组中居于最低水平，命名为低危险组。模式2组的特点为：个别危险行为发生率高于平均水平，多数危险行为低发，命名为较低危险组。模式3组的特点为：某一项或两项危险行为高发，部分危险行为发生率高于平均水平，命名中度危险组。模式4组的特点为：绝大多数危险行为发生率在四组中居于最高水平，命名为高危险组。

二、男生不同健康危险行为聚集模式组行为特点

男生四类行为聚集模式组中各种健康危险行为发生率比较（见表5－14），29.2%属于模式1，该组吸烟、非安全游泳、步行违规、打架、网络成瘾、偏食发生率在四组中最低，饮酒发生率较低，抑郁、自杀意念发生率均低于平均水平；29.9%属于模式2，该组非安全游泳、步行违规发生率较高，饮酒发生率居最低水平，孤独、失眠、抑郁、自杀意念发生率居低水平；24.2%属于模式3，该组饮酒发生率居最高水平，此外吸烟、非安全游泳、打架发生率较高，步行违规发生率高于平均水平，孤独、失眠、抑郁、自杀意念发生率均居最低水平；16.6%属于模式4，该组吸烟、非安全游泳、步行违规、打架、孤独、失眠、抑郁、自杀意念、网络成瘾、偏食发生率均居最高水平，饮酒发生率较高。

表5－14 男生不同聚集模式组主要健康危险行为发生率（%）

聚集模式	人数	构成比（%）	吸烟	饮酒	非安全游泳	步行违规	打架	孤独	失眠	抑郁	自杀意念	网络成瘾	偏食
模式1	262	29.2	22.5	16.4	35.1	20.6	16.4	16.8	13.7	17.6	9.5	6.5	20.2
模式2	268	29.9	29.9	1.5	66.4	56.7	39.2	2.2	3.7	10.4	7.5	8.6	22.8
模式3	217	24.2	67.3	97.7	57.5	45.6	63.6	0.5	0.9	3.2	4.1	9.7	21.7
模式4	149	16.6	74.5	81.2	76.5	71.8	71.8	46.3	45.0	62.4	43.6	23.5	28.2
合计	896	100.0	44.2	42.4	56.3	44.0	43.9	13.4	12.8	19.4	13.3	10.7	22.7

三、女生不同健康危险行为聚集模式组行为特点

女生四类行为聚集模式组中各种健康危险行为发生率比较（见表5－15），19.9%属于模式1，该组吸烟、饮酒、非安全游泳、步行违规、打架、自杀意念发生率在四组中最低，偏食发生率低于平均水平，孤独、失眠、抑郁发生率均居低水平，网络成瘾发生率为0；33.9%属于模式2，该组非安全游泳、步行违规、打架发生率均高于平均水平，吸烟、抑郁、网络成瘾发生率均居低水平，偏食发生率居最低水平，孤独、失眠发生率为0；24.5%属于模式3，该组孤独、网络成瘾、偏食发生率均居最高水平，步行违规发生率较高，失眠、自杀意念发生率均高于平均水平，抑郁发生率为0；21.7%属于模式4，该组吸烟、饮酒、非安全游泳、步行违规、打架、失眠、抑郁、自杀意念发生率均居最高水平，孤独、网络成瘾、偏食发生率均高于平均水平。

表 5-15　女生不同聚集模式组主要健康危险行为发生率（%）

聚集模式	人数	构成比（%）	吸烟	饮酒	非安全游泳	步行违规	打架	孤独	失眠	抑郁	自杀意念	网络成瘾	偏食
模式1	215	19.9	2.3	10.2	26.0	27.0	2.3	2.8	5.1	2.8	2.7	0.0	12.1
模式2	365	33.9	3.8	17.3	34.2	46.8	25.5	0.0	0.0	0.5	11.2	0.8	3.6
模式3	264	24.5	2.3	14.4	26.5	50.4	11.4	45.1	20.1	0	27.3	5.3	65.2
模式4	234	21.7	29.1	46.2	35.9	56.4	37.2	39.3	38.4	78.6	46.2	4.7	35.5
合计	1078	100.0	8.6	21.4	31.3	45.8	19.9	20.1	14.3	17.8	21.1	2.6	27.3

四、不同健康危险行为聚集模式组行为多发情况

男生发生≥4 种健康危险行为的比例高于女生（$\chi^2 = 55.510$，$P < 0.01$），女生发生 2 种、3 种健康危险行为的比例均高于男生（$\chi^2 = 14.703$，$P < 0.01$，$\chi^2 = 17.876$，$P < 0.01$）。各行为聚集模式组男生发生≥4 种危险行为的比例均高于女生。除模式 1 组外，其余模式组发生 3 种危险行为的比例女生均高于男生。模式 1 组中 4.6% 的男生和 11.6% 的女生未发生任何健康危险行为。模式 2 组、模式 3 组发生 ≥4 种危险行为的比例男生分别为 69.0%、88.9%，女生分别为 42.7%、60.2%。模式 4 组，所有男生和 92.7% 的女生发生过≥4 种危险行为（见表 5-16）。

表 5-16　不同聚集模式组健康危险行为种类构成比（%）

聚集模式	男生					女生				
	0	1	2	3	≥4	0	1	2	3	≥4
模式1	4.6	18.3	25.2	26.3	25.6	11.6	36.7	31.2	19.1	1.4
模式2	0.0	0.0	9.0	22.0	69.0	0.0	0.0	23.8	33.4	42.7
模式3	0.0	0.0	1.4	9.7	88.9	0.0	0.0	8.3	31.4	60.2
模式4	0.0	0.0	0.0	0.0	100.0	0.0	0.0	0.0	7.3	92.7
合计	1.3	5.4	10.4	16.6	66.3	2.3	7.3	16.3	24.4	49.6

本研究显示，男生健康危险行为聚集模式处于高危险组人群占近 17%，女生超过 20%，高于同类研究[79][80]，且高危险组所有男生和 92.7% 的女生发生 4 种及以上的健康危险行为。这可能是湘西州属国家级贫困地区，大多数父母为了生计长年外出务工，造成留守儿童数量较多。由于留守儿童在成长过程中，缺乏父母的关爱和有效的监管，更易受到社会不良风气的影响而产生心理和行为偏差，导致健康危险行为发

生种类多、频率高。青春期的女生较男生更需要父母的关爱，而性格特点又使其对外界不良因素影响的抵御能力不及男生，提示高危险组的女生应是重点干预对象。

湘西州农村中学生高危险组健康危险行为聚集现象尤为明显。其中，男生的吸烟行为和女生的抑郁行为是值得注意的标志性行为，即有吸烟行为的男生和有抑郁行为的女生，同时还伴随着步行违规、非安全游泳、打架等外显行为的高发，以及失眠、抑郁、自杀意念等内隐行为的高发。此外，女生的吸烟和饮酒也是危险行为聚集的标志，显示两者高度相关，同时以高发生率存在于高危险组中，应引起高度警觉。该地区农村青少年饮酒行为的聚集可能与当地酒业发展较好，土家族和苗族（武陵民族地区两个主要世居民族）都是喜爱饮酒的民族，且酒类多为自家酿制[81]等因素有关。而学生吸烟行为的高发，一方面与当地烟草业较为发达[82]有关，另一方面可能与监护人对学生尤其是留守学生的监管不到位、关注度不够、健康教育缺乏等有关。

湘西州水域面积广[83]，农村地区河流、池塘分布较多，而在河道旁、池塘边却很少设置安全警示牌，再加之学生安全知识缺乏、安全意识不强，监护人监管不到位等，造成较低危险组和高危险组学生尤其是男生非安全游泳发生率高，且远高于其他地区[79]。男女生步行违规均为高危险组中的高发行为。这可能与湘西州农村地区交通道路状况不佳，交通设施落后且缺乏，学生交通安全知识不足、交通安全意识淡薄等有关。较低危险组中，男女生步行违规发生率均较高，且女生步行违规行为还与打架行为聚集发生有关。提示在男生中，交通违规行为的发生与个体性格、情绪无关，普遍存在[84]；而在女生中，交通违规行为则可能与叛逆的个性和行为相关[79]。中度危险组中男生饮酒行为高发，且与吸烟、打架、非安全游泳等行为聚集；女生则以孤独高发为主，与偏食、自杀意念等行为聚集，这与男女学生的性格特点、行为模式以及饮食喜好等不同有关。

湘西州农村中学生健康危险行为聚集方式多样且特点鲜明，干预过程应根据不同模式组健康危险行为聚集特征，男女生区别对待，针对各聚集模式组人群特点，开展多层次综合干预活动。同时，该地区应大力开展以生活技能教育为基础的健康促进活动[85]，使学生充分了解健康危险行为的危害性，提高学生尤其是女生的心理社会适应能力，增强其自身抵御外界不良因素影响的能力，形成积极乐观、健康向上的生活态度，养成健康的生活方式；加强面向家长，特别是面向祖辈家长的健康教育[86]，使其充分认识到行为对孩子健康成长的影响以及培养孩子良好行为习惯的重要性；尽早开展烟草和酒精危害知识教育以及交通、水域安全知识教育，提高学生安全意识，培养学生自我概念，使其远离不安全因素，减少健康危险行为的"聚集"发生，促进湘西州农村中学生身心健康发展。

第六章　武陵民族地区青少年体质与健康危险行为关系

第一节　青少年体质与健康危险行为关系概述

一、相关研究概况

近年来，随着国际化程度的提高，青少年的社会生活环境和生活方式面临许多相似的问题，体质健康的变化趋势也相似，如超重肥胖比例增加、身体素质下降、健康危险行为突出等，这些问题引起了世界各国学者的广泛关注与深入研究。如，WHO 西太区 2003 年在 40 余个发展中国家/地区进行了青少年健康危险行为及其相关问题调查；美国"青少年健康危险行为监测系统"（YRBSS）在 1991—2015 年先后成功开展了 13 次大规模的监测活动；日本文部省（2003）"日本儿童青少年在过去 30 年来，由于缺乏体育锻炼、饮食不科学等不良生活方式的影响，出现体质下降"；Robert W.，Trisha Beuhring 等（2000）"不但收入、家庭结构对健康行为有影响，种族也是影响青少年健康行为的要素之一"；J. Richard Udry，Rose Maria Li 等（2003）"混合种族的青少年比单一种族的同龄人有着更高的健康行为风险"；Dollman J.，Ridley K.，Olds T. 等（2007）"影响青少年健康和健康行为的因素有：经济条件、家庭结构、父母的行为、朋友和学校环境"；J. C. Eisenmann，R. T. Bartee，D. T. Smith 等（2008）"网络、游戏、电视的影响是青少年体质持续下降最大的根源"等。中华人民共和国成立 60 多年来，尤其是改革开放以后，我国少数民族生活的社会环境发生了极大变化，这种变化使其行为方式产生较大转变，多项健康危险行为伴随而生，这不仅影响少数民族青少年的体质水平，而且直接或潜在地威胁其健康状况，同时给地方稳定和民族团结造成一定影响。目前有关少数民族青少年体质与健康危险行为的研究、报道都较少。

二、研究对象与方法

（一）研究对象

于 2014 年 10—11 月随机从湘西州苗族聚居的凤凰县和土家族聚居的永顺县各抽取 2 所中学（城乡中学各 1 所）作为调研学校，再以年级分层，从每个年级中随机抽取 2 个教学班进行体质测试，有效样本共计 986 人，其中，土家族学生 539 人（男生 238 人、女生 301 人），苗族学生 447 人（男生 223 人、女生 224 人）。年龄为 11~16 岁，平均为 13.90±1.12 岁。

（二）研究方法

1. 测试方法及指标

土家族、苗族青少年体质测试方法按照《国家学生体质健康标准解读》[87]有关要求进行。测试指标主要包括身高、体重、肺活量、50m 跑、坐位体前屈、立定跳远、引体向上（男生）、1min 仰卧起坐（女生）、1000m 跑（男生）、800m 跑（女生）。体质测试同时进行健康危险行为问卷调查，为体质水平与健康危险行为的关系研究提供基础数据。

2. 体质水平等级评价

体质水平等级评价：采用加权平均型综合评价模型进行评价[88]，其数学模型为：

$$W = \sum_{i=1}^{n} k_i x_i \left(\sum_{i=1}^{n} k_i = 1 \right)$$

式中：W 为综合评价值，n 为评价指标的个数，x_i 为各评价指标的数值（评定参考 2014 年《国家学生体质健康标准》单项指标评分表[89]），k_i 为各评价指标的权重（评定参考 2014 年《国家学生体质健康标准》单项指标与权重[89]）。根据学生总分评定等级：90.0 分及以上为优秀，80.0~89.9 分为良好，60.0~79.9 分为及格，59.9 分及以下为不及格。

3. 营养状况筛选标准

土家族、苗族学生营养状况的筛选标准主要采用教育部、国家体育总局 2007 年颁布的《国家学生体质健康标准》中的身高标准体重评分标准，（1）营养不良：＜P80（1－20%）；②较低体重：＜P80（1－10%）~＞P80（1－20%）；③正常体重：P80（1－10%）~P80（1+10%）；④超重：＞P80（1+10%）~＜P80（1+20%）；⑤肥胖：＞P80（1+20%），并结合武陵民族地区学生生长发育特点进行营养状况的筛选。此处所指的 P80，是按身高体重标准（身高组距为 1

厘米）取同身高体重的第 80 百分位数为标准。另外，肥胖的筛选还参考 2003 年国际生命科学会中国肥胖工作组（WGOC）制定的中国儿童青少年超重、肥胖 BMI 分类标准。

第二节　营养状况与健康危险行为的关系

一、营养状况构成情况

986 名土家族和苗族青少年中，营养不良检出率为 9.94%，肥胖检出率为 5.68%；男、女学生营养状况差异不具统计学意义（P 值均 >0.05）（见表 6-1）。

表 6-1　土家族、苗族青少年营养状况检出率

	N	营养不良		较低体重		正常体重		超重		肥胖	
		n	%	n	%	n	%	n	%	n	%
男	431	38	8.82	108	25.06	235	54.52	21	4.87	29	6.73
女	555	60	10.81	147	26.49	291	52.43	30	5.41	27	4.86
合计	986	98	9.94	255	25.86	526	53.35	51	5.17	56	5.68
χ^2		1.078		0.258		0.427		0.141		1.573	
P		0.299		0.611		0.514		0.708		0.210	

二、不同营养状况健康危险行为比较

肥胖组中经常大量喝饮料的学生最多，超重组相对较多，正常组较少（$\chi^2 = 21.237$，$P = 0.007$）；肥胖组中经常吃西式快餐的学生最多（$\chi^2 = 17.208$，$P = 0.028$）；营养不良组中有时吃早餐的学生相对较多，正常组中经常或每天吃早餐的学生相对较多、不吃或少吃早餐的较少，肥胖组和超重组中不吃或少吃早餐的学生相对较多（$\chi^2 = 16.166$，$P = 0.040$）；营养不良组和低体重组中偏食的学生相对较多（$\chi^2 = 10.004$，$P = 0.040$）（见表 6-2）。肥胖组和超重组中网络成瘾的学生相对较多，正常组较少（$\chi^2 = 13.063$，$P = 0.011$）；肥胖组中缺乏锻炼的学生相对较多，正常组较少（$\chi^2 = 9.580$，$P = 0.048$）（见表 6-3）。肥胖组和超重组中经常或总是感到孤独的学生较多，正常组中从不感到孤独的学生比例最高

($\chi^2 = 27.928$，$P = 0.000$)；营养不良组中经常或总是失眠的学生相对较多（$\chi^2 = 20.929$，$P = 0.007$）（见表 6-4）。

表 6-2　土家族、苗族不同营养状况青少年饮食相关行为报告率

健康危险行为	营养不良		低体重		正常体重		超重		肥胖		χ^2 值	P 值
	n	%	n	%	n	%	n	%	n	%		
喝饮料											21.237	0.007
不饮/少饮	76	77.55	205	80.39	418	79.47	40	78.43	34	60.71		
偶尔饮	17	17.35	37	14.51	85	16.16	7	13.73	12	21.43		
经常大量饮	5	5.10	13	5.10	23	4.37	4	7.84	10	17.86		
吃甜食											3.322	0.913
不吃/少吃	45	45.92	114	44.71	216	41.06	19	37.25	21	37.50		
偶尔吃	23	23.47	61	23.92	146	27.76	15	29.41	15	26.79		
经常吃	30	30.61	80	31.37	164	31.18	17	33.33	20	35.71		
吃西式快餐											17.208	0.028
从不/较少	97	98.98	252	98.82	520	98.86	50	98.04	52	92.86		
经常吃	1	1.02	2	0.78	6	1.14	1	1.96	4	7.14		
几乎天天吃	0	0.00	1	0.39	0	0.00	0	0.00	0	0.00		
喝牛奶/豆浆											10.067	0.260
不喝/少喝	80	81.63	188	73.73	374	71.10	33	64.71	38	67.86		
较常喝	14	14.29	52	20.39	104	19.77	13	25.49	11	19.64		
经常喝	4	4.08	15	5.88	48	9.13	5	9.80	7	12.50		
吃早餐											16.166	0.040
不吃/少吃	14	14.29	31	12.16	43	8.17	9	17.65	9	16.07		
有时吃	16	16.33	28	10.98	47	8.94	6	11.76	5	8.93		
经常或每天吃	68	69.39	196	76.86	436	82.89	36	70.59	42	75.00		
偏食											10.004	0.040
否	80	81.63	210	82.35	469	89.16	46	90.20	50	89.29		
是	18	18.37	45	17.65	57	10.84	5	9.80	6	10.71		

表 6-3　土家族、苗族不同营养状况青少年缺乏锻炼、吸烟、饮酒、网络成瘾行为报告率

健康危险行为	营养不良		低体重		正常体重		超重		肥胖		χ^2 值	P 值
	n	%	n	%	n	%	n	%	n	%		
缺乏锻炼											9.580	0.048
否	47	47.96	121	47.45	294	55.89	27	52.94	22	39.29		
是	51	52.04	134	52.55	232	44.11	24	47.06	34	60.71		
吸烟											2.954	0.996
没吸过	84	85.71	219	85.88	450	85.55	44	86.27	49	87.50		
较少吸	10	10.20	27	10.59	59	11.22	5	9.80	5	8.93		
经常吸	2	2.04	2	0.78	4	0.76	1	1.96	1	1.79		
频繁吸	2	2.04	7	2.75	13	2.47	1	1.96	1	1.79		
饮酒											11.323	0.501
从不喝	74	75.51	191	74.90	396	75.29	32	62.75	43	76.79		
较少喝	23	23.47	54	21.18	103	19.58	16	31.37	11	19.64		
经常喝	1	1.02	3	1.18	12	2.28	2	3.92	0	0.00		
频繁喝	0	0.00	7	2.75	15	2.85	1	1.96	2	3.57		
网络成瘾											13.063	0.011
否	92	93.88	240	94.12	509	96.77	46	90.20	49	87.50		
是	6	6.12	15	5.88	17	3.23	5	9.80	7	12.50		

表 6-4　土家族、苗族不同营养状况青少年不良心理行为报告率

健康危险行为	营养不良		低体重		正常体重		超重		肥胖		χ^2 值	P 值
	n	%	n	%	n	%	n	%	n	%		
自杀意念											7.003	0.136
否	87	88.78	231	90.59	480	91.25	41	80.39	52	92.86		
是	11	11.22	24	9.41	46	8.75	10	19.61	4	7.14		
孤独											27.928	0.000
从不	15	15.31	51	20.00	140	26.62	10	19.61	12	21.43		
很少或有时	75	76.53	179	70.20	325	61.79	29	56.86	30	53.57		
经常或总是	8	8.16	25	9.80	61	11.60	12	23.53	14	25.00		
失眠											20.929	0.007
从不	36	36.73	87	34.12	183	34.79	22	43.14	14	25.00		
很少或有时	51	52.04	144	56.47	324	61.60	24	47.06	37	66.07		

续表

健康危险行为	营养不良		低体重		正常体重		超重		肥胖		χ^2 值	P 值
	n	$\%$	n	$\%$	n	$\%$	n	$\%$	n	$\%$		
经常或总是	11	11.22	24	9.41	19	3.61	5	9.80	5	8.93		
学习压力大											12.682	0.123
从不	11	11.22	34	13.33	92	17.49	10	19.61	15	26.79		
很少或有时	68	69.39	181	70.98	369	70.15	32	62.75	33	58.93		
经常或总是	19	19.39	40	15.69	65	12.36	9	17.65	8	14.29		
抑郁											4.323	0.364
否	87	88.78	228	89.41	476	90.46	44	86.27	46	82.14		
是	11	11.22	27	10.59	50	9.51	7	13.73	10	17.86		

湘西州土家族、苗族中学生营养不良发生率接近 10%，高于岳阳[90]、抚顺[91]等地的相关研究，学生经常喝牛奶/豆浆的报告率远低于北京[92]、南京[93]的调查结果。湘西州是经济相对贫困地区，食物来源的局限性以及学生监护人营养知识的缺乏和学校健康教育的落后等原因，使得学生（特别是农村学生）对于牛奶、豆浆等营养物质的摄入量较经济发达地区的城市学生明显偏低，致使湘西州农村学生的营养不良仍是一个突出的营养问题，提示湘西州在快速发展地区经济的同时，要把改善学生营养不良作为一项重要任务常抓不懈。

饮食行为作为健康相关性行为的一部分，是在儿童青少年时期建立并发展起来的，它不仅保证了儿童良好的营养状态，而且对成年后的饮食行为建立和健康产生深刻的影响[94—95]。调查发现，不良饮食行为在湘西州土家族、苗族中学生营养状况中存在差异。经常大量喝饮料、经常吃西式快餐的学生肥胖发生率较高，偏食的学生更易发生营养不良，不吃或少吃早餐的学生营养状况更易出现问题。饮料中含糖量较高，西式快餐属高脂肪、高热量食物，两者均与儿童青少年肥胖密切相关。近年来研究显示，不断增加的儿童青少年肥胖率与快餐和软饮料的摄入过多有关[96—99]。偏食行为会引起能量和营养摄入不均衡，进而影响儿童青少年的生长发育。李颖[100]的研究也表明挑食是营养不良发生的危险因素。早餐提供的能量和营养素对儿童少年膳食营养状况及健康的重要作用是其他餐次无法替代的，不吃早餐或早餐质量不好，是引起全天能量和营养素摄入不足的主要原因之一，长此以往还可导致儿童少年营养缺乏，甚至影响他们的生长发育[101—104]。长期不吃或不科学地吃早餐对身体健康有严重的危害，可能导致肥胖和诱发胃炎、胆结石等消化系统疾病[105]。

调查还发现，有网络成瘾行为的学生，其肥胖发生率相对较高，这可能与沉迷网络的学生长时间静坐于电脑前，导致体内脂肪堆积有关。有研究表明，每日长时间静坐是肥胖的危险因素[106]。肥胖组中缺乏锻炼的学生构成比最高，这与体力活动减少使青少年超重和肥胖的风险增加[107]、体育活动少是造成儿童肥胖的首要因素[108]、体力活动不足是肥胖的一个重要的独立危险因素[109]、儿童身体活动的减少甚至比能量摄入过多对发生肥胖的作用更大[110-113]等结论相一致。肥胖组中经常或总是感到孤独的学生相对较多，这可能是因为肥胖臃肿的外形影响着儿童自我意识形成，加上同伴不友好的态度以及自身的消极情绪，使肥胖儿童变得孤僻、不愿交往，失去了许多与同伴交往、锻炼社交能力的机会[114]。经常或总是失眠的学生更易发生营养不良，这可能是由于经常失眠的学生长期睡眠质量不高，致使精神状态和食欲俱不佳，进而影响到机体对各种营养物质的吸收。

第三节　体质水平与健康危险行为的关系

一、体质水平等级构成情况

被调查的 986 名土家族和苗族青少年学生中，体质水平优秀 134 人，优秀率为 13.59%；良好 510 人，良好率为 51.72%；及格 241 人，及格率为 24.44%；不及格 101 人，不及格率为 10.24%。其中，良好率土家族高于苗族，不及格率苗族高于土家族，差异均有统计学意义（P 值<0.01）（见表 6-5）。

表 6-5　土家族、苗族青少年体质水平等级构成

	N	优秀		良好		及格		不及格	
		n	%	n	%	n	%	n	%
苗族	447	55	12.30	206	46.09	118	26.40	68	15.21
土家族	539	79	14.66	304	56.40	123	22.82	33	6.12
合计	986	134	13.59	510	51.72	241	24.44	101	10.24
χ^2		1.152		10.413		1.694		21.961	
P		0.283		0.001		0.193		0.000	

二、不同体质水平健康危险行为比较

优秀组中不喝或少喝饮料的学生相对较多，及格组中经常大量喝饮料的学生比例高于其他组；优秀组中不吃或少吃甜食的学生相对较多，良好组中经常吃甜食的学生比例高于其他组；不及格组中经常吃和几乎天天吃西式快餐的学生相对较多；不及格组中经常喝牛奶/豆浆的学生相对较少，良好组中较常喝牛奶/豆浆的学生比例高于其他组；不及格组中不吃或少吃早餐的学生相对较多，及格组中经常或每天吃早餐的学生比例高于其他组；优秀组中不偏食的学生相对较多，不及格组中偏食的学生比例高于其他组。缺乏锻炼的学生比例随着体质水平的下降而上升，不及格组中缺乏锻炼的学生比例高于其他组。不吸烟、不饮酒的学生比例随着体质水平的上升而上升，不及格组中经常和频繁吸烟、饮酒的学生比例均高于其他组。不及格组中经常或总是孤独、学习压力大、抑郁的学生比例均高于其他组；优秀组中经常或总是失眠学生相对较多，差异均有统计学意义（P 值<0.05）（见表 6−6、6−7、6−8）。

表 6−6　土家族、苗族不同体质水平青少年饮食相关行为报告率

健康危险行为	优秀		良好		及格		不及格		χ^2 值	P 值
	n	%	n	%	n	%	n	%		
喝饮料									16.777	0.010
不饮/少饮	122	91.04	395	76.55	181	75.10	75	78.95		
偶尔饮	11	8.21	87	16.86	44	18.26	16	16.84		
经常大量饮	1	0.75	34	6.59	16	6.64	4	4.21		
吃甜食									43.250	0.000
不吃/少吃	87	64.93	184	35.66	104	43.15	40	42.11		
偶尔吃	20	14.93	145	28.10	74	30.71	21	22.11		
经常吃	27	20.15	187	36.24	63	26.14	34	35.79		
吃西式快餐									13.870	0.031
从不/较少	131	97.76	509	98.64	240	99.59	91	95.79		
经常吃	3	2.24	7	1.36	1	0.41	3	3.16		
几乎天天吃	0	0.00	0	0.00	0	0.00	1	1.05		
喝牛奶/豆浆									22.003	0.001

续表

健康危险行为	优秀		良好		及格		不及格		χ^2 值	P 值
	n	%	n	%	n	%	n	%		
不喝/少喝	114	85.07	352	68.22	172	71.37	75	78.95		
较常喝	9	6.72	122	23.64	49	20.33	14	14.74		
经常喝	11	8.21	42	8.14	20	8.30	6	6.32		
吃早餐									17.115	0.009
不吃/少吃	16	11.94	50	9.69	22	9.13	18	18.95		
有时吃	12	8.96	59	11.43	16	6.64	15	15.79		
经常或每天吃	106	79.10	407	78.88	203	84.23	62	65.26		
偏食									8.980	0.030
否	127	94.78	443	85.85	205	85.06	80	84.21		
是	7	5.22	73	14.15	36	14.94	15	15.79		

表 6-7　土家族、苗族不同体质水平青少年缺乏锻炼、吸烟、饮酒、网络成瘾行为报告率

健康危险行为	优秀		良好		及格		不及格		χ^2 值	P 值
	n	%	n	%	n	%	n	%		
缺乏锻炼									29.241	0.000
否	94	70.15	272	52.71	108	44.81	37	38.95		
是	40	29.85	244	47.29	133	55.19	58	61.05		
吸烟									20.181	0.017
没吸过	122	91.04	445	86.24	206	85.48	73	76.84		
较少吸	8	5.97	56	10.85	26	10.79	16	16.84		
经常吸	2	1.49	2	0.39	2	0.83	4	4.21		
频繁吸	2	1.49	13	2.52	7	2.90	2	2.11		
饮酒									22.950	0.006
从不喝	120	89.55	377	73.06	175	72.61	64	67.37		
较少喝	13	9.70	111	21.51	58	24.07	25	26.32		
经常喝	0	0.00	11	2.13	4	1.66	3	3.16		
频繁喝	1	0.75	17	3.29	4	1.66	3	3.16		
网络成瘾									7.775	0.051
否	128	95.52	496	96.12	227	94.19	85	89.47		
是	6	4.48	20	3.88	14	5.81	10	10.53		

表 6-8　土家族、苗族不同体质水平青少年不良心理行为报告率

健康危险行为	优秀		良好		及格		不及格		χ^2 值	P 值
	n	%	n	%	n	%	n	%		
自杀意念									4.702	0.195
否	122	91.04	471	91.28	218	90.46	80	84.21		
是	12	8.96	45	8.72	23	9.54	15	15.79		
孤独									13.830	0.032
从不	37	27.61	125	24.22	50	20.75	16	16.84		
很少或有时	86	64.18	333	64.53	161	66.80	58	61.05		
经常或总是	11	8.21	58	11.24	30	12.45	21	22.11		
失眠									20.296	0.002
从不	60	44.78	174	33.72	75	31.12	33	34.74		
很少或有时	58	43.28	316	61.24	152	63.07	54	56.84		
经常或总是	16	11.94	26	5.04	14	5.81	8	8.42		
学习压力大									21.703	0.001
从不	32	23.88	89	17.25	26	10.79	15	15.79		
很少或有时	81	60.45	364	70.54	181	75.10	57	60.00		
经常或总是	21	15.67	63	12.21	34	14.11	23	24.21		
抑郁									9.648	0.022
否	128	95.52	457	88.57	217	90.04	79	83.16		
是	6	4.48	59	11.43	24	9.96	16	16.84		

　　调查显示，土、苗青少年体质水平优秀率、良好率土家族高于苗族，不及格率苗族高于土家族，说明土家族青少年体质整体水平要好于苗族，这可能与土、苗青少年生活环境、生活方式、体力活动、饮食营养以及对待体质健康测试的态度等因素有关，造成土、苗青少年体质水平差异的原因有待进一步深入研究。另外，土、苗青少年有超过 10％的体质测试成绩不及格，提示学校、老师和家长都应对体育测试成绩给予重视，不能因学习文化课而占用或是减少学生进行体育锻炼的时间。

　　调查显示，不同体质水平青少年间健康危险行为存在差异。饮食行为作为健康相关性行为的一部分，是在儿童青少年时期建立并发展起来的，它不仅保证了儿童良好的营养状态，而且会持续至成人，对成人的饮食行为建立和健康产生深

刻的影响[94]。体质水平为优秀的学生在喝饮料、吃甜食、偏食等方面情况要明显好于体质水平为不及格的学生。可见，饮食行为上有更多良好的习惯不仅有助于身体健康，而且体质测试成绩也表现出较高水平。体质水平为优秀的学生在缺乏锻炼方面明显好于不及格的学生，体质水平的高低不仅与遗传、营养等因素有关，更与体育锻炼情况密不可分。体质水平为优秀的学生吸烟、饮酒等不良行为情况明显好于不及格的学生，这与学生的认知、同伴的影响以及家长的教育等多因素有关，但体质水平与吸烟、饮酒之间是否存在因果关系还有待进一步研究。体质水平为优秀的学生不良心理行为明显好于不及格的学生，说明青少年体质水平与心理行为存在一定联系，研究表明体质水平为不及格的学生表现出更多的不良心理行为，如孤独、学习压力大、抑郁等，这可能与体质水平为不及格的学生在学习上缺少积极性、生活上缺少热情等有关。土家族、苗族青少年体质水平与健康危险行为之间存在一定联系，一方面，体质水平的高低不仅会影响青少年的身心健康，而且会对某些健康危险行为产生影响；另一方面，健康危险行为同样也影响着学生的身体健康，同时与体质水平的高低也有着联系。

第七章　武陵民族地区青少年体质健康促进对策

武陵民族地区青少年体质水平与健康危险行为有以下几个主要结果：

（1）武陵民族地区儿童青少年生长水平不断提高，生长速度土家族呈现"前慢后快，加速增长"，体格向"粗壮型"发展，苗族"前快后慢，增长减速"，体格向"细长型"发展；体质指数 BMI 多数出现增长，呈现"快速增长"趋势；10～12 岁儿童是超重、肥胖重点监测对象；MIA－H、MIA－W 除苗男外均出现提前；成年身高出现增长，但幅度大多数不大，"性差"不足 13cm；生长长期趋势潜力比较大，土家族已步入快速增长阶段，呈加速趋势，苗男已步入快速增长阶段，苗女则不明显，生长长期趋势存在民族、性别差异。

（2）武陵民族地区儿童青少年肺活量、耐力素质大多数出现显著下降；速度素质、下肢爆发力、上肢力量（小学）多数出现显著提高，上肢力量（中学）多数出现下降；柔韧素质土男多数出现下降，苗族多数出现提高；土家族学生身体机能、素质发展整体水平好于苗族学生；土家族学生身体机能、素质变化趋势出现好转，苗族学生变化趋势不容乐观，应加强土、苗学生身体机能、上肢力量（中学）、耐力素质的监测和锻炼。

（3）武陵民族地区学生的营养状况不容乐观，营养不良和营养过剩同时存在，学生营养状况呈现两极发展态势；学生营养状况分布存在着性别、年龄、民族差异；小学男生较女生更容易患营养不良和肥胖；中学女生低体重和超重检出率高于男生，肥胖检出率都是中学男生高于女生；13 岁和 16 岁是中学男生营养不良发生率的高发年龄，8 岁和 12 岁为小学生营养不良和肥胖的易感年龄。

（4）武陵民族地区学生父母的体质指数对学生的营养状况产生一定的影响，学生的营养状况与母亲的营养状况关系紧密；家庭类型完善、父母职业好、父母学历高的学生出现营养不良、低体重的比例较低。

（5）武陵民族地区学生参加课外体育锻炼的情况不容乐观，学生营养状况与日常生活方式之间差异多数具有显著性，拥有良好的膳食结构和生活习惯的学生营养状况绝大多数比膳食不科学、生活习惯不好学生的营养状况要好；日常生活方式、学生的膳食结构是影响土家族、苗族学生营养状况的主要因素；土家族、苗族学生营养状况与其健康知识拥有程度有一定的关系。

（6）武陵民族地区学生家庭人均月收入、父母亲文化水平、是否寄宿、早餐情况对营养不良的作用有统计学意义；肥胖家族史、人均月收入、父亲文化水平、是否寄宿对营养过剩的作用有统计学意义；家庭人均月收入、父亲文化程度是营养不良的影响因素；肥胖家族史、家庭人均月收入、父亲文化程度是营养过剩的影响因素。

（7）武陵民族地区青少年健康危险行为发生率较高，并存在性别、学段、民族差异，且多种健康危险行为伴随发生；土家族女生和初中生是饮酒行为、苗族男生是吸烟和饮酒行为高发的潜在危险人群；土家族中学生的故意伤害行为以及苗族中学生的非故意伤害、不良饮食行为是预防的重点。

（8）武陵民族地区青少年母亲文化程度为大专及以上的学生、经常失眠、抑郁者易发生偏食行为，而男生、住宿生不易发生偏食行为；男生、现在饮酒、经常失眠、网络成瘾、打架者易发生吸烟行为，而土家族学生、学习成绩好者不易发生吸烟行为；男生、现在吸烟、常感孤独、经常失眠、网络成瘾、打架者易发生饮酒行为，而土家族学生不易发生饮酒行为；独生子女、常感孤独、抑郁、上下学常感不安全者易发生自杀意念行为，而男生不易发生自杀意念行为；男生、抑郁、上网以玩游戏为主者易发生网络成瘾行为；高中生、抑郁者易发生缺乏锻炼行为，而男生、学习成绩好者不易发生缺乏锻炼行为；失眠及抑郁成为土家族、苗族青少年多种健康危险行为的危险因素。

（9）武陵民族地区青少年营养状况与健康危险行为之间存在着紧密联系，肥胖组中经常大量喝饮料、经常吃西式快餐、网络成瘾、经常或总是感到孤独、缺乏锻炼的学生相对较多；营养不良组中偏食、经常或总是失眠的学生相对较多；肥胖组中不吃或少吃早餐，营养不良组中有时吃早餐的学生相对较多。

（10）武陵民族地区不同体质水平青少年健康危险行为存在差异，体质水平为优秀的学生在喝饮料、吃甜食、偏食、缺乏锻炼、吸烟、饮酒、不良心理行为等方面明显好于不及格的学生；体质水平的高低不仅会影响青少年的身心健康，而且会对某些健康危险行为产生影响，健康危险行为同样也影响着学生的身体健康，同时与体质水平的高低也有着联系。为此，武陵民族地区青少年体质健康促进对策要针对武陵民族地区青少年体质水平与健康危险行为状况开展。

第一节　加强组织领导，建立三联防机制

一、政府加大对学校体育支持力度，加强对相关法规政策的督查

政府方面加大对武陵民族地区学校体育的扶持力度和资金投入，要统筹教育经费投入，切实保障学校体育经费。合理保证中小学校公用经费中用于体育的支出，并随公用经费标准提高而逐步增加。利用现有渠道，将学校体育场地设施建设、体育活动经费纳入本级财政预算和基本建设投资计划，并加大投入力度。结合各地的具体情况，细化和落实《中华人民共和国体育法》《中华人民共和国未成年人保护法》《中华人民共和国义务教育法》《学校体育工作条例》《学校卫生工作条例》等法规，认真贯彻《教育部、国家体育总局、共青团中央关于开展全国亿万学生阳光体育运动的通知》《中共中央、国务院关于加强青少年体育增强青少年体质的意见》《教育部关于印发切实保证中小学生每天一小时校园体育活动的规定》《教育部等部门关于进一步加强学校体育工作若干意见的通知》《国务院办公厅关于强化学校体育促进学生身心健康全面发展的意见》等有关文件精神，尤其加大对武陵民族地区教育行政部门和学校贯彻落实相关法规和政策的督促检查力度，促使相关法规和政策得到真正贯彻落实。

二、学校全面实施《国家学生体质健康标准》，加强学校体育工作

武陵民族地区学校要把体质健康素质作为评价学生全面健康发展的重要指标，积极争取专项资金进行体育场地建设和器材配备，加强体育师资和健康教育师资建设；丢掉"等、靠、要"等被动思想，突破陈规、积极创新、因陋就简、因地制宜，逐步建立在政府领导下，教育、体育、卫生和民委等部门共同参加的联席会议制度，统筹解决武陵民族地区学校体育卫生等有关问题。公安、司法、工商、文化等有关单位协助管理，加强对校园周边环境和娱乐场所的整治，为武陵民族地区青少年健康成长营造良好外部环境。按照《国家学校体育卫生条件试行基本标准》《中小学校体育设施技术规程》及相关学校建设标准和技术规范要求，加大学校体育设施建设力度，在基层公共体育设施建设中统筹规划学校体育设施，在义务教育经费保障机制和农村义务教育薄弱学校改造计划等项目中加大对体育设施建设和器材配备的支持力度，推动武陵民族地区学校体育设施和器材

逐步达到国家标准。大力推动武陵民族地区公共体育场馆和运动设施向青少年学生免费或优惠开放，学校体育场馆设施在课余和节假日应向学生开放。把增强学生体质，增进学生健康，促进学生全面发展作为学校教育的基本目标之一，加强政府统筹，加强条件保障，加强监督检查，确保学生体育课程和课余活动时间，切实提高学校体育质量，完善学校、家庭与社会密切结合的学校体育网络，促进体育与德育、智育、美育有机融合，不断提高武陵民族地区青少年体质健康水平和综合素质。加快武陵民族地区学校体育师资队伍建设，制订并落实配齐专职体育教师计划，多渠道配备好中小学校体育教师，特别是农村学校。建立健全体育教师培养体系，完善武陵民族地区农村学校教师特岗计划补充体育教师的机制。加大国培、省培、县域培训体育教师的力度，拓宽体育教师培训渠道，要保障体育教师在职务评聘、福利待遇、评优表彰等方面与其他学科教师同等待遇。对体育教师组织学生开展课外体育活动以及组织学生体质健康测试等工作，要纳入教学工作量。

三、加强学校、家庭、社区沟通，建立三联防机制

为了促进武陵民族地区青少年身心健康发展，学校应有计划、有针对性地开展健康教育课程（特别是心理健康教育）及各种健康危险行为预防的专题讲座，以提高青少年自我保护意识、自我保健意识和自我锻炼意识；倡导文明、健康的文体活动，可以适当的举行体育比赛、文娱活动、休闲活动等；可以采用"家长学校（或监护人学校）"的方式，提高家长或监护人的教育意识和健康认识，依托家访和家长会等形式，加强和家长（监护人）的联系和沟通，及时发现青少年各方面的问题，共同做好青少年的生活管理、学业支持和品行塑造的工作。

家庭在预防青少年健康危险行为和促进青少年健康成长上具有不可替代性，家庭教育能很好地预防青少年在吸烟、酗酒、网络成瘾等健康危险行为的发生。研究结果表明，核心家庭和大家庭一般处于和睦状态，对孩子的关注度较高，对孩子发生吸烟、酗酒、网络成瘾等危险行为起到一定的防范作用，但由于家长们"望子成龙，望女成凤"的心态，强制孩子过多参加培训班、辅导班等，造成孩子严重的心理负担，出现心理问题。然而在重组家庭、单亲家庭及其他类型家庭的环境中，孩子与父母沟通较少，很可能不能为孩子提供一个温馨的家庭环境，易造成孩子在行为上的偏离，各类危险行为的发生率会明显的增加。虽然武陵民族地区青少年的家庭以核心家庭和大家庭为主，但由于留守儿童较多，因此，家庭教育要加强面向家长，特别是面向祖辈家长的健康教育和关爱教育，通过家长

对子女良好的教育和正确引导，减少青少年健康危险行为的发生。重视家庭体育的开展，积极营造体育锻炼氛围，鼓励孩子在家时间参与体育锻炼，父母要身体力行，带头参加体育活动。

城市社区的街道委员会和乡镇社区的村委会应针对不同类型的家庭情况提供相应的帮助和指导，特别是留守儿童家庭和单亲家庭，并引导家长和孩子多交流，了解孩子的心里想法，做到合理的沟通。社区在面对一些亲子关系冷漠、家庭氛围恶劣的情况，应及时、及早积极介入，针对家庭特殊情况，通过开展"家长学校"给予指导和帮助、改善家庭氛围、加强交流与沟通。同时社区应该创立文明、健康、安全的社区环境，为青少年健康成长提供良好的外部环境，并与学校联合在社区开展积极健康、内容丰富、娱乐休闲的体育文化活动锻炼学生身体、净化心灵。武陵民族地区的学校、家庭与社区应加强沟通，密切协作，积极创造条件，共同预防和控制少数民族青少年健康危险行为，促进少数民族青少年身心健康发展。

第二节　加强健康教育，积极开展体质健康促进活动

一、加强学校体育卫生工作，积极开展健康促进活动

学校体育卫生工作开展情况直接关系到青少年体质健康发展，针对武陵民族地区儿童青少年超重、肥胖出现低龄化和体质发展整体水平不高的实际情况，加强武陵民族地区小学高年级和初中低年级儿童超重、肥胖的监测和预防；积极防治青春期常见疾病，消除各种阻碍生长发育的不良因素，提高武陵民族地区青少年身体充实度（特别是苗女）。要高度重视生长长期趋势的"双刃剑"效应，看到其积极影响的同时，也应关注其对终身健康可能产生的负面影响。由于生理机能、运动素质并不伴随身材高大而自行提升，需要各器官功能的协调、均衡发展，为此，要正确处理饮食调整和体育锻炼的关系，在保证各种营养素供给充足的同时，科学引导、帮助武陵民族地区青少年锻炼肌力、进行力量耐力和有氧训练（特别是苗族学生），注重胸廓及胸部肌肉力量的练习；加强学生心肺功能、力量素质和耐力素质锻炼，注意锻炼方法的科学性、多样性和灵活性，不断提高武陵民族地区青少年体质健康水平。

针对武陵民族地区青少年健康危险行为普遍存在，土女和初中生是饮酒行

为、苗男是吸烟、饮酒行为高发的潜在危险人群，土家族青少年的故意伤害行为以及苗族青少年的非故意伤害、不良饮食行为是预防重点等情况，武陵民族地区学校应尽早开展控烟、控酒、健康饮食、自我安全的教育。在此基础上对潜在危险人群进行生活技能教育，提高其应对压力的能力和自我保护意识，使其充分了解危险行为的危害和自身发生危险行为的潜在危机，形成积极、负责任、健康的生活态度，远离危险行为，从而降低危险行为发生的可能性。武陵民族地区学校在心理教育和咨询方面也应采取一些积极措施，通过设立心理咨询信箱、指导老师定期开展专题讲座和"心理热线"等方式，为青少年创设一个宽松、和谐的诉说氛围，及时了解青少年的心理动态。给予武陵民族地区青少年儿童（特别是留守儿童）更多的关爱，使其形成积极乐观、健康向上的生活态度，提高其心理社会适应能力，增强其自身抵御外界不良因素影响的能力。鉴于武陵民族地区青少年营养状况与健康危险行为之间存在着紧密联系，提示武陵民族地区学校一方面应开设营养健康相关课程，引导学生养成良好的饮食行为，尽量避免方便食品和快餐的食用，减少甜食、软饮料的摄取，做到平衡膳食、均衡营养；同时，针对学生监护人开展营养健康知识讲座或举办营养知识宣传活动等，增长学生和监护人营养知识，提高其健康意识，为学生营养状况的改善提供有力保障。另外，武陵民族地区学校、家庭、社会应采取联合行动，加强贫困山区留守学生的监管力度和关注程度，特别是自感学习成绩差的学生群体，为其健康成长提供帮助和支持。

二、引导学生科学饮食，培养学生良好饮食习惯

实地调查显示，武陵民族地区大部分学校，特别是小学学校的门口，流动摊位生意红火，每当学生上、下学的时候，摊位周围就被学生围得满满的，学生手里不是提着装有烧烤烟熏食物的食品袋，就是书包里藏着买来的饼干或膨化食品，这种不健康的饮食方式非常普遍。所以，在家里，学生家长一定要在学生上学前保证其早餐的质量，切勿敷衍了事。在学校，学校食堂要为学生提供安全营养的食物，并要求保证其食物的分量，不应唯利是图从而无法保证学生午餐的质量。另外，学生放学后的晚餐质量也不能忽视，晚餐不应以高糖分、高脂肪食物为主，应该让学生适量地食用新鲜水果、蔬菜和优质蛋白含量高的肉类。其次还要严格控制学生睡前加餐的习惯，睡前两小时的适当加餐可以促进学生的睡眠质量，但是不应以糖类食品为主，这样容易增加学生患龋齿和肥胖的风险。在学生饮食卫生方面，家长和老师必须积极正确的引导学生健康饮食，要求学生一日三

餐合理分配；不吃腌制、烟熏、油炸和腐制食品，不吃含食品添加剂高、糖分高、脂肪高的食物。并注意日常饮食卫生，养成饭前便后勤洗手，慢饮细嚼营养好的良好饮食卫生习惯。

三、制定和推出学生膳食营养政策，构建合理膳食管理制度

建立合理的膳食管理制度和政策是平衡儿童少年膳食的保证。武陵民族地区有关学校部门要制定一系列的膳食管理制度，如：《食堂人员职责》《膳管会职责》《饮食卫生制度》《食物管理人员制度》《食品消毒制度》等制度。解决食堂管理人员的编制问题，设立相应的岗位，建立一套完善的食堂管理系统，保证学生在校时的膳食营养。另外，国家和地方政府应该针对学生营养问题必须做出一系列膳食营养政策，并长期执行下去。如："学生饮用奶计划""学生饮用豆奶计划""学生营养午餐"和"寄宿制学生营养补助计划"等。调查中还发现，武陵民族地区农村中学生多数在校寄宿，这批学生当中大部分属于留守儿童，由于父母常年外出打工，学生的生活起居无人照顾，或者是由年老的祖父母或外祖父母照看，这些在校寄宿学生的营养状况与学校食堂制度和管理水平有着很大的联系，他们的营养健康更让人担忧，通过采取一系列的营养健康的补助政策，如"农村义务教育学生营养改善计划""建档立卡贫困家庭学生健康促进计划"，有利于武陵民族地区农村儿童青少年营养状况的改善和健康促进工作的开展。

四、合理安排学生作息时间，保证学生睡眠时间

研究结果显示，武陵民族地区青少年多数学习时间为 7~10 小时，部分学生的学习时间为 11~13 小时，甚至有少数学生学习时间超过 13 小时，远超过规定的学生在校学习 6 小时的时间，也远远超过成年人的正常工作 8 小时的时间。另外，本次研究发现，睡眠时间与学生营养状况之间差异具有高度显著性，而武陵民族地区青少年平均每天保证 8~9 小时睡眠的不到总人数的一半。所以，为了避免学生学习负担过重，学生睡眠时间不足，而影响学生的健康和学习的效率，学生家长和老师必须按照中小学生作息制度严格把关，培养学生按时作息的好习惯，保证小学生每天睡眠时间不少于 10 小时，初中学生不少于 9 小时，高中学生不少于 8 小时。

五、认真落实新课程标准，确保体育与健康教育开课率

武陵民族地区学校要按照国家课程方案和课程标准开足开好体育课程，严禁

削减、挤占体育课时间，确保体育与健康教育开课率。《学校卫生工作条例》第十三条中明确规定："学校应当把健康教育纳入教学计划，普通中小学必须开设健康教育课"。教育部颁布的有关文件指出："各小学、初中学校要按照国家规定的要求，切实落实每周0.5学时的健康教育时间，并安排1节健康教育课专题讲解营养科学知识"。武陵民族地区多数学校，特别是农村学校，因受课时和师资等方面的限制及"应试"教育的影响，大部分学校体育与健康教育的开课率不尽如人意，严重制约着中小学体育与健康教育的发展和学生营养状况的改善。为此，应加强体育与健康教育师资力量，通过对体育教师采取集中培训、培养专职健康教师及聘请健康教育专家进行专题讲座的形式，切实提高体育与健康教育教师的能力和水平，满足学校体育与健康教育需要。

第三节　强化体育课和课外锻炼，建立体质健康监测系统

一、加强体育与健康课教学，提高课堂教学质量

武陵民族地区学校体育与健康课程教学要以培养学生体育兴趣、养成体育锻炼习惯、掌握运动技能、增强学生体质为主线，完善国家体育与健康课程标准，结合地区情况和学校实际，制定体育与健康课程标准实施方案。武陵民族地区各地中小学校要按照国家课程方案和课程标准开足开好体育课程，严禁削减、挤占体育课时间，严格执行小学1～2年级4学时/周，3～6年级、初中3学时/周，高中2学时/周的要求。体育教学要加强体育与健康知识教育，注重运动技能学习，科学安排运动负荷，重视实践练习。研究制定运动项目教学指南，让学生熟练掌握一至两项运动技能，逐步形成"一校一品""一校多品"教学模式，努力提高体育课堂教学质量。关注学生体育能力和体质水平差异，做到区别对待、因材施教。充分利用现代信息技术手段，开发和创新体育教学资源，不断增强教学吸引力。

二、积极开发体育与健康课程资源，强化课外体育锻炼

武陵民族地区拥有丰富的民族民间体育课程资源，学校体育教师应突破陈规、积极创新、因陋就简、因地制宜，积极开发利用民族民间体育课程资源，将趣味性强、参与率高、健身价值突出的民族民间体育项目纳入学校体育课程，实

现少数民族学生体质增强与民族传统体育文化传承的"双赢"局面。以"健康第一"为指导思想，健全学生体育锻炼制度，遵循儿童青少年的年龄特点和身心发展规律，开展丰富多彩的课外体育活动，强化课外练习和科学锻炼指导，确保学生每天锻炼 1 小时，培养学生良好的体育锻炼行为和终身体育锻炼习惯。武陵民族地区各级各类学校要制订和实施体育与健康课程、大课间（课间操）和课外体育活动一体化的阳光体育运动方案。要创新体育活动内容、方式和载体，增强体育活动的趣味性和吸引力，着力培养学生的体育爱好、运动兴趣和技能特长，大力培养学生的意志品质、合作精神和交往能力，使学生掌握科学锻炼的基础知识、基本技能和有效方法，养成良好体育锻炼习惯和健康生活方式。武陵民族地区要健全学生体育锻炼制度，学校要将学生在校内开展的课外体育活动纳入教学计划，列入作息时间安排，与体育课教学内容相衔接，切实保证学生每天一小时校园体育活动落到实处。积极组织学生开展大课间体育活动，寄宿制学校要坚持每天出早操。鼓励学生积极参加校外全民健身运动，合理安排家庭"体育作业"，家长要支持学生参加社会体育活动，社区要为学生体育活动创造便利条件，逐步形成家庭、学校、社区联动，共同指导学生体育锻炼的机制。定期开展阳光体育系列活动和"走下网络、走出宿舍、走向操场"主题群众性课外体育锻炼活动，坚持每年开展学生冬季长跑等群体性活动，形成覆盖校内外的学生课外体育锻炼体系。

武陵民族地区学生课外体育锻炼与其营养状况之间关系紧密，研究结果显示，武陵民族地区多数学生课外体育锻炼不足，因此，应加强体育与健康课程教学，积极开展课外体育活动，提高学生体育锻炼意识，培养体育锻炼习惯，促使学生在闲暇时间里自觉从事体育锻炼。大力发展社区体育和农村体育，改善社区和农村体育基础设施，为学生课外体育锻炼营造良好的锻炼环境并创造浓重的锻炼氛围。学生家长应该积极的支持和正确的引导学生余暇时间参与体育锻炼。由于学生学习任务重，加上独生子女较多，家长过于爱护，从而过多地干涉学生的余暇生活方式，特别是体育锻炼的参与。在学生余暇生活里，家长首先考虑到的是学生的安全问题，其次，为了学生成绩好，并精心为学生安排各式各样的培训和文化补习，达到了保证其安全的目的，同时也提高了学生的学习成绩。殊不知，儿童好动的天性和小朋友相互间的交际活动对学生的成长和人格的培养起着至关重要的作用。

三、建立体质健康监测网络系统，实施定期监测制度

完善武陵民族地区学生体质健康测试和评价制度，做好学生体质健康检查制度，使学生体质健康监测制度与国家学生体质健康标准测试制度的配套衔接。武陵民族地区中小学校每年对学生进行体质健康测试，并将测试结果经教育部门审核后上报纳入国家学生体质健康标准数据管理系统；同时，按学生年级、班级、性别等不同类别在学校内公布学生体质健康测试总体结果，并将有关情况向学生家长通报，制定运动处方，督促学生参加课外体育活动。武陵民族地区各地要加强管理，创造条件，保证学生体质健康测试工作的顺利开展。要把学生体质健康水平作为学生综合素质评价的重要指标，将学生日常参加体育活动情况、体育运动能力以及体质健康状况等作为重要评价内容，因地制宜组织实施好初中毕业升学体育考试。

建立武陵民族地区青少年体质水平和健康危险行为监测网络系统，实施定期监测制度，做到监测数据的真实性、准确性和完整性；合理布点（校），加强监测队伍培训，实施定期监测并公布检测结果，让全社会客观了解武陵民族地区青少年体质水平和健康危险行为现状及存在的问题；将武陵民族地区青少年体质健康的监测、疾病预防、康复保健、膳食营养、心理咨询、运动指导等结合起来，通过多种途径和手段共同促进武陵民族地区青少年体质健康发展。同时，针对武陵民族地区农村青少年身心特点，研制武陵民族地区农村青少年体质与健康危险行为问卷。积极利用监测数据和调研数据，开展武陵民族地区青少年体质水平与健康危险行为流行状况的研究；进一步探讨武陵民族地区青少年体质下降和健康危险行为发生的影响因素，从多学科、多因素、多层面探讨遗传、生存环境、生活方式、民族文化等因素对少数民族青少年体质水平和健康危险行为的影响；加强武陵民族地区青少年体质水平与健康危险行为的关系研究；深入开展武陵民族地区青少年体质与健康危险行为影响机制的研究等。

参考文献

[1] 匡调元. 人体体质学[M]. 上海：上海中医学院出版社，1991：3−11.

[2] 陈明达，于道中. 实用体质学[M]. 北京：北京医科大学出版社，1993：11−27.

[3] 朱泓. 体质人类学[M]. 北京：高等教育出版社，2004.

[4] 黄新美. 体质人类学基础[M]. 广州：科学普及出版社广州分社，1983.

[5] 王琦. 中医体质学[M]. 北京：中国医药科技出版社，1995：1−2.

[6] 编写组. 实用体质骨病学[M]. 北京：人民卫生出版社，1998：1.

[7] 山东省人民医院编写组. 实用妇产科学[M]. 济南：山东科学技术出版社，1978：389.

[8] 沈渔屯. 精神病学[M]. 北京：人民卫生出版社，1988：136.

[9] 何仲恺. 体质与健康关系的理论与实证研究 [D]. 北京：北京体育大学，2001：1−26，62−69.

[10] 王琦. 中医体质学说的基本原理[J]. 北京中医药大学学报，1989 (1)：8.

[11] 叶广俊. 现代儿童少年卫生学[M]. 北京：人民卫生出版社，1999：13−14，240−255，457−479.

[12] 季成叶，胡佩瑾，何忠虎. 中国儿童青少年生长长期趋势及其公共卫生意义[J]. 北京大学学报（医学版），2007，39 (2)：126−131.

[13] 胡佩瑾，季成叶. 青少年成年身高的长期变化及其影响因素[J]. 中华预防医学杂志，2005，39 (6)：421−424.

[14] NIEWENWEG R，SMIT M L，WALENKAMP M J，et al. Adult height corrected for shrinking and secular trend[J]. AnnHum Biol，2003，30：563−569.

[15] ONG K K，AHMED M L，DUNGER D B. Lessons from large population studies on timing and tempo of puberty（secular trends and relation to body size）：the European trend[J]. Mol Cell Endocrinol，2006，254−255：8−12.

[16] BI ZHENWANG，JI CHENGYE. Secular growth changes in body height and weight in children and adolescents in Shandong，China between 1939

and 2000[J]. AnnHum Biol，2005，32：650－665.

[17] 季成叶. 注意生长长期变化的双面效应[J]. 中华预防医学杂志，2002，36
（2）：75－76.

[18] 林碗生，肖建文，叶恭绍. 中国汉族儿童生长的长期趋势[J]. 人类学学
报，1989，8（4）：355－366.

[19] NORTON K，OLDS T. Morphological evolution of athletes over the 20th
century：causes and consequences[J]. Sports Med，2001，31：763－783.

[20] 张天成. 少数民族儿童青少年生长长期变化趋势分析[J]. 中国公共卫生，
2010，26（10）：1217－1219.

[21] 中国学生体质与健康调研组. 1985 年中国学生体质与健康研究[M]. 北
京：人民教育出版社，1987：1500－1519.

[22] 中国学生体质与健康研究组. 2000 年中国学生体质与健康调研报告[M].
北京：高等教育出版社，2002：620－637.

[23] 中国学生体质与健康研究组. 2014 年中国学生体质与健康调研报告[M].
北京：高等教育出版社，2016：1－56，530－676.

[24] 三野耕，等. 根据身高横剖面资料推算身高发育高峰年龄[J]. 日本卫生学
杂志，1980，35（1）：301.

[25] 工藤阳子，等. 根据身高的发育高峰年龄分析我国的发育促进现象[J]. 日
本卫生学杂志，1976，31（2）：378－355.

[26] 松本健治，等. 根据各都道府县身高发育高峰年龄分析都市化的影响[J].
日本卫生学杂志，1980，35（4）：676－653.

[27] MATSUMOTO K，MIYATA H，MINO T，et al. Calculation method of
the maximum growth age in height[J]. Wakayama Med. Rep，1978，21：
79（in Japanese）.

[28] 季成叶. 中国青少儿生长长期变化和干预建议[J]. 中国公共卫生，2002，
18（6）：641－642.

[29] 袁捷，林碗生. 中国学生身高发育高峰年龄的研究[J]. 体育科学，1991，
11（4）：39－42.

[30] COLE T J. The secular trend in human physical growth：abiological view[J].
Econ Hum Biol，2003，1（2）：161－168.

[31] 蔡秋茂，聂少萍，许燕君. 广东省 7～18 岁儿童青少年生长发育长期趋势
分析[J]. 中山大学学报：医学科学版，2013，34（6）：960－965.

［32］中国学生体质健康调研组. 中国学生体格发育状况动态分析［J］. 中华预防医学杂志，2002，36（2）：77—80.

［33］KIM J，MUST A，FITZMAURICE G M，et al. Incidence and remission rates of overweight among children aged 5 to 13 years in a district wide school surveillance system［J］. Am J Public Health，2005，95（9）：1588—1594.

［34］BARLOW S E，DIETZ W H. Obesity evaluation and treatment：Expert committee recommendations［J］. Pediatrics，1998，102（3）：29.

［35］PAPADIMITRIOU A. Sex differences in the secular changes in pubertal maturation［J］. Pediatrics，2001，108：65.

［36］龙翔，陶芳标，黄锟，等. 安徽省 1985—2005 年中小学生生长交叉变化［J］. 中国公共卫生，2007，23（11）：1320—1321.

［37］张天成，张福兰，郑丽. 湘西州土家族与苗族中学生健康危险行为分析［J］. 中国公共卫生，2013，29（9）：1272—1276.

［38］RITCHIE L D，IVEY S L，WOODWARD-LOPEZ G，et al. Alarming trends in pediatric overweight in the United States［J］. Soz Pravent Med，2003，48：168—177.

［39］中共中央、国务院. 中共中央国务院关于加强青少年体育增进青少年体质健康的意见［N］. 人民日报，2007—05—25（1）.

［40］张玉清，于道中. 中国汉族学生身体素质的研究［J］. 北京体育师范学院学报，1990（1）：34—40.

［41］江崇民，张一民. 中国体质研究的进程与发展趋势［J］. 体育科学，2008，28（9）：25—33.

［42］张宗国. 影响《国家学生体质健康标准》测试结果的主客观因素分析［J］. 体育科学，2009，29（9）：86—91.

［43］胡利军，杨远波. 社会经济发展与国民体质关系的研究［J］. 体育科学，2005，25（5）：3—10.

［44］季成叶，胡佩瑾，何忠虎. 中国儿童青少年生长长期趋势及其公共卫生意义［J］. 北京大学学报：医学版，2007，39（2）：126—131.

［45］张天成. 湘西州土家族与苗族中学生健康危险行为分析［J］. 中国公共卫生，2013，29（9）：1272—1276.

［46］张天成. 土家族和苗族儿童青少年生长长期变化趋势分析［J］. 中国公共卫生，2015，31（3）：292—295.

［47］叶广俊. 现代儿童少年卫生学［M］. 北京：人民卫生出版社，1999：13－14，240－255，457－479.

［48］季成叶. 儿童少年卫生学［M］. 6 版. 北京：人民卫生出版社，2007：67－70.

［49］季成叶. 中国青少年健康相关/危险行为调查综合报告 2005［M］. 北京：人民卫生出版社，2007：38－43，60，83，114，322－334.

［50］韦琳. 青少年健康危险行为现状及干预研究进展［J］. 中国公共卫生，2011，27（7）：933－934.

［51］李馥程，孙继东，赵艳华，等. 北京市怀柔区中学生 2010 年健康危险行为监测结果分析［J］. 职业与健康，2011，27（9）：973－975.

［52］郭宁晓，潘国新，丘春萍，等. 广州市海珠区青少年健康危险行为调查［J］. 职业与健康，2011，27（16）：119－121.

［53］郭亚文，徐大麟，周祖华，等. 上海市静安区中学生健康相关行为监测结果分析［J］. 中国学校卫生，2006，27（4）：334－336.

［54］孙莉，朱鸿斌，张成云，等. 四川省城市青少年健康危险行为现状分析［J］. 中国学校卫生，2006，27（12）：1069－1072.

［55］苏玲. 福建省青少年健康危险行为流行现况及其影响因素的研究 ［D］. 福州：福建医科大学，2008：12.

［56］刘国琴，李宁秀，毛立坡. 贵州省少数民族健康价值与健康相关行为分析［J］. 四川大学学报，2007，38（3）：475－479.

［57］文理中. 湘西土家族、苗族中学生营养状况及其社会环境影响因素的研究［D］. 吉首：吉首大学，2010：13.

［58］程昊龙，莫宝庆. 监护人饮食行为对学龄前儿童挑食偏食行为的影响［J］. 中国学校卫生，2011，32（2）：155－156.

［59］马冠生，胡小琪. 我国城市儿童少年饮食行为的现况调查［J］. 中国食物与营养，2001（1）：16－18.

［60］金星明. 儿童饮食行为问题［J］. 中国儿童保健杂志，2010，18（7）：537－538.

［61］张妍，许明. 天津市东丽区中学生健康相关行为监测结果［J］. 职业与健康，2010，26（12）：1400－1401.

［62］刘辉，任香梅，孙照平. 南京市县乡中学生健康相关行为调查［J］. 中国学校卫生，2008，29（11）：985－986，988.

［63］薛艳丽. 儿童饮食行为新概念［J］. 儿童与健康杂志，2004（6）：34－35.

[64] 冯翔，郑琳，陈秋莲，等. 青春期女生食物选择倾向和节食行为调查[J]. 中国健康教育，2004，20（11）：983－986.

[65] 王绍华，张镇权，闫丽艳，等. 北京市延庆县青少年健康相关危险行为调查[J]. 中国公共卫生，2012，28（1）：113－114.

[66] 李芳健，王家骥，麦锦城，等. 广州市青少年危害健康行为调查[J]. 中国公共卫生，2007，23（2）：166－168.

[67] 杨圣敏. 中国民族志[M]. 修订本. 北京：中央民族大学出版社，2003：383.

[68] 王舒. 略论湘西土家族的民族文化 [D]. 重庆：重庆大学，2010.

[69] 罗春燕，彭宁宁，朱蔚，等. 上海市青少年危险行为现状研究（三）：吸烟、饮酒与易成瘾药物使用情况[J]. 中国校医，2003，17（2）：100－103.

[70] 孙江平，宋逸，马迎华，等. 中国五省市中学生危险行为调查报告（三）：吸烟、饮酒与成瘾类药物滥用情况[J]. 中国学校卫生，2001，22（5）：396－398.

[71] 黄发源，陶芳标. 中学生饮酒行为与危害健康行为相互影响的研究[J]. 安徽预防医学杂志，2000，6（1）：11－13.

[72] 张志群，郭兰婷. 中学生自杀意念的相关因素研究[J]. 中国心理卫生杂志，2003，17（12）：852－855.

[73] 梁军林，孙录，赵静波，等. 中学生自杀意念发生率及其影响因素分析[J]. 临床精神医学杂志，2000，10（3）：144－146.

[74] 刘凤仁，梁享生，朱克京. 大学生网络成瘾的影响因素分析[J]. 公共卫生与预防医学，2004，15（6）：41－44.

[75] 祝丽玲，赵自雄，姚嵩坡，等. 大学生网络成瘾的多因素研究[J]. 中国学校卫生，2005，26（3）：229－230.

[76] 孙江平，陈晶琦，宋逸，等. 中国五省市中学生危险行为调查报告（四）：日常饮食和体育锻炼状况[J]. 中国学校卫生，2001，22（6）：482－484.

[77] 苏玲. 福建省青少年健康危险行为流行现况及其影响因素的研究 [D]. 福州：福建医科大学，2008.

[78] 唐甜，熊鸿燕，卞永桥，等. 重庆地区人群中的健康危险行为簇聚特征研究[J]. 第三军医大学学报，2009，31（10）：967－969.

[79] 韦琳，王萍，覃彦香. 柳州市青少年健康危险行为聚集模式分析[J]. 中国公共卫生，2011，27（6）：737－740.

[80] 星一，季成叶，张琳. 中国北方两城市青少年健康危险行为聚集模式分析[J]. 中国行为医学科学，2005，14（8）：740-741，744.

[81] 张福兰，杨琪，张天成，等. 湘西州土家族与苗族青少年健康危险行为影响因素分析[J]. 卫生研究，2015，44（2）：257-263，269.

[82] 张福兰，张天成，熊静梅，等. 湘西州土家族与苗族中学生吸烟和饮酒行为及影响因素分析[J]. 卫生研究，2015，44（5）：750-755，766.

[83] 张天成，张福兰，郑丽. 湘西州土家族与苗族中学生健康危险行为分析[J]. 中国公共卫生，2013，29（9）：1272-1276.

[84] 刘伟佳，张维蔚，麦锦城. 广州市中小学生伤害影响因素分析[J]. 中国公共卫生，2010，26（3）：311-312.

[85] 张福兰，张天成，熊静梅，等. 湘西州土家族、苗族青少年成瘾行为及影响因素[J]. 中国公共卫生，2015，31（11）：1381-1385.

[86] 王梅，温煦，吕燕，等. 家庭结构对于青少年健康行为的影响[J]. 体育科学，2012，32（5）：34-41.

[87] 《国家学生体质健康标准解读》编委会. 国家学生体质健康标准解读[M]. 北京：人民教育出版社，2007.

[88] 丛湖平. 体育统计学[M]. 2版. 北京：高等教育出版社，2007：74-75.

[89] 中华人民共和国教育部学生体质健康网. 教育部关于印发《国家学生体质健康标准（2014年修订）》的通知［EB/OL］. ［2014-07-28］http：//www. csh. edu. cn/index. htm.

[90] 黎逢保，胡彩霞，付本燕. 岳阳市城区中学生营养状况调查[J]. 中国学校卫生，2009，30（6）：491-492.

[91] 吴绍晶. 抚顺市中小学生营养状况调查[J]. 中国公共卫生，2007，23（6）：753.

[92] 高荷蕊，史平，王丹. 北京市石景山区中学生饮食行为状况分析[J]. 中国学校卫生，2012，33（1）：15-18.

[93] 罗海燕，潘小群，刘辉. 南京市中学生饮食行为及其影响因素分析[J]. 中国学校卫生，2007，28（10）：920-921.

[94] 聂少萍，马文军，李海康，等. 广东省城市青少年成瘾行为流行状况分析[J]. 中国学校卫生，2008，29（7）：598-600.

[95] 林志萍. 城市儿童的饮食行为及其影响因素和对健康影响的研究［D］. 福州：福建医科大学，2004.

[96] ELLO-MARTIN J A，LEDIKWE J H，ROLLS B J．The influence of food portion size and energy density on energy intake：implications for weight management[J]．Am JClin Nutr，2005，82：236−241．

[97] SUPREET K，UMESH K，PREETI S．Pattern of chronic diseases a-mongst adolescent obese children in developing countries[J]．Current Sci，2005，88（7）：1052−1056．

[98] 孙海嵩．儿童肥胖的危害与预防[J]．实用全科医学，2003，1（1）：68−69．

[99] 倪睿．杭州市中小学生体质健康调查及健康危险因素研究［D]．上海：复旦大学，2012．

[100] 李颖，孙长颢，杨狄，等．哈尔滨市学生营养状况及其影响因素的调查[J]．中国公共卫生，2003，19（9）：1092−1093．

[101] 李楠，荫士安．当前我国儿童的营养状况[J]．中国儿童保健杂志，2005，13（1）：62−64．

[102] 胡小琪，范轶欧，郝利楠，等．我国7城市中小学生早餐行为的调查[J]．营养学报，2010，32（1）：39−42，46．

[103] 牟劲松，罗家有，李艳萍，等．中国农村留守儿童营养状况及影响因素研究[J]．中华流行病学杂志，2009，30（5）：439−442．

[104] 胡小琪，马冠生，马文军，等．中国4城市中小学生早餐行为调查[J]．卫生研究，2002，31（4）：273−274，278．

[105] 李妮娜，王洪婧，李峥．潍坊市中学生饮食行为问题及相关影响因素分析[J]．济宁医学院学报，2010，33（5）：353−356．

[106] 贾俐挺，王黎荔，山若青，等．温州市小学生超重肥胖现状及其影响因素分析[J]．卫生研究，2013，42（2）：269−272．

[107] 邓晓娟，徐亮，由天辉，等．广州市中学生营养状况及影响因素调查[J]．中国学校卫生，2007，28（11）：1012−1013．

[108] 曹若湘，王绍丽．北京市学生肥胖流行状况与行为影响因素分析[J]．中国学校卫生，2005，26（7）：563−564．

[109] 李印东，吕金昌，李永进，等．北京市顺义区小学生体力活动现况调查[J]．卫生研究，2011，40（5）：658−659．

[110] 宋丹，武光林，孙桂香，等．小学生肥胖与运动及时间支配相关因素关系的研究[J]．天津医科大学学报，2007，13（4）：573−575．

[111] 李敏，刘洋，徐佩茹，等. 新疆伊犁地区哈萨克族 6~13 岁儿童超重与肥胖状况及其影响因素[J]. 中华预防医学杂志，2011，45（6）：506－511.

[112] 宋逸，张芯，马军，等. 2010 年中国中小学生超重与肥胖的行为影响因素[J]. 中华预防医学杂志，2012，46（9）：789－795.

[113] 阳赣萍，王一任，左双燕，等. 中国小学生肥胖干预效果的 Meta 分析[J]. 中华预防医学杂志，2011，45（10）：944－948.

[114] 肖延风. 肥胖儿童自我意识与心理行为特征[J]. 中国儿童保健杂志，2010，18（8）：634－635.

[115] 林志萍. 城市儿童的饮食行为及其影响因素和对健康影响的研究 [D]. 福州：福建医科大学，2004.

[116] 龚海英，沈丽琴，韩海军，等. 成都市小学生营养状况调查[J]. 中国学校卫生，2012，33（1）：80－81.

[117] 俞惠飞，殷志跃. 舟山市 529 名小学生营养状况追踪分析[J]. 中国学校卫生，2003，24（1）：43－44.

[118] 郭庆祥，宋秀华，赵新风，等. 青岛市四方区小学生营养状况调查分析[J]. 中国公共卫生，2004，20（9）：1116－1117.

[119] 陈静. 锦州铁路地区小学生营养状况追踪分析[J]. 中国学校卫生，2003，24（5）：481.

[120] 张芝芬. 绍兴市小学生家长营养认知行为及相关因素分析[J]. 现代预防医学，2010，37（3）：509－511.

[121] 刘国宁，王声湧，荆春霞，等. 广州市某重点小学学生营养状况调查[J]. 中国学校卫生，2007，28（8）：637－638.

[122] 季成叶. 儿童少年卫生学[M]. 6 版. 北京：人民卫生出版社，2008：67－70.

[123] 高刚，左平国，孙桂菊，等. 淮安和南京中小学生营养状况调查研究[J]. 卫生研究，2009，38（3）：313－314.

[124] 段丹辉，李林艳，朱明元，等. 看护人营养行为对农村留守儿童膳食摄入的影响的调查[J]. 卫生研究，2011，40（5）：608－610.

[125] 何广立，韦镇萍，杨庆松，等. 镇江市 12~14 岁学生营养状况及其影响因素分析. 疾病控制杂志，2005，9（5）：409－411.

[126] 段丹辉，李林艳，朱明元，等. 看护人营养行为对农村留守儿童膳食摄入的影响的调查[J]. 卫生研究，2011，40（5）：608－610.

[127] 赵伟明，李吴萍，陶秀娟，等. 营养教育对学生饮食行为及营养状况的影

响[J]. 中国妇幼保健，2011，26（12）：1780－1782.

[128] 李敏，刘洋，徐佩茹，等. 新疆伊犁地区哈萨克族 6～13 岁儿童超重与肥胖状况及其影响因素[J]. 中华预防医学杂志，2011，45（6）：506－511.

[129] 张崛，郭红侠，崔永强，等. 2010—2011 学年北京市昌平区中小学生营养状况监测结果分析[J]. 中华全科医学，2012，10（7）：1129－1130.

[130] 李娜，章荣华，顾昉，等. 浙江省中小学生生长发育及营养状况[J]. 中国学校卫生，2013，34（1）：71－74.

[131] 李丽，刘宇珠. 2010 年大理州中小学生营养状况分析[J]. 预防医学论坛，2012，18（10）：763－766.

[132] 中国学生体质与健康研究组. 2010 年中国学生体质与健康调研报告［R］. 北京：高等教育出版社，2012：81－82，538－540.

[133] 国务院常务会议决定启动实施农村义务教育学生营养改善计划[J]. 农村工作通讯，2011（21）：4.

[134] 王梦奎. 为了国家的未来：改善贫困地区儿童营养状况试点报告[M]. 北京：中国发展出版社，2009.

[135] 刘宇珠，陈晓明，和建华，等. 1985—2010 年大理市白族学生体质发育状况分析[J]. 预防医学论坛，2012，8：621－623.

[136] 季成叶，尹小俭. 布依族和水族儿童青少年营养状况分析[J]. 中国学校卫生，2014，35（9）：1286－1288.

[137] 熊琰，王莉娜，王蓓. 我国儿童单纯性肥胖影响因素的 Meta 分析[J]. 中国学校卫生，2009，30（4）：375－378.

[138] 季成叶，陈天娇. 大理白族儿童青少年营养现状与发展趋势[J]. 中国学校卫生，2014，35（9）：1289－1292.

[139] 杨旭，黎剑，尹跃龙，等. 靖州县侗族学龄前儿童 10 年生长发育及营养状况[J]. 实用预防医学，2006，13（6）：1593－1594.

[140] 季成叶. 中国纳西族儿童青少儿营养促进实施状况及其建议[J]. 中华流行病学杂志，2013，35（1）：17－19.

[141] 季成叶，张欣. 贵州侗族儿童青少年营养状况与发展趋势[J]. 中国学校卫生，2014，35（9）：1293－1296.

[142] 季成叶，尹小俭. 贵州省苗族儿童青少年营养状况与体格发育动态变化[J]. 中国学校卫生，2014，35（9）：1282－1285.

[143] 白彩琴. 山西省贫困地区中小学生营养现状与影响因素的调查分析 ［D］. 太原：山西大学，2005.

[144] 沈洁，谷卫. 儿童肥胖症的干预治疗[J]. 国外医学内分泌学分册，2004，24（6）：404－406.

[145] 张福兰，张天成，文理中. 湘西州土家族、苗族中学生营养状况分析[J]. 中国公共卫生，2012，28（12）：1623－1625.

[146] 张天成，张福兰，郑丽. 湘西州土家族与苗族中学生健康危险行为分析[J]. 中国公共卫生，2013，29（9）：1272－1276.

[147] 王梅，温煦，吕燕，等. 家庭结构对于青少年健康行为的影响[J]. 体育科学，2012，32（5）：34－41.

[148] 张天成，张福兰，郑丽. 湘西州土家族与苗族中学生健康危险行为分析[J]. 中国公共卫生，2013，29（9）：1272－1276.

[149] 韦琳，王萍，覃彦香. 柳州市青少年健康危险行为聚集模式分析[J]. 中国公共卫生，2011，27（6）：737－739.

[150] 谭平平. 体育测量与评价[M]. 桂林：广西师范大学出版社，1996：166.

[151] 张玉清，于道中. 中国汉族学生身体素质的研究[J]. 北京体育师范学院学报，1990（1）：34－40.

[152] 江崇民，张一民. 中国体质研究的进程与发展趋势[J]. 体育科学，2008，28（9）：25－33.

[153] 胡利军，杨远波. 社会经济发展与国民体质关系的研究[J]. 体育科学，2005，25（5）：3－10.

[154] 池建. 国民体质健康研究的思考[J]. 北京体育大学学报，2009，32（12）：1－4.

[155] 季成叶. 注意生长长期变化的双面效应[J]. 中华预防医学杂志，2002，36（2）：75－76.

[156] ONG K K，AHMED M L，DUNGER D B. Lessons from large population studies on timing and tempo of puberty（secular trends and relation to body size）：the European trend[J]. Mol Cell Endocrinol，2006：254－255，8－12.

[157] BI ZHENWANG，JI CHENGYE. Secular growth changes in body height and weight in children and adolescents in Shandong，China between 1939 and 2000[J]. AnnHum Biol，2005，32：650－665.

[158] NORTON K，OLDS T. Morphological evolution of athletes over the 20th

century: causes and consequences. Sports Med, 2001, 31: 763−783.

[159] 张天成. 少数民族儿童青少年生长长期变化趋势分析[J]. 中国公共卫生, 2010, 26 (10): 1217−1219.

[160] 龙翔, 陶芳标, 黄锟, 等. 安徽省 1985—2005 年中小学生生长交叉变化[J]. 中国公共卫生, 2007, 23 (11): 1320−1321.

[161] 张天成, 陆盛华, 张福兰, 等. 中国少数民族学生营养状况分析[J]. 中国公共卫生, 2008, 22 (11): 1313−1314.

[162] WALTZES D L, CAIAFFA W T, CORREIA M I. Hospital malnutrition: the Brazilian national survey[J]. Nutrition. Nutrition, 2001, 17 (7−8): 573−580.

[163] DIETZ W H, BELLIZZI M C. Introduction: the use of bod Williansy mass index to assess obesity in children[J]. Am J Clin Nutr, 1999, 70 (1): 123.

[164] BAILLIE-HAMILTON P F. Chemical toxins: a hypothesis to explain the global obesity epidemic[J]. J Alterm Complem Ned, 2002, 54 (5): 423−436.

[165] 中国学生体质与健康研究组. 2000 年中国学生体质与健康调研报告[M]. 北京: 高等教育出版社, 2002: 103−108.

[166] DIETZ W H. Prevalence of the metabolic syndrome among US adults: findings from the Third National Health and Nutrition Examination Survey[J]. JAMA, 2002, 287: 356−359.

[167] 肖延风, 何宏灵, 杨玉凤. 单纯肥胖儿童家庭因素的病例对照研究[J]. 中国公共卫生, 2001, 17 (11): 1002−1003.

[168] MARTORELL R, KETTEL L, HUGHES M L, et al. Overweight and obesity in preschool children from developing countries[J]. Int J Obes Relat Metab Disord, 2000, 24: 959−967.

[169] PALOU A, SERRA F, BONET M L, et al. Obesity: molecular bases of a multifactorial problem. Eur J Nutr, 2000, 39 (4): 127−144.

[170] BI ZHENWANG, JI CHENGYE. Secular growth changes in body height and weight in children and adolescents in shandong, China between 1939 and 2000[J]. Ann Hum B iol, 2005, 32: 650−665.

[171] COLE T J. The secular trend in human physical growth: a biological view[J]. Econ Hum Biol, 2003 (1): 161−168.

[172] RITCHIE L D, IVEY S L, WOODWARD-LOPEZ G, et al. Alarming trends in pediatric overweight in the United States[J]. Soz PraventMed, 2003, 48: 168−177.

[173] 官雪鸿, 安建钢, 关明杰. 包头市城郊中学生营养状况调查[J]. 中国公共卫生, 2013, 29 (5): 716−718.

[174] 周丛改. 体育强国目标下青少年体质健康促进机制探讨[J]. 成都体育学院学报, 2011, 37 (6): 33−36.

[175] 黄柳倩. 1985—2010 年广西瑶、壮、汉族 7～18 岁学生体质状况的比较研究[J]. 体育科学, 2013, 33 (3): 62−70.

[176] 张世威, 郝文亭, 张雅玲. 我国藏族与塔吉克族学生身体素质比较研究[J]. 中国体育科技, 2012, 48 (5): 92−99.

[177] 郭秀文, 昊强, 张兰. 甘肃省汉族学生身体形态生长长期趋势的研究[J]. 中国体育科技, 2012, 48 (3): 83−89.

[178] 赵霞. 我国汉族学生体质发展趋势研究[J]. 体育学刊, 2012, 19 (2): 100−103.

[179] 陈培友, 孙庆祝. 青少年体质健康促进管理模式的创新[J]. 体育学刊, 2014, 21 (2): 34−39.

[180] 杜发强, 樊晶晶. 我国青少年学生体质健康致因探析[J]. 体育与科学, 2014, 35 (3): 60−67.

[181] 杨云娟, 常利涛, 吕慧, 等. 中国部分民族儿童青少年超重肥胖流行态势及影响因素[J]. 中国学校卫生, 2016, 37 (8): 1147−1150.

[182] 周婷, 王婉宜, 孙晓蒙, 等. 中国 7～18 岁儿童青少年超重肥胖危险因素 meta 分析[J]. 中国公共卫生, 2016, 32 (10): 1444−1148.

[183] 贾小芳, 王惠君, 王丹彤. 中国 12 省市儿童青少年身体活动和静坐行为分析[J]. 卫生研究, 2016, 45 (3): 394−397.

[184] 秦春莉, 罗炯, 孙逊, 等. 社会资本因素对青少年健康行为的影响研究[J]. 中国体育科技, 2016, 52 (2): 106−114.

[185] 马德浩, 季浏. 我国中小学生体质健康中存在的问题、致因及其对策[J]. 西安体育学院学报, 2017, 34 (2): 182−188.

附 录

附录一　1985—2014 年武陵民族地区青少年
体质状况变化图和表

表 1　土家族学生 1985 年与 2014 年各年龄组身高平均增长值比较（厘米）

性别	年龄	1985 年			2014 年			差值	T 值	显著性
		N	$\overline{X}$	S	N	$\overline{X}$	S			
男	7	95	116.51	4.95	106	119.32	4.93	2.81	4.03	***
	8	100	120.86	4.31	116	125.83	5.46	4.97	7.34	***
	9	100	125.23	5.45	100	129.30	5.69	4.07	5.17	***
	10	100	129.24	6.23	108	136.86	5.35	7.62	9.48	***
	11	100	133.90	5.40	132	142.03	7.57	8.13	9.12	***
	12	100	138.26	6.64	85	146.64	8.33	8.38	7.61	***
	13	100	143.56	7.10	109	153.72	7.96	10.16	9.70	***
	14	100	151.27	7.50	107	160.89	6.18	9.62	10.10	***
生	15	100	156.87	5.51	112	163.02	5.39	6.15	8.21	***
	16	100	160.27	4.34	107	165.41	5.74	5.14	7.23	***
	17	100	162.04	4.54	110	166.94	5.29	4.90	7.17	***
	18	100	163.01	4.94	104	166.31	5.36	3.30	4.57	***
7~18 岁平均值			141.75			148.02		6.27		
女	7	98	115.60	4.26	105	118.22	4.75	2.62	4.13	***
	8	100	119.87	5.17	107	125.54	5.53	5.67	7.61	***
	9	100	125.32	4.94	118	129.29	5.57	3.97	5.52	***
	10	100	128.81	5.73	107	137.39	7.31	8.58	9.35	***
	11	100	135.31	6.42	110	143.65	6.58	8.34	9.28	***
	12	100	140.46	6.03	98	147.84	6.29	7.38	8.43	***

性别	年龄	1985 年			2014 年			差值	T值	显著性
		N	$\overline{X}$	S	N	$\overline{X}$	S			
生	13	100	144.48	5.54	110	151.85	5.60	7.37	9.57	***
	14	100	149.15	5.05	110	153.23	4.65	4.08	6.10	***
	15	100	150.57	4.51	109	154.36	4.40	3.79	6.15	***
	16	100	151.65	4.74	106	154.02	4.30	2.37	3.76	***
	17	92	151.23	4.87	114	154.33	4.85	3.10	4.55	***
	18	83	152.98	4.29	102	153.94	4.38	0.96	1.50	
7~18 岁平均值			138.79			143.64		4.85		

注：*，$P<0.05$；**，$P<0.01$；***，$P<0.001$

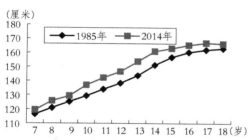

图 1　土家族男生 1985—2014 年各年龄组
身高平均增长值曲线

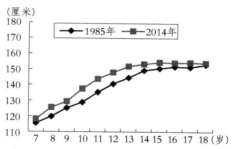

图 2　土家族女生 1985—2014 年各年龄组
身高平均 增长值曲线

表 2　土家族学生 1985 年与 2014 年各年龄组体重平均增长值比较（千克）

性别	年龄	1985 年			2014 年			差值	T值	显著性
		N	$\overline{X}$	S	N	$\overline{X}$	S			
男	7	95	20.24	2.48	106	21.78	3.57	1.54	3.51	***
	8	100	22.08	2.15	116	25.81	5.45	3.73	6.42	***
	9	100	23.91	2.67	100	27.49	6.24	3.58	5.27	***
	10	100	26.12	3.60	108	33.23	7.12	7.11	8.98	***
	11	100	28.91	3.59	132	38.59	11.31	9.68	8.25	***
	12	100	31.26	4.30	85	40.65	9.87	9.39	8.60	***
	13	100	35.73	5.84	109	45.54	10.76	9.81	8.09	***

续表

性别	年龄	1985 年			2014 年			差值	T值	显著性
		N	$\overline{X}$	S	N	$\overline{X}$	S			
生	14	100	40.96	7.62	107	51.09	10.00	10.13	8.16	***
	15	100	46.91	5.19	112	54.97	11.04	8.06	6.67	***
	16	100	51.51	4.71	107	56.61	9.66	5.10	4.78	***
	17	100	52.43	4.75	110	59.20	9.70	6.77	6.32	***
	18	100	54.15	5.26	104	59.84	10.65	5.69	4.81	***
7~18 岁平均值			36.18			42.90		6.72		
	7	98	19.70	2.18	105	20.68	2.61	0.98	2.89	**
	8	100	21.43	2.47	107	24.73	4.90	3.30	6.05	***
	9	100	24.18	2.70	118	26.54	4.71	2.36	4.43	***
女	10	100	26.15	3.40	107	31.22	6.73	5.07	6.77	***
	11	100	29.93	4.09	110	35.98	6.63	6.05	7.86	***
	12	100	33.20	4.94	98	41.70	9.45	8.50	7.95	***
	13	100	37.81	5.73	110	44.68	8.18	6.87	6.98	***
	14	100	42.99	4.69	110	48.01	7.98	5.02	5.49	***
生	15	100	46.02	4.88	109	48.78	7.71	2.76	3.06	**
	16	100	48.48	4.47	106	50.02	7.72	1.54	1.74	
	17	92	49.01	4.92	114	49.85	7.73	0.84	0.90	
	18	83	49.65	4.37	102	50.04	6.68	0.39	0.46	
7~18 岁平均值			35.71			39.35		3.64		

注：*，$P<0.05$；**，$P<0.01$；***，$P<0.001$

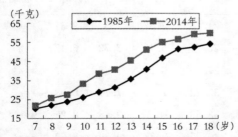

图3　土家族男生 1985—2014 年各年龄组
体重平 均增长值曲线

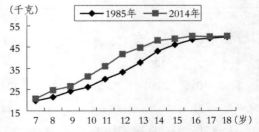

图4　土家族女生 1985—2014 年各年龄组
体重平均增长值曲线

表 3 土家族学生 1985 年与 2014 年各年龄组胸围平均增长值比较（厘米）

性别	年龄	1985 年			2014 年			差值	T值	显著性
		N	$\overline{X}$	S	N	$\overline{X}$	S			
男	7	95	56.36	2.78	106	56.29	3.51	−0.07	0.16	
	8	100	58.03	2.44	116	60.91	5.22	2.88	5.06	***
	9	100	59.84	2.96	100	61.32	6.28	1.48	2.13	*
	10	100	61.54	3.05	108	66.55	6.74	5.01	6.81	***
	11	100	63.72	3.16	132	70.31	10.15	6.59	6.26	***
	12	100	65.72	3.71	85	70.75	7.80	5.03	5.73	***
	13	100	68.56	4.54	109	74.08	8.43	5.52	5.82	***
	14	100	72.54	4.71	107	77.09	6.77	4.55	5.58	***
生	15	100	77.04	3.78	112	79.51	6.74	2.47	3.24	**
	16	100	79.84	3.47	107	80.25	6.24	0.41	0.58	
	17	100	80.68	3.33	110	82.18	6.17	1.50	2.16	*
	18	100	81.40	3.88	104	80.53	7.37	−0.87	1.05	
7~18 岁平均值			68.77			71.65		2.88		
女	7	98	55.30	2.79	105	55.03	4.02	−0.27	0.55	
	8	100	56.67	2.53	107	59.81	5.50	3.14	5.22	***
	9	100	58.71	2.74	118	59.74	5.36	1.03	1.74	
	10	100	60.80	3.26	107	64.36	6.41	3.56	4.98	***
	11	100	63.91	3.59	110	68.28	6.21	4.37	6.16	***
	12	100	66.60	4.26	98	72.53	7.54	5.93	6.83	***
	13	100	70.23	4.60	110	76.67	6.81	6.44	7.95	***
	14	100	73.46	3.85	110	78.89	6.65	5.43	7.15	***
生	15	100	75.82	3.93	109	80.10	6.62	4.28	5.62	***
	16	100	77.36	3.51	106	80.87	6.26	3.51	4.92	***
	17	92	77.07	4.39	114	80.93	5.96	3.86	5.18	***
	18	83	77.80	4.31	102	80.98	5.85	3.18	4.12	***
7~18 岁平均值			67.81			71.52		3.71		

注：*，$P<0.05$；**，$P<0.01$；***，$P<0.001$

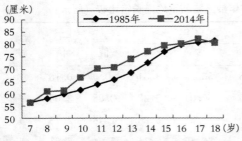

图 5　土家族男生 1985—2014 年各年龄组
胸围平均增长值曲线

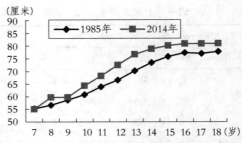

图 6　土家族女生 1985—2014 年各年龄组
胸围平均增长值曲线

表 4　土家族学生 1985 年与 2014 年各年龄组肺活量平均增长值比较（毫升）

性别	年龄	1985 年			2014 年			差值	T值	显著性
		N	$\overline{X}$	S	N	$\overline{X}$	S			
男生	7	95	1212.00	183.75	106	1270.99	271.50	58.99	1.78	
	8	100	1374.00	209.92	116	1523.22	319.08	149.22	3.99	***
	9	100	1497.00	257.86	100	1591.14	319.91	94.14	2.29	*
	10	100	1656.00	307.62	108	1887.71	424.82	231.71	4.47	***
	11	100	1814.00	280.08	132	2133.13	507.57	319.13	5.67	***
	12	100	1978.00	352.52	85	2386.13	459.36	408.13	6.83	***
	13	100	2194.00	472.83	109	2383.35	722.57	189.35	2.22	*
	14	100	2619.00	535.82	107	3033.79	713.39	414.79	4.70	***
	15	100	3039.00	552.67	112	3252.72	799.60	213.72	2.24	*
	16	100	3411.00	504.14	107	3595.23	774.51	184.23	2.01	*
	17	100	3531.00	467.51	110	3899.12	763.93	368.12	4.16	***
	18	100	3737.00	507.72	104	3841.38	703.93	104.38	1.21	
7～18 岁平均值			2338.50			2566.49		227.99		
女	7	98	1150.00	209.59	105	1116.78	256.50	−33.22	1.01	
	8	100	1246.00	202.30	107	1295.78	252.21	49.78	1.56	
	9	100	1421.00	234.13	118	1432.24	256.11	11.24	0.34	
	10	100	1516.00	258.84	107	1688.69	389.63	172.69	3.73	***
	11	100	1740.00	307.20	110	1956.58	371.05	216.58	4.58	***

性别	年龄	1985 年			2014 年			差值	T值	显著性
		N	$\overline{X}$	S	N	$\overline{X}$	S			
生	12	100	1858.00	332.86	98	2150.41	380.69	292.41	5.76	***
	13	100	2127.00	357.03	110	1887.82	753.99	−239.18	2.89	**
	14	100	2324.00	328.21	110	2180.96	594.23	−143.04	2.13	*
	15	100	2427.00	310.21	109	2353.40	605.25	−73.60	1.09	
	16	100	2524.00	408.84	106	2350.01	596.89	−173.99	2.43	*
	17	92	2475.00	334.96	114	2477.67	553.85	2.67	0.04	
	18	83	2680.00	316.72	102	2504.49	560.47	−175.51	2.54	*
7~18 岁平均值			1957.33			1949.57		−7.76		

注：*，$P<0.05$；**，$P<0.01$；***，$P<0.001$

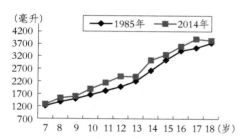

图 7　土家族男生 1985—2014 年各年龄组
肺活量平均增长值曲线

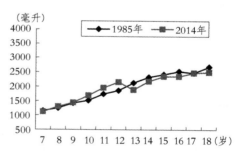

图 8　土家族女生 1985—2014 年各年龄组
肺活量平均增长值曲线

表 5　土家族学生 1985 年与 2014 年各年龄组 50 米跑平均增长值比较（秒）

性别	年龄	1985 年			2014 年			差值	T值	显著性
		N	$\overline{X}$	S	N	$\overline{X}$	S			
男	7	95	11.17	0.95	106	11.57	1.28	0.40	2.49	*
	8	100	10.80	0.96	116	10.13	0.73	−0.67	5.82	***
	9	100	10.26	0.76	100	10.32	0.98	0.06	0.48	
	10	100	9.91	0.80	108	9.55	0.77	−0.36	3.31	**
	11	100	9.50	0.61	132	9.34	1.02	−0.16	1.39	
	12	100	9.26	0.64	85	8.88	0.98	−0.38	3.16	**

性别	年龄	1985 年			2014 年			差值	T值	显著性
		N	$\overline{X}$	S	N	$\overline{X}$	S			
生	13	100	8.87	0.66	109	8.90	0.88	0.03	0.28	
	14	100	8.47	0.65	107	8.39	0.97	−0.08	0.69	
	15	100	8.18	0.62	112	8.18	0.72	0.00	0.00	
	16	100	7.94	0.52	107	7.54	0.58	−0.40	5.21	***
	17	100	7.71	0.40	110	7.24	0.53	−0.47	7.20	***
	18	100	7.57	0.51	104	7.38	0.54	−0.19	2.58	*
7~18 岁平均值			9.14			8.95		−0.19		
女	7	98	11.79	1.01	105	11.53	1.00	−0.26	1.84	
	8	100	11.12	0.80	107	10.77	0.82	−0.35	3.11	**
	9	100	10.53	0.66	118	10.38	0.85	−0.15	1.44	
	10	100	10.17	0.65	107	9.92	0.70	−0.25	2.66	**
	11	100	9.90	0.67	110	9.91	0.90	0.01	0.09	
	12	100	9.63	0.70	98	9.88	0.74	0.25	2.44	*
	13	100	9.46	0.72	110	10.37	1.13	0.91	6.88	***
	14	100	9.27	0.64	110	10.02	0.98	0.75	6.50	***
生	15	100	9.24	0.66	109	10.02	1.15	0.78	5.94	***
	16	100	9.40	0.74	106	9.48	0.75	0.08	0.77	
	17	92	9.39	0.71	114	9.22	0.68	−0.17	1.75	
	18	83	9.11	0.62	102	9.38	0.92	0.27	2.28	*
7~18 岁平均值			9.92			10.07		0.16		

注：*，$P<0.05$；**，$P<0.01$；***，$P<0.001$

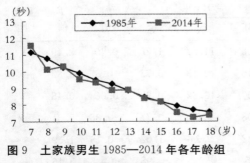

图 9 土家族男生 1985—2014 年各年龄组
50 米跑平均增长值曲线

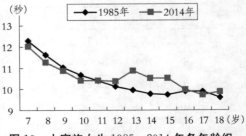

图 10 土家族女生 1985—2014 年各年龄组
50 米跑平均增长值曲线

表 6 土家族学生 1985 年与 2014 年各年龄组立定跳远平均增长值比较（厘米）

性别	年龄	1985 年			2014 年			差值	T值	显著性
		N	$\overline{X}$	S	N	$\overline{X}$	S			
男	7	95	122.70	14.27	106	114.95	13.85	−7.75	3.90	***
	8	100	130.40	14.33	116	135.07	14.10	4.67	2.41	*
	9	100	136.05	14.19	100	141.41	17.90	5.36	2.35	*
	10	100	145.30	16.70	108	152.08	17.32	6.78	2.87	**
	11	100	156.00	16.28	132	158.33	19.26	2.33	0.97	
	12	100	161.80	16.87	85	175.64	21.05	13.84	4.96	***
	13	100	169.60	18.64	109	182.03	19.95	12.43	4.64	***
	14	100	186.30	21.37	107	197.44	25.89	11.14	3.36	***
生	15	100	194.10	20.58	112	204.59	24.28	10.49	3.37	***
	16	100	205.90	19.66	107	220.38	20.17	14.48	5.22	***
	17	100	212.70	14.50	110	225.36	19.08	12.66	5.37	***
	18	100	217.90	18.96	104	223.16	18.53	5.26	2.00	*
7~18 岁平均值			169.90			177.54		7.64		
女	7	98	115.90	12.59	105	111.01	17.05	−4.89	2.31	*
	8	100	124.80	13.59	107	128.49	14.98	3.69	1.85	
	9	100	131.60	12.54	118	135.09	15.35	3.49	1.82	
	10	100	140.50	12.19	107	146.70	14.25	6.20	3.35	***
	11	100	147.60	13.78	110	153.83	17.45	6.23	2.85	**
	12	100	151.30	16.47	98	158.86	14.81	7.56	3.39	***
	13	100	154.90	13.68	110	158.55	17.26	3.65	1.69	
	14	100	158.00	16.23	110	158.37	18.86	0.37	0.15	
生	15	100	163.20	17.00	109	162.70	20.03	−0.50	0.19	
	16	100	159.90	18.14	106	167.13	19.79	7.23	2.73	**
	17	92	157.70	15.44	114	169.54	17.00	11.84	5.18	***
	18	83	163.50	16.34	102	168.81	14.76	5.31	2.32	*
7~18 岁平均值			147.41			151.59		4.18		

注：*，$P<0.05$；**，$P<0.01$；***，$P<0.001$

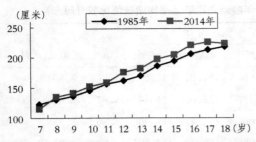

图 11 土家族男生 1985—2014 年各年龄组
立定跳远平均增长值曲线

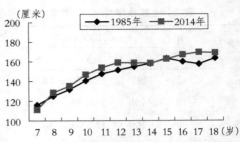

图 12 土家族女生 1985—2014 年各年龄组
立定跳远平均增长值曲线

表 7 土家族学生 1985 年与 2014 年各年龄组坐/立位体前屈平均增长值比较（厘米）

性别	年龄	1985 年			2014 年			差值	T值	显著性
		N	$\overline{X}$	S	N	$\overline{X}$	S			
	7	95	6.97	4.56	106	9.59	4.32	2.62	4.18	***
	8	100	6.38	3.92	116	10.82	4.58	4.44	7.59	***
	9	100	6.98	4.08	100	9.24	4.58	2.26	3.68	***
男	10	100	7.21	4.53	108	8.11	4.90	0.90	1.37	
	11	100	7.65	4.92	132	8.14	5.28	0.49	0.72	
	12	100	7.11	4.65	85	7.56	5.43	0.45	0.61	
	13	100	6.88	4.48	109	4.45	6.62	−2.43	3.08	**
	14	100	9.08	4.84	107	8.47	7.43	−0.61	0.69	
生	15	100	11.70	5.84	112	8.92	6.30	−2.78	3.32	**
	16	100	13.19	5.04	107	10.94	6.09	−2.25	2.88	**
	17	100	13.64	6.04	110	10.55	7.23	−3.09	3.34	***
	18	100	13.57	5.44	104	12.08	6.24	−1.49	1.81	
7~18 岁平均值			9.20			9.07		−0.12		
	7	98	8.81	4.31	105	12.38	3.99	3.57	6.13	***
	8	100	9.62	4.25	107	14.14	3.82	4.52	8.06	***
	9	100	9.16	4.27	118	11.72	3.97	2.56	4.58	***
女	10	100	10.13	4.85	107	12.29	5.24	2.16	3.07	**
	11	100	10.97	4.30	110	11.32	5.56	0.35	0.51	
	12	100	11.03	5.29	98	11.41	5.50	0.38	0.50	

性别	年龄	1985 年			2014 年			差值	T值	显著性
		N	$\overline{X}$	S	N	$\overline{X}$	S			
生	13	100	11.81	5.37	110	10.61	7.33	−1.20	1.34	
	14	100	12.12	5.58	110	13.19	6.23	1.07	1.31	
	15	100	12.66	4.66	109	13.43	7.54	0.77	0.88	
	16	100	13.46	5.33	106	16.06	5.53	2.60	3.43	***
	17	92	14.10	5.53	114	15.57	7.07	1.47	1.63	
	18	83	17.78	4.93	102	16.64	5.92	−1.14	1.40	
7~18 岁平均值			11.80			13.23		1.43		

注：*，$P<0.05$；**，$P<0.01$；***，$P<0.001$。

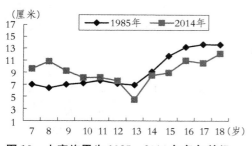

图 13　土家族男生 1985—2014 年各年龄组
坐/立位体前屈平均增长值曲线

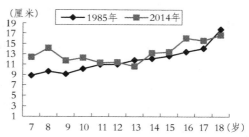

图 14　土家族女生 1985—2014 年各年龄组
坐/立位体前屈平均增长值曲线

表 8　土家族学生 1985 年与 2014 年各年龄组肌力（斜身引体、引体向上、
1 分钟仰卧起坐）平均增长值比较（次）

性别	年龄	1985 年			2014 年			差值	T值	显著性
		N	$\overline{X}$	S	N	$\overline{X}$	S			
男	7	95	15.70	6.84	106	28.97	15.15	13.27	7.85	***
	8	100	17.20	7.83	116	30.81	17.58	13.61	7.15	***
	9	100	16.50	6.77	100	30.00	13.04	13.50	9.19	***
	10	100	19.10	8.68	108	21.79	10.72	2.69	1.98	*
	11	100	21.50	8.50	132	27.78	15.31	6.28	3.69	***
	12	100	21.70	8.57	85	27.48	12.06	5.78	3.80	***
7~12 岁平均值			18.62			27.81		9.19		

性别	年龄	1985 年			2014 年			差值	T值	显著性
		N	$\overline{X}$	S	N	$\overline{X}$	S			
生	13	100	1.60	2.10	109	2.60	2.52	1.00	3.10	**
	14	100	2.70	2.40	107	4.57	3.49	1.87	4.46	***
	15	100	3.80	3.04	112	5.02	4.30	1.22	2.36	*
	16	100	5.30	3.32	107	6.80	4.45	1.50	2.73	**
	17	100	6.90	3.39	110	5.93	3.10	−0.97	2.17	*
	18	100	7.80	3.67	104	7.60	3.85	−0.20	0.38	
13~18 岁平均值			4.68			5.42		0.74		
女	7	98	5.20	8.08	105	13.16	10.33	7.96	6.09	***
	8	100	10.00	9.29	107	18.23	9.22	8.23	6.39	***
	9	100	14.40	9.50	118	22.93	10.47	8.53	6.25	***
	10	100	15.60	9.73	107	21.97	10.04	6.37	4.63	***
	11	100	15.40	9.22	110	23.97	8.96	8.57	6.83	***
	12	100	15.80	9.61	98	24.49	8.47	8.69	6.75	***
	13	100	17.60	9.26	110	21.58	7.13	3.98	3.51	***
	14	100	20.60	9.91	110	19.95	7.22	−0.65	0.55	
生	15	100	21.00	12.45	109	20.29	8.49	−0.71	0.49	
	16	100	19.70	11.21	106	24.02	7.31	4.32	3.29	**
	17	92	17.70	9.73	114	22.96	8.35	5.26	4.17	***
	18	83	19.60	11.11	102	23.27	9.27	3.67	2.45	*
7~18 岁平均值			16.05			21.40		5.50		

注：*，$P<0.05$；**，$P<0.01$；***，$P<0.001$

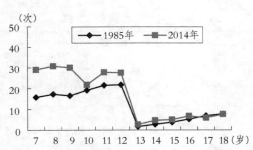

图 15 土家族男生 1985—2014 年各年龄组
斜身引体、引体向上平均增长值曲线

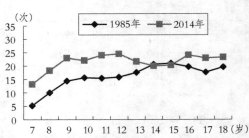

图 16 土家族女生 1985—2014 年各年龄组
1分钟仰卧起坐平均增长值曲线

表 9　土家族学生 1985 年与 2014 年各年龄组耐力（50 米×8、800 米、1000 米）

平均增长值比较（秒）

性别	年龄	1985 年			2014 年			差值	T 值	显著性
		N	$\overline{X}$	S	N	$\overline{X}$	S			
男	7	95	123.04	9.81	106	141.53	15.82	18.49	9.82	***
	8	100	118.09	7.46	116	118.29	12.61	0.20	0.14	
	9	100	113.80	8.41	100	126.28	11.22	12.48	8.90	***
	10	100	111.46	8.16	108	116.66	12.22	5.20	3.58	***
	11	100	106.57	5.78	132	111.22	17.60	4.65	2.54	*
	12	100	103.55	5.95	85	104.45	15.75	0.90	0.53	
7～12 岁平均值			112.75			119.74		6.99		
生	13	100	262.68	17.93	109	313.40	42.00	50.72	11.18	***
	14	100	250.58	20.31	107	283.62	38.72	33.04	7.61	***
	15	100	241.19	15.70	112	277.47	42.56	36.28	8.05	***
	16	100	235.97	21.82	107	245.23	24.66	9.26	2.85	**
	17	100	229.35	15.03	110	241.35	30.64	12.00	3.55	***
	18	100	227.49	19.48	104	247.63	29.86	20.14	5.68	***
13～18 岁平均值			241.21			268.12		26.91		
女	7	98	129.98	11.74	105	140.56	16.96	10.58	5.13	***
	8	100	123.77	8.04	107	122.80	9.21	−0.97	0.80	
	9	100	120.93	9.08	118	127.42	8.65	6.49	5.40	***
	10	100	116.60	8.71	107	117.45	9.28	0.85	0.68	
	11	100	112.49	7.68	110	116.54	8.58	4.05	3.59	***
	12	100	109.99	7.00	98	115.21	12.31	5.22	3.68	***
7～12 岁平均值			118.96			123.33		4.37		
生	13	100	227.58	18.26	110	280.70	44.93	53.12	11.02	***
	14	100	226.04	23.65	110	272.53	38.75	46.49	10.37	***
	15	100	225.31	18.54	109	257.11	26.70	31.80	9.92	***
	16	100	224.58	17.33	106	233.58	19.14	9.00	3.53	***
	17	92	226.91	19.46	114	245.64	25.46	18.73	5.82	***
	18	83	222.52	19.99	102	246.15	26.38	23.63	6.74	***
13～18 岁平均值			225.49			255.95		30.46		

注：*，$P<0.05$；**，$P<0.01$；***，$P<0.001$

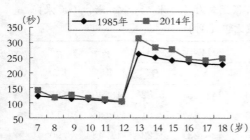
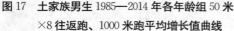
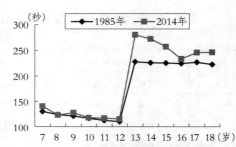

图 17 土家族男生 1985—2014 年各年龄组 50 米×8 往返跑、1000 米跑平均增长值曲线

图 18 土家族女生 1985—2014 年各年龄组 50 米×8 往返跑、800 米跑平均增长值曲线

表 10 苗族学生 1985 年与 2014 年各年龄组身高平均增长值比较（厘米）

性别	年龄	1985 年			2014 年			差值	T值	显著性
		N	$\overline{X}$	S	N	$\overline{X}$	S			
男 生	7	100	114.69	5.89	100	120.48	5.31	5.79	7.30	***
	8	100	117.54	5.41	100	123.60	5.04	6.06	8.20	***
	9	100	122.54	5.27	100	129.63	5.97	7.09	8.90	***
	10	100	126.17	6.61	99	134.19	6.73	8.02	8.48	***
	11	100	129.74	6.74	99	140.15	6.32	10.41	11.24	***
	12	100	135.25	8.09	99	145.35	8.29	10.10	8.70	***
	13	100	142.65	7.48	100	150.74	8.05	8.09	7.36	***
	14	100	149.18	8.17	100	157.77	6.82	8.59	8.07	***
	15	100	153.51	6.82	100	159.64	5.78	6.13	6.86	***
	16	100	157.61	5.81	100	160.48	5.97	2.87	3.45	***
	17	100	159.44	5.90	100	162.08	5.33	2.64	3.32	**
	18	100	160.98	5.49	100	162.15	5.30	1.17	1.53	
7~18 岁平均值			139.11			145.52		6.41		
女	7	73	112.86	5.38	100	118.95	5.18	6.09	7.51	***
	8	93	116.17	5.17	100	123.48	5.22	7.31	9.77	***
	9	100	120.98	6.14	99	129.56	6.53	8.58	9.55	***
	10	100	125.84	6.77	98	134.60	7.37	8.76	8.71	***
	11	100	130.94	8.11	100	142.59	6.52	11.65	11.20	***
	12	100	135.94	7.22	100	144.66	6.10	8.72	9.23	***

性别	年龄	1985 年			2014 年			差值	T值	显著性
		N	$\overline{X}$	S	N	$\overline{X}$	S			
生	13	100	142.69	6.06	100	148.12	5.53	5.43	6.62	***
	14	100	146.94	5.75	100	151.38	5.34	4.44	5.66	***
	15	100	148.07	4.62	100	150.98	4.29	2.91	4.62	**
	16	100	149.98	4.95	100	151.40	4.96	1.42	2.03	*
	17	96	149.77	4.53	100	150.51	5.29	0.74	1.05	
	18	44	150.45	3.98	100	151.16	4.65	0.71	0.88	
7～18 岁平均值			135.89			141.45		5.56		

注：*，$P<0.05$；**，$P<0.01$；***，$P<0.001$

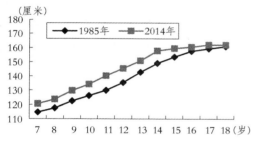

图 19　苗族男生 1985—2014 年各年龄组
身高平均增长值曲线

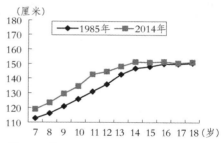

图 20　苗族女生 1985—2014 年各年龄组
身高平均增长值曲线

表 11　苗族学生 1985 年与 2014 年各年龄组体重平均增长值比较（千克）

性别	年龄	1985 年			2014 年			差值	T值	显著性
		N	$\overline{X}$	S	N	$\overline{X}$	S			
男	7	100	19.67	2.69	100	21.80	2.96	2.13	5.33	***
	8	100	20.81	2.56	100	24.19	4.08	3.38	7.02	***
	9	100	22.79	2.36	100	27.99	6.62	5.20	7.40	***
	10	100	24.77	3.49	99	31.12	7.59	6.35	7.59	***
	11	100	26.54	3.69	99	35.63	9.05	9.09	9.29	***
	12	100	29.40	4.82	99	39.56	10.36	10.16	8.88	***
	13	100	34.78	5.68	100	41.63	8.09	6.85	6.93	***
	14	100	40.04	6.99	100	46.53	7.33	6.49	6.41	***

续表

性别	年龄	1985 年			2014 年			差值	T 值	显著性
		N	$\overline{X}$	S	N	$\overline{X}$	S			
生	15	100	43.38	5.57	100	49.52	7.02	6.14	6.85	***
	16	100	47.39	5.51	100	52.76	7.05	5.37	6.00	***
	17	100	49.51	5.34	100	54.50	8.81	4.99	4.84	***
	18	100	51.15	5.18	100	55.37	6.35	4.22	5.15	***
7~18 岁平均值			34.19			40.05		5.86		
	7	73	18.58	2.29	100	21.15	2.98	2.57	6.16	***
	8	93	19.74	2.42	100	23.79	3.73	4.05	8.88	***
	9	100	21.64	2.88	99	27.22	5.10	5.58	9.52	***
女	10	100	24.05	3.83	98	30.71	6.55	6.66	8.75	***
	11	100	27.27	4.41	100	37.50	7.09	10.23	12.25	***
	12	100	29.66	5.14	100	38.44	6.38	8.78	10.72	***
	13	100	36.49	5.83	100	43.16	7.27	6.67	7.16	***
	14	100	40.58	5.95	100	46.90	5.84	6.32	7.58	***
生	15	100	42.82	4.12	100	48.38	6.95	5.56	6.88	***
	16	100	45.63	5.03	100	49.42	5.67	3.79	5.00	***
	17	96	47.00	4.87	100	47.94	5.62	0.94	1.25	
	18	44	48.71	4.73	100	48.90	5.59	0.19	0.20	
7~18 岁平均值			33.51			38.63		5.11		

注：*，$P<0.05$；**，$P<0.01$；***，$P<0.001$

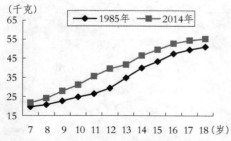

图 21　苗族男生 1985—2014 年各年龄组
体重平均增长值曲线

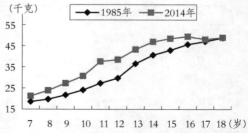

图 22　苗族女生 1985—2014 年各年龄组
体重平均增长值曲线

表 12 苗族学生 1985 年与 2014 年各年龄组胸围平均增长值比较（厘米）

性别	年龄	1985 年			2014 年			差值	T 值	显著性
		N	$\overline{X}$	S	N	$\overline{X}$	S			
男	7	100	56.95	2.88	100	57.23	2.78	0.28	0.70	
	8	100	58.25	2.59	100	60.81	4.45	2.56	4.97	***
	9	100	60.03	2.38	100	62.17	5.26	2.14	3.71	***
	10	100	61.62	3.11	99	64.95	5.56	3.33	5.22	***
	11	100	63.06	3.31	99	68.63	7.83	5.57	6.55	***
	12	100	64.93	3.82	99	70.26	8.39	5.33	5.78	***
	13	100	69.16	4.85	100	72.00	5.91	2.84	3.71	***
	14	100	72.83	5.21	100	75.21	5.11	2.38	3.26	**
生	15	100	75.43	4.54	100	77.69	4.85	2.26	3.40	***
	16	100	78.45	3.86	100	79.68	4.67	1.23	2.03	*
	17	100	80.21	3.91	100	81.39	5.62	1.18	1.72	
	18	100	81.57	3.53	100	82.17	4.46	0.60	1.05	
7~18 岁平均值			68.54			71.02		2.48		
女	7	73	55.18	2.85	100	55.73	3.07	0.55	1.20	
	8	93	56.32	2.90	100	58.64	3.90	2.32	4.66	***
	9	100	57.86	3.02	99	61.31	4.76	3.45	6.11	***
	10	100	59.80	3.11	98	64.91	5.82	5.11	7.73	***
	11	100	62.87	3.84	100	70.46	6.46	7.59	10.10	***
	12	100	64.31	4.41	100	70.92	5.22	6.61	9.67	***
	13	100	70.60	4.93	100	75.42	5.75	4.82	6.36	***
	14	100	73.28	4.99	100	77.57	4.46	4.29	6.41	***
生	15	100	75.46	3.64	100	78.85	5.01	3.39	5.47	***
	16	100	76.82	3.92	100	81.20	4.84	4.38	7.03	***
	17	96	78.24	3.79	100	79.46	4.33	1.22	2.10	*
	18	44	80.13	3.94	100	79.77	4.45	−0.36	0.46	
7~18 岁平均值			67.57			71.19		3.61		

注：*，$P<0.05$；**，$P<0.01$；***，$P<0.001$

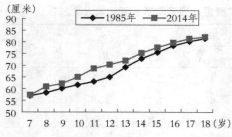

图 23　苗族男生 1985—2014 年各年龄组
胸围平均增长值曲线

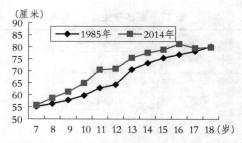

图 24　苗族女生 1985—2014 年各年龄组
胸围平均增长值曲线

表 13　苗族学生 1985 年与 2014 年各年龄组肺活量平均增长值比较（毫升）

性别	年龄	1985 年			2014 年			差值	T值	显著性
		N	$\overline{X}$	S	N	$\overline{X}$	S			
男	7	100	1115.00	224.37	100	937.52	280.95	−177.48	4.94	***
	8	100	1241.00	249.39	100	1135.29	273.90	−105.71	2.85	**
	9	100	1365.00	248.97	100	1289.10	330.05	−75.90	1.84	
	10	100	1508.00	267.33	99	1442.21	359.26	−65.79	1.47	
	11	100	1651.00	284.33	99	1736.58	389.27	85.58	1.77	
	12	100	1782.00	394.25	99	1884.29	491.41	102.29	1.62	
生	13	100	2210.00	469.40	100	2254.92	418.95	44.92	0.71	
	14	100	2553.00	479.25	100	2530.90	611.08	−22.10	0.28	
	15	100	2768.00	485.84	100	2719.25	561.74	−48.75	0.66	
	16	100	3114.00	489.41	100	2938.48	525.80	−175.52	2.44	*
	17	100	3228.00	532.72	100	3022.56	508.94	−205.44	2.79	**
	18	100	3428.00	458.36	100	3320.63	485.54	−107.37	1.61	
7～18 岁平均值			2163.58			2100.98		−62.61		
女	7	73	1005.00	186.64	100	901.62	267.38	−103.38	2.84	**
	8	93	1155.00	176.35	100	982.66	247.82	−172.34	5.53	***
	9	100	1202.00	216.25	99	1125.27	334.82	−76.73	1.92	
	10	100	1403.00	283.87	98	1275.09	337.34	−127.91	2.89	**
	11	100	1535.00	294.20	100	1579.20	315.73	44.20	1.02	
	12	100	1640.00	297.93	100	1639.55	384.60	−0.45	0.01	

性别	年龄	1985 年			2014 年			差值	T值	显著性
		N	$\overline{X}$	S	N	$\overline{X}$	S			
生	13	100	1993.00	367.08	100	1809.78	333.30	−183.22	3.70	***
	14	100	2140.00	361.99	100	1984.11	412.55	−155.89	2.84	**
	15	100	2249.00	309.48	100	2175.05	344.50	−73.95	1.60	
	16	100	2344.00	333.95	100	2088.75	346.81	−255.25	5.30	***
	17	96	2365.00	374.28	100	2178.47	384.32	−186.53	3.44	***
	18	44	2495.00	335.70	100	2184.66	337.28	−310.34	5.09	***
7~18 岁平均值			1793.83			1660.35		−133.48		

注：* ，$P<0.05$；** ，$P<0.01$；*** ，$P<0.001$

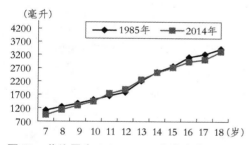

图 25　苗族男生 1985—2014 年各年龄组
肺活量平均增长值曲线

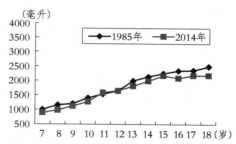

图 26　苗族女生 1985—2014 年各年龄组
肺活量平均增长值曲线

表 14　苗族学生 1985 年与 2014 年各年龄组 50 米跑平均增长值比较（秒）

性别	年龄	1985 年			2014 年			差值	T值	显著性
		N	$\overline{X}$	S	N	$\overline{X}$	S			
男	7	100	11.34	1.09	100	10.49	0.87	−0.85	6.09	***
	8	100	10.87	0.95	100	10.22	0.82	−0.65	5.18	***
	9	100	10.43	0.76	100	9.73	0.99	−0.70	5.61	***
	10	100	10.20	0.80	99	9.50	0.81	−0.70	6.13	***
	11	100	9.93	0.67	99	9.36	0.70	−0.57	5.87	***
	12	100	9.70	0.70	99	8.97	0.80	−0.73	6.85	***
	13	100	8.99	0.67	100	8.76	0.73	−0.23	2.32	*
	14	100	8.77	0.62	100	8.05	0.77	−0.72	7.28	***

续表

性别	年龄	1985 年			2014 年			差值	T值	显著性
		N	$\overline{X}$	S	N	$\overline{X}$	S			
生	15	100	8.57	0.65	100	7.95	0.69	−0.62	6.54	***
	16	100	8.29	0.50	100	7.50	0.55	−0.79	10.63	***
	17	100	8.10	0.46	100	7.59	0.73	−0.51	5.91	***
	18	100	8.03	0.45	100	7.45	0.54	−0.58	8.25	***
7~18 岁平均值			9.44			8.80		−0.64		
	7	73	11.70	1.12	100	11.38	1.19	−0.32	1.79	
	8	93	11.47	1.00	100	10.41	0.99	−1.06	7.40	***
	9	100	11.19	0.83	99	10.11	1.09	−1.08	7.87	***
女	10	100	10.86	0.84	98	10.03	0.82	−0.83	7.03	***
	11	100	10.43	0.76	100	9.60	0.81	−0.83	7.47	***
	12	100	10.24	0.67	100	9.71	0.83	−0.53	4.97	***
	13	100	10.04	0.91	100	9.56	0.66	−0.48	4.27	***
	14	100	9.62	0.65	100	9.21	0.86	−0.41	3.80	***
生	15	100	9.97	0.90	100	9.43	0.64	−0.54	4.89	***
	16	100	9.85	0.69	100	9.40	0.91	−0.45	3.94	***
	17	96	9.80	0.75	100	9.63	0.97	−0.17	1.37	
	18	44	9.95	0.90	100	9.23	0.61	−0.72	5.60	***
7~18 岁平均值			10.43			9.81		−0.62		

注：*，$P<0.05$；**，$P<0.01$；***，$P<0.001$。

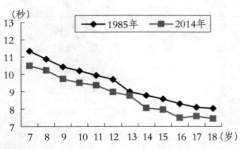

图 27　苗族男生 1985—2014 年各年龄组
50 米跑平均增长值曲线

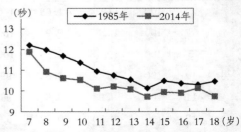

图 28　苗族女生 1985—2014 年各年龄组
50 米跑平均增长值曲线

表 15　苗族学生 1985 年与 2014 年各年龄组立定跳远平均增长值比较（厘米）

性别	年龄	1985 年			2014 年			差值	T 值	显著性
		N	$\overline{X}$	S	N	$\overline{X}$	S			
男	7	100	125.70	15.49	100	124.80	13.52	−0.90	0.44	
	8	100	126.90	13.30	100	140.66	13.42	13.76	7.28	***
	9	100	137.00	13.45	100	142.61	16.29	5.61	2.66	**
	10	100	140.70	15.77	99	149.55	14.89	8.85	4.07	***
	11	100	148.10	14.46	99	159.56	18.12	11.46	4.93	***
	12	100	153.50	17.34	99	167.59	18.56	14.09	5.53	***
	13	100	171.70	15.80	100	185.27	18.93	13.57	5.50	***
	14	100	182.40	18.24	100	196.57	16.33	14.17	5.79	***
生	15	100	188.30	18.49	100	204.47	17.95	16.17	6.27	***
	16	100	197.80	16.93	100	222.62	15.30	24.82	10.88	***
	17	100	203.30	14.89	100	221.39	18.25	18.09	7.68	***
	18	100	205.50	14.38	100	226.56	14.30	21.06	10.38	***
7～18 岁平均值			165.08			178.47		13.40		
女	7	73	122.40	10.65	100	116.73	13.90	−5.67	2.92	**
	8	93	127.60	12.32	100	132.41	12.81	4.81	2.65	**
	9	100	129.05	12.06	99	135.75	16.17	6.70	3.32	**
	10	100	135.40	12.93	98	145.87	15.27	10.47	5.21	***
	11	100	142.60	13.87	100	154.94	14.23	12.34	6.21	***
	12	100	146.70	14.57	100	152.14	14.63	5.44	2.63	**
	13	100	149.10	14.92	100	162.10	13.33	13.00	6.50	***
	14	100	153.00	16.20	100	164.37	15.88	11.37	5.01	***
生	15	100	152.10	16.96	100	165.17	14.32	13.07	5.89	***
	16	100	152.50	14.89	100	174.55	14.14	22.05	10.74	***
	17	96	151.60	13.62	100	161.18	14.77	9.58	4.72	***
	18	44	150.70	15.82	100	169.68	13.28	18.98	7.44	***
7～18 岁平均值			142.73			152.91		10.18		

注：*，$P<0.05$；**，$P<0.01$；***，$P<0.001$

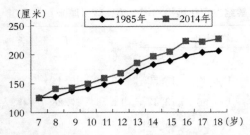

图 29　苗族男生 1985—2014 年各年龄组
　　　立定跳远平均增长值曲线

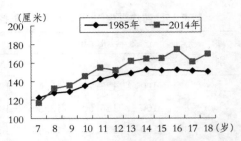

图 30　苗族女生 1985—2014 年各年龄组
　　　立定跳远平均增长值曲线

表 16　苗族学生 1985 年与 2014 年各年龄组坐/立位体前屈平均增长值比较（厘米）

性别	年龄	1985 年			2014 年			差值	T 值	显著性
		N	$\overline{X}$	S	N	$\overline{X}$	S			
男	7	100	2.82	4.02	100	7.18	5.00	4.36	6.80	***
	8	100	3.80	3.50	100	6.94	4.62	3.14	5.42	***
	9	100	3.40	4.15	100	6.49	4.17	3.09	5.25	***
	10	100	3.55	4.16	99	5.16	5.32	1.61	2.38	*
	11	100	3.22	4.50	99	3.84	6.09	0.62	0.82	
	12	100	2.77	5.29	99	5.09	4.56	2.32	3.31	**
	13	100	7.02	5.34	100	7.05	4.96	0.03	0.04	
生	14	100	8.02	5.62	100	5.56	6.03	−2.46	2.98	**
	15	100	8.88	5.69	100	9.41	5.52	0.53	0.67	
	16	100	10.43	5.47	100	9.13	6.52	−1.30	1.53	
	17	100	11.23	4.97	100	10.19	6.99	−1.04	1.21	
	18	100	11.89	5.31	100	13.59	6.60	1.70	2.01	*
7~18 岁平均值			6.42			7.47		1.05		
女	7	73	6.57	3.61	100	9.76	3.92	3.19	5.46	***
	8	93	6.62	3.35	100	9.17	4.93	2.55	4.17	***
	9	100	6.04	4.65	99	8.26	5.40	2.22	3.11	**
	10	100	5.86	4.33	98	8.68	5.75	2.82	3.90	***
	11	100	5.80	4.20	100	8.31	5.13	2.51	3.79	***
	12	100	6.21	5.22	100	8.76	5.71	2.55	3.30	**

性别	年龄	1985 年			2014 年			差值	T值	显著性
		N	$\overline{X}$	S	N	$\overline{X}$	S			
	13	100	7.87	5.03	100	10.35	5.33	2.48	3.38	***
	14	100	9.20	4.92	100	10.98	5.87	1.78	2.32	*
生	15	100	10.49	5.04	100	12.37	5.35	1.88	2.56	*
	16	100	9.95	4.91	100	13.24	6.31	3.29	4.11	***
	17	96	11.26	5.31	100	13.70	5.55	2.44	3.14	**
	18	44	11.77	3.91	100	15.46	5.61	3.69	3.96	***
7~18 岁平均值			8.14			10.75		2.62		

注：*，$P<0.05$；**，$P<0.01$；***，$P<0.001$

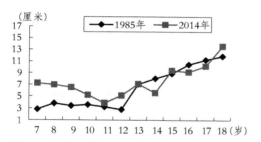

图 31 苗族男生 1985—2014 年各年龄组
坐/立位体前屈平均增长值曲线

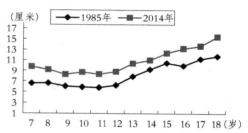

图 32 苗族女生 1985—2014 年各年龄组
坐/立位体前屈平均增长值曲线

表 17 苗族学生 1985 年与 2014 年各年龄组肌力（斜身引体、引体向上、
1 分钟仰卧起坐）平均增长值比较（次）

性别	年龄	1985 年			2014 年			差值	T值	显著性
		N	$\overline{X}$	S	N	$\overline{X}$	S			
	7	100	12.00	4.99	100	39.30	9.37	27.30	25.72	***
	8	100	12.60	6.17	100	38.52	11.51	25.92	19.85	***
	9	100	13.40	7.40	100	39.54	10.54	26.14	20.30	***
男	10	100	14.70	7.54	99	30.94	14.40	16.24	9.98	***
	11	100	15.30	8.16	99	33.74	13.05	18.44	11.96	***
	12	100	13.70	6.57	99	43.68	9.07	29.98	26.72	***
7~12 岁平均值			13.62			37.62		24.00		

续表

性别	年龄	1985 年			2014 年			差值	T值	显著性
		N	$\overline{X}$	S	N	$\overline{X}$	S			
生	13	100	2.40	2.27	100	1.96	2.07	−0.44	1.43	
	14	100	3.60	2.66	100	3.46	2.61	−0.14	0.38	
	15	100	4.30	2.87	100	3.74	2.52	−0.56	1.47	
	16	100	5.10	2.80	100	5.38	3.63	0.28	0.61	
	17	100	6.30	3.25	100	4.90	3.03	−1.40	3.15	**
	18	100	6.60	3.03	100	4.72	2.83	−1.88	4.53	***
13~18 岁平均值			4.72			4.03		−0.69		
	7	73	10.80	8.53	100	12.85	10.46	2.05	1.37	
	8	93	11.30	8.84	100	18.22	10.35	6.92	4.98	***
	9	100	11.20	7.95	99	19.79	9.35	8.59	6.98	***
女	10	100	11.80	9.17	98	22.20	8.23	10.40	8.39	***
	11	100	14.80	9.13	100	20.30	7.50	5.50	4.65	***
	12	100	13.30	9.66	100	23.02	7.38	9.72	8.00	***
	13	100	14.70	9.49	100	19.52	8.29	4.82	3.83	***
	14	100	15.10	9.23	100	23.91	8.74	8.81	6.93	***
生	15	100	14.80	9.80	100	23.80	7.72	9.00	7.21	***
	16	100	12.30	8.66	100	22.82	8.17	10.52	8.84	***
	17	96	14.70	9.62	100	25.21	7.12	10.51	8.72	***
	18	44	13.90	9.64	100	23.58	7.58	9.68	6.48	***
7~18 岁平均值			13.23			21.27		8.04		

注：* ，$P<0.05$；** ，$P<0.01$；*** ，$P<0.001$

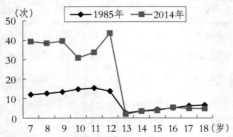

图 33　苗族男生 1985—2014 年各年龄组
斜身引体、引体向上平均增长值曲线

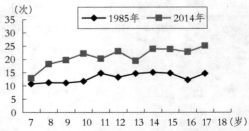

图 34　苗族女生 1985—2014 年各年龄组
1 分钟仰卧起坐平均增长值曲线

表 18 苗族学生 1985 年与 2014 年各年龄组耐力（50 米×8、800 米、1000 米）平均增长值比较（秒）

性别	年龄	1985 年			2014 年			差值	T值	显著性
		N	$\overline{X}$	S	N	$\overline{X}$	S			
男	7	100	125.62	9.84	100	128.81	13.32	3.19	1.93	
	8	100	121.71	9.37	100	127.56	13.24	5.85	3.61	***
	9	100	116.37	8.62	100	121.67	16.95	5.30	2.79	**
	10	100	114.76	7.54	99	122.24	18.36	7.48	3.77	***
	11	100	111.20	7.16	99	116.43	12.74	5.23	3.57	***
	12	100	110.11	7.20	99	113.47	14.91	3.36	2.03	*
7~12 岁平均值			116.63			121.70		5.07		
生	13	100	262.43	20.06	100	293.06	36.36	30.63	7.38	***
	14	100	254.21	17.73	100	269.16	34.53	14.95	3.85	***
	15	100	244.47	19.54	100	266.67	28.95	22.20	6.36	***
	16	100	238.36	15.64	100	246.49	30.09	8.13	2.40	*
	17	100	233.76	15.40	100	249.78	32.13	16.02	4.50	***
	18	100	232.91	17.62	100	233.74	20.71	0.83	0.31	
13~18 岁平均值			244.36			259.82		15.46		
女	7	73	132.45	9.61	100	132.75	11.07	0.30	0.19	
	8	93	127.19	9.56	100	135.14	14.46	7.95	4.47	***
	9	100	126.64	8.77	99	125.82	13.54	−0.82	0.51	
	10	100	122.94	7.93	98	132.14	18.70	9.20	4.52	***
	11	100	119.61	9.12	100	115.40	7.39	−4.21	3.59	***
	12	100	118.69	8.57	100	121.15	12.04	2.46	1.66	
7~12 岁平均值			124.59			127.07		2.48		
生	13	100	246.22	25.25	100	249.79	31.22	3.57	0.89	
	14	100	240.00	20.94	100	245.06	27.50	5.06	1.46	
	15	100	238.34	24.90	100	243.76	22.76	5.42	1.61	

续表

性别	年龄	1985 年			2014 年			差值	T值	显著性
		N	$\overline{X}$	S	N	$\overline{X}$	S			
	16	100	234.66	20.85	100	235.06	25.50	0.40	0.12	
	17	96	235.35	20.69	100	243.31	21.81	7.96	2.62	**
	18	44	236.92	20.61	100	246.23	29.83	9.31	1.88	
13~18 岁平均值			238.58			243.87		5.29		

注：*，$P<0.05$；**，$P<0.01$；***，$P<0.001$

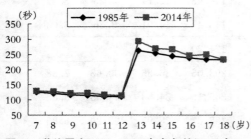

图 35　苗族男生 1985—2014 年各年龄组 50 米×8 往返跑、1000 米跑平均增长值曲线

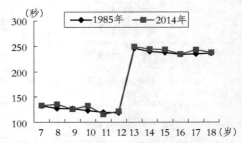

图 36　苗族女生 1985—2014 年各年龄组 50 米×8 往返跑、800 米跑平均增长值曲线

附录二　1985—2000 年武陵民族地区青少年体质状况变化图和表

表 1　土家族学生 1985 年与 2000 年各年龄组身高平均增长值比较（厘米）

性别	年龄	1985 年			2000 年			差值	T值	显著性
		N	$\overline{X}$	S	N	$\overline{X}$	S			
男	7	95	116.51	4.95	100	116.81	5.07	0.30	0.42	
	8	100	120.86	4.31	100	119.42	5.45	−1.44	2.07	*
	9	100	125.23	5.45	100	124.91	5.95	−0.32	0.40	
	10	100	129.24	6.23	100	130.75	5.11	1.51	1.87	
	11	100	133.90	5.40	101	134.48	6.30	0.58	0.70	
	12	100	138.26	6.64	100	141.08	8.70	2.82	2.58	*
	13	100	143.56	7.10	100	145.49	7.57	1.93	1.86	
	14	100	151.27	7.50	99	154.59	7.96	3.32	3.03	**
生	15	100	156.87	5.51	101	158.15	6.80	1.28	1.47	
	16	100	160.27	4.34	100	162.38	5.71	2.11	2.94	**
	17	100	162.04	4.54	100	161.41	4.91	−0.63	0.94	
	18	100	163.01	4.94	100	163.64	7.57	0.63	0.70	
7~18 岁平均值			141.75			142.76		1.01		
女	7	98	115.60	4.26	100	115.18	4.61	−0.42	0.67	
	8	100	119.87	5.17	100	118.37	6.07	−1.50	1.88	
	9	100	125.32	4.94	100	123.46	5.60	−1.86	2.49	*
	10	100	128.81	5.73	100	129.09	6.26	0.28	0.33	
	11	100	135.31	6.42	100	135.42	6.32	0.11	0.12	
	12	100	140.46	6.03	100	142.47	7.55	2.01	2.08	*
	13	100	144.48	5.54	100	146.28	5.73	1.80	2.26	*
	14	100	149.15	5.05	100	150.47	5.13	1.32	1.83	

续表

性别	年龄	1985 年			2000 年			差值	T 值	显著性
		N	$\overline{X}$	S	N	$\overline{X}$	S			
生	15	100	150.57	4.51	100	151.79	4.93	1.22	1.83	
	16	100	151.65	4.74	100	151.75	4.82	0.10	0.15	
	17	92	151.23	4.87	100	153.28	6.28	2.05	2.51	*
	18	83	152.98	4.29	98	152.87	4.81	−0.11	0.16	
7—17 岁平均值			137.50			137.96		0.46		

注：*，$P<0.05$；**，$P<0.01$；***，$P<0.001$

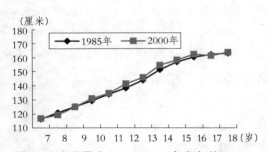

图 1　土家族男生 1985—2000 年各年龄组
身高平均增长值曲线

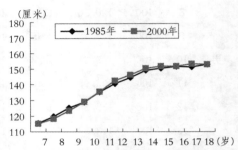

图 2　土家族女生 1985—2000 年各年龄组
身高平均增长值曲线

表 2　土家族学生 1985 年与 2000 年各年龄组体重平均增长值比较（千克）

性别	年龄	1985 年			2000 年			差值	T 值	显著性
		N	$\overline{X}$	S	N	$\overline{X}$	S			
男	7	95	20.24	2.48	100	20.30	2.93	0.06	0.15	
	8	100	22.08	2.15	100	22.97	6.22	0.89	1.35	
	9	100	23.91	2.67	100	25.19	10.83	1.28	1.15	
	10	100	26.12	3.60	100	28.47	10.86	2.35	2.05	*
	11	100	28.91	3.59	101	29.93	5.32	1.02	1.59	
	12	100	31.26	4.30	100	33.24	6.95	1.98	2.42	*
	13	100	35.73	5.84	100	37.08	7.59	1.35	1.41	
	14	100	40.96	7.62	99	43.49	7.30	2.53	2.39	*
生	15	100	46.91	5.19	101	46.31	7.66	−0.60	0.65	

性别	年龄	1985 年			2000 年			差值	T值	显著性
		N	$\overline{X}$	S	N	$\overline{X}$	S			
	16	100	51.51	4.71	100	50.69	5.99	−0.82	1.08	
	17	100	52.43	4.75	100	51.39	5.43	−1.04	1.44	
	18	100	54.15	5.26	100	54.05	7.71	−0.10	0.11	
7～18 岁平均值			36.18			36.93		0.74		
女生	7	98	19.70	2.18	100	19.46	3.58	−0.24	0.57	
	8	100	21.43	2.47	100	20.85	3.14	−0.58	1.45	
	9	100	24.18	2.70	100	24.43	11.84	0.25	0.21	
	10	100	26.15	3.40	100	25.83	4.31	−0.32	0.58	
	11	100	29.93	4.09	100	31.49	12.68	1.56	1.17	
	12	100	33.20	4.94	100	34.20	7.10	1.00	1.16	
	13	100	37.81	5.73	100	37.84	5.78	0.03	0.04	
	14	100	42.99	4.69	100	41.84	5.55	−1.15	1.58	
	15	100	46.02	4.88	100	44.99	5.60	−1.03	1.39	
	16	100	48.48	4.47	100	47.15	5.57	−1.33	1.86	
	17	92	49.01	4.92	100	48.36	5.64	−0.65	0.85	
	18	83	49.65	4.37	98	49.81	11.52	0.16	0.12	
7～17 岁平均值			34.45			34.22		−0.22		

注：*，P<0.05；**，P<0.01；***，P<0.001

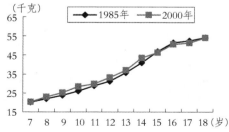

图 3　土家族男生 1985—2000 年各年龄组
体重平均增长值曲线

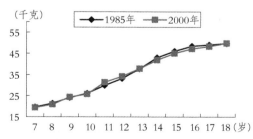

图 4　土家族女生 1985—2000 年各年龄组
体重平均增长值曲线

表3　土家族学生 1985 年与 2000 年各年龄组胸围平均增长值比较（厘米）

性别	年龄	1985 年			2000 年			差值	T值	显著性
		N	$\overline{X}$	S	N	$\overline{X}$	S			
男	7	95	56.36	2.78	100	57.24	2.91	0.88	2.16	*
	8	100	58.03	2.44	100	58.57	3.45	0.54	1.28	
	9	100	59.84	2.96	100	60.20	4.73	0.36	0.65	
	10	100	61.54	3.05	100	62.99	4.27	1.45	2.76	**
	11	100	63.72	3.16	101	64.67	4.30	0.95	1.78	
	12	100	65.72	3.71	100	66.60	6.10	0.88	1.23	
	13	100	68.56	4.54	100	69.62	5.93	1.06	1.42	
	14	100	72.54	4.71	98	73.64	5.57	1.10	1.50	
生	15	100	77.04	3.78	101	75.37	5.87	−1.67	2.40	*
	16	100	79.84	3.47	100	78.71	5.74	−1.13	1.68	
	17	100	80.68	3.33	100	79.19	4.42	−1.49	2.69	**
	18	100	81.40	3.88	100	81.19	5.73	−0.21	0.30	
7～18 岁平均值			68.77			69.00		0.23		
女	7	98	55.30	2.79	100	55.65	2.58	0.35	0.92	
	8	100	56.67	2.53	100	56.59	2.95	−0.08	0.21	
	9	100	58.71	2.74	100	57.58	3.58	−1.13	2.51	*
	10	100	60.80	3.26	100	60.32	4.33	−0.48	0.89	
	11	100	63.91	3.59	100	64.94	5.08	1.03	1.66	
	12	100	66.60	4.26	100	67.92	6.22	1.32	1.75	
	13	100	70.23	4.60	100	71.55	5.30	1.32	1.88	
	14	100	73.46	3.85	98	74.14	4.65	0.68	1.12	
生	15	100	75.82	3.93	100	77.65	4.66	1.83	3.00	**
	16	100	77.36	3.51	100	79.05	4.83	1.69	2.83	**
	17	92	77.07	4.39	100	79.66	4.30	2.59	4.13	***
	18	83	77.80	4.31	98	80.00	5.45	2.20	2.97	**
7～17 岁平均值			66.90			67.73		0.83		

注：*，$P < 0.05$；**，$P < 0.01$；***，$P < 0.001$

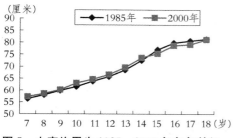

图 5　土家族男生 1985—2000 年各年龄组
　　　胸围平均增长值曲线

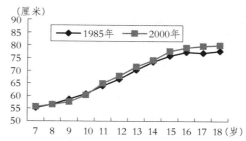

图 6　土家族女生 1985—2000 年各年龄组
　　　胸围平均增长值曲线

表 4　土家族学生 1985 年与 2000 年各年龄组肺活量平均增长值比较（毫升）

性别	年龄	1985 年			2000 年			差值	T 值	显著性
		N	$\overline{X}$	S	N	$\overline{X}$	S			
男 生	7	95	1212.00	183.75	100	1134.00	253.00	−78.00	2.45	*
	8	100	1374.00	209.92	100	1254.00	289.00	−120.00	3.36	***
	9	100	1497.00	257.86	100	1402.00	244.00	−95.00	2.68	**
	10	100	1656.00	307.62	100	1557.00	296.00	−99.00	2.32	*
	11	100	1814.00	280.08	101	1708.00	312.00	−106.00	2.53	*
	12	100	1978.00	352.52	100	1887.00	350.00	−91.00	1.83	
	13	100	2194.00	472.83	100	2069.00	488.00	−125.00	1.84	
	14	100	2619.00	535.82	99	2689.00	576.00	70.00	0.89	
	15	100	3039.00	552.67	101	2748.00	534.00	−291.00	3.80	***
	16	100	3411.00	504.14	100	3269.00	543.00	−142.00	1.92	
	17	100	3531.00	467.51	100	3399.00	477.00	−132.00	1.98	*
	18	100	3737.00	507.72	100	3429.00	491.00	−308.00	4.36	***
7~18 岁平均值			2338.50			2212.08		−126.42		
女	7	98	1150.00	209.59	98	996.00	321.00	−154.00	3.98	***
	8	100	1246.00	202.30	100	1101.00	215.00	−145.00	4.91	***
	9	100	1421.00	234.13	100	1287.00	240.00	−134.00	4.00	***
	10	100	1516.00	258.84	100	1381.00	301.00	−135.00	3.40	***
	11	100	1740.00	307.20	100	1546.00	247.00	−194.00	4.92	**
	12	100	1858.00	332.86	100	1720.00	363.00	−138.00	2.80	**

续表

性别	年龄	1985 年			2000 年			差值	T值	显著性
		N	$\overline{X}$	S	N	$\overline{X}$	S			
生	13	100	2127.00	357.03	100	1830.00	361.00	−297.00	5.85	***
	14	100	2324.00	328.21	100	2034.00	368.00	−290.00	5.88	***
	15	100	2427.00	310.21	100	2207.00	350.00	−220.00	4.70	***
	16	100	2524.00	408.84	100	2357.00	386.00	−167.00	2.97	**
	17	92	2475.00	334.96	100	2315.00	377.00	−160.00	3.10	**
	18	83	2680.00	316.72	98	2457.00	341.00	−223.00	4.53	***
7~17 岁平均值			1891.64			1706.73		−184.91		

注：*，$P<0.05$；**，$P<0.01$；***，$P<0.001$

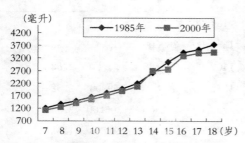

图 7　土家族男生 1985—2000 年各年龄组
肺活量平均增长值曲线

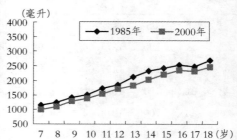

图 8　土家族女生 1985—2000 年各年龄组
肺活量平均增长值曲线

表 5　土家族学生 1985 年与 2000 年各年龄组 50 米跑平均增长值比较（秒）

性别	年龄	1985 年			2000 年			差值	T值	显著性
		N	$\overline{X}$	S	N	$\overline{X}$	S			
男	7	95	11.17	0.95	100	11.55	1.05	0.38	2.65	**
	8	100	10.80	0.96	100	11.04	0.79	0.24	1.93	
	9	100	10.26	0.76	99	10.10	0.75	−0.16	1.49	
	10	100	9.91	0.80	95	9.98	0.86	0.07	0.59	
	11	100	9.50	0.61	101	9.70	0.86	0.20	1.90	
	12	100	9.26	0.64	99	9.49	0.88	0.23	2.11	*
	13	100	8.87	0.66	100	9.39	0.90	0.52	4.66	***
	14	100	8.47	0.65	99	8.67	0.77	0.20	1.98	*

性别	年龄	1985 年			2000 年			差值	T值	显著性
		N	$\overline{X}$	S	N	$\overline{X}$	S			
生	15	100	8.18	0.62	101	8.49	0.83	0.31	3.00	**
	16	100	7.94	0.52	99	7.94	0.65	0.00	0.00	
	17	100	7.71	0.40	100	7.80	0.62	0.09	1.22	
	18	100	7.57	0.51	94	7.65	0.75	0.08	0.87	
7~18 岁平均值			9.14			9.32		0.18		
	7	98	11.79	1.01	99	12.38	1.07	0.59	3.98	***
	8	100	11.12	0.80	100	11.46	1.24	0.34	2.30	*
	9	100	10.53	0.66	99	10.89	1.18	0.36	2.66	**
女	10	100	10.17	0.65	98	10.65	1.13	0.48	3.67	**
	11	100	9.90	0.67	100	10.15	0.83	0.25	2.34	*
	12	100	9.63	0.70	99	9.89	0.88	0.26	2.31	*
	13	100	9.46	0.72	99	10.29	0.90	0.83	7.19	***
	14	100	9.27	0.64	100	10.11	0.95	0.84	7.33	***
生	15	100	9.24	0.66	100	10.16	1.00	0.92	7.68	***
	16	100	9.40	0.74	99	9.45	0.75	0.05	0.47	
	17	92	9.39	0.71	99	9.50	0.79	0.11	1.01	
	18	83	9.11	0.62	98	9.80	1.02	0.69	5.38	***
7~17 岁平均值			9.99			10.45		0.46		

注：*，$P<0.05$；**，$P<0.01$；***，$P<0.001$

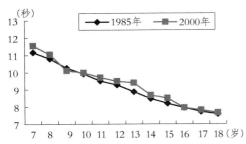

图 9　土家族男生 1985—2000 年各年龄组
　　　50 米跑平均增长值曲线

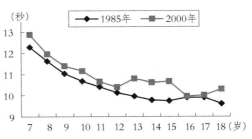

图 10　土家族女生 1985—2000 年各年龄组
　　　　50 米跑平均增长值曲线

表6　土家族学生 1985 年与 2000 年各年龄组立定跳远平均增长值比较（厘米）

性别	年龄	1985 年			2000 年			差值	T值	显著性
		N	$\overline{X}$	S	N	$\overline{X}$	S			
男	7	95	122.70	14.27	100	122.85	14.11	0.15	0.07	
	8	100	130.40	14.33	100	128.44	15.21	−1.96	0.94	
	9	100	136.05	14.19	100	137.53	16.63	1.48	0.68	
	10	100	145.30	16.70	100	150.83	11.31	5.53	2.74	**
	11	100	156.00	16.28	101	158.27	12.76	2.27	1.10	
	12	100	161.80	16.87	100	161.50	17.66	−0.30	0.12	
	13	100	169.60	18.64	100	173.00	17.72	3.40	1.32	
	14	100	186.30	21.37	99	191.56	20.67	5.26	1.76	
生	15	100	194.10	20.58	101	195.81	18.87	1.71	0.61	
	16	100	205.90	19.66	100	207.65	18.35	1.75	0.65	
	17	100	212.70	14.50	100	214.72	15.08	2.02	0.97	
	18	100	217.90	18.96	100	223.20	17.54	5.30	2.05	*
7~18 岁平均值			169.90			172.11		2.22		
女	7	98	115.90	12.59	100	115.57	11.03	−0.33	0.20	
	8	100	124.80	13.59	100	120.11	13.33	−4.69	2.46	*
	9	100	131.60	12.54	100	127.94	14.27	−3.66	1.93	
	10	100	140.50	12.19	100	138.52	14.06	−1.98	1.06	
	11	100	147.60	13.78	100	147.72	16.47	0.12	0.06	
	12	100	151.30	16.47	100	153.65	14.29	2.35	1.08	
	13	100	154.90	13.68	100	157.37	13.70	2.47	1.28	
	14	100	158.00	16.23	100	158.97	15.04	0.97	0.44	
生	15	100	163.20	17.00	100	158.89	16.23	−4.31	1.83	
	16	100	159.90	18.14	100	161.25	17.92	1.35	0.53	
	17	92	157.70	15.44	100	164.10	16.33	6.40	2.78	**
	18	83	163.50	16.34	95	166.20	16.09	2.70	1.11	
7~17 岁平均值			145.95			145.83		−0.12		

注：*，$P<0.05$；**，$P<0.01$；***，$P<0.001$

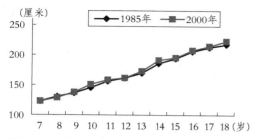

图 11　土家族男生 1985—2000 年各年龄组
　　　　立定跳远平均增长值曲线

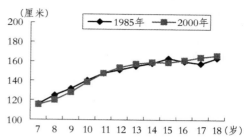

图 12　土家族女生 1985—2000 年各年龄组
　　　　立定跳远平均增长值曲线

表 7　土家族学生 1985 年与 2000 年各年龄组立位体前屈平均增长值比较（厘米）

性别	年龄	1985 年			2000 年			差值	T值	显著性
		N	$\overline{X}$	S	N	$\overline{X}$	S			
男	7	95	6.97	4.56	100	6.49	3.44	−0.48	0.83	
	8	100	6.38	3.92	100	6.88	3.76	0.50	0.92	
	9	100	6.98	4.08	100	6.73	4.02	−0.25	0.44	
	10	100	7.21	4.53	100	5.42	4.77	−1.79	2.72	**
	11	100	7.65	4.92	101	6.51	4.95	−1.14	1.64	
	12	100	7.11	4.65	100	4.14	5.49	−2.97	4.13	***
	13	100	6.88	4.48	100	3.98	5.12	−2.90	4.26	***
生	14	100	9.08	4.84	99	7.81	5.73	−1.27	1.69	
	15	100	11.70	5.84	101	6.67	6.84	−5.03	5.60	***
	16	100	13.19	5.04	98	9.83	5.92	−3.36	4.30	***
	17	100	13.64	6.04	99	11.86	6.57	−1.78	1.99	*
	18	100	13.57	5.44	100	10.15	6.66	−3.42	3.98	***
7~18 岁平均值			9.20			7.21		−1.99		
女	7	98	8.81	4.31	100	8.36	3.79	−0.45	0.78	
	8	100	9.62	4.25	100	8.07	4.16	−1.55	2.61	**
	9	100	9.16	4.27	100	8.48	4.69	−0.68	1.07	
	10	100	10.13	4.85	100	8.67	5.42	−1.46	2.01	*
	11	100	10.97	4.30	100	10.18	4.82	−0.79	1.22	
	12	100	11.03	5.29	100	8.95	4.53	−2.08	2.99	**

续表

性别	年龄	1985 年			2000 年			差值	T值	显著性
		N	$\overline{X}$	S	N	$\overline{X}$	S			
	13	100	11.81	5.37	100	7.31	5.45	−4.50	5.88	***
	14	100	12.12	5.58	100	10.48	5.65	−1.64	2.07	*
生	15	100	12.66	4.66	100	11.55	5.45	−1.11	1.55	
	16	100	13.46	5.33	100	11.78	6.56	−1.68	1.99	*
	17	92	14.10	5.53	100	11.75	5.61	−2.35	2.92	**
	18	83	17.78	4.93	97	11.23	5.08	−6.55	8.74	***
7~17 岁平均值			11.26			9.60		−1.66		

注：*，$P<0.05$；**，$P<0.01$；***，$P<0.001$

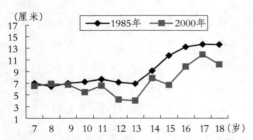

图 13　土家族男生 1985—2000 年各年龄组
立位体前屈平均增长值曲线

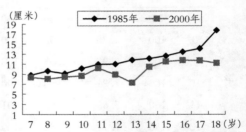

图 14　土家族女生 1985—2000 年各年龄组
立位体前屈平均增长值曲线

表 8　土家族学生 1985 年与 2000 年各年龄组肌力（斜身引体、引体向上、
1 分钟仰卧起坐）平均增长值比较（次）

性别	年龄	1985 年			2000 年			差值	T值	显著性
		N	$\overline{X}$	S	N	$\overline{X}$	S			
	7	95	15.70	6.84	100	32.93	14.93	17.23	10.27	***
	8	100	17.20	7.83	100	32.85	12.44	15.65	10.65	***
	9	100	16.50	6.77	98	32.94	12.83	16.44	11.31	***
男	10	100	19.10	8.68	96	35.57	11.71	16.47	11.22	***
	11	100	21.50	8.50	99	36.74	11.62	15.24	10.57	***
	12	100	21.70	8.57	98	32.23	12.31	10.53	7.00	***
7~12 岁平均值			18.62			33.88		15.26		

续表

性别	年龄	1985年			2000年			差值	T值	显著性
		N	$\overline{X}$	S	N	$\overline{X}$	S			
生	13	100	1.60	2.10	100	3.28	2.09	1.68	5.67	***
	14	100	2.70	2.40	99	5.27	3.27	2.57	6.32	***
	15	100	3.80	3.04	101	6.38	3.47	2.58	5.60	***
	16	100	5.30	3.32	100	7.40	7.23	2.10	2.64	**
	17	100	6.90	3.39	100	7.21	3.45	0.31	0.64	
	18	100	7.80	3.67	99	8.85	7.78	1.05	1.22	
13~18岁平均值			4.68			6.40		1.72		
女	7	98	5.20	8.08	100	11.69	9.57	6.49	5.15	***
	8	100	10.00	9.29	100	12.34	8.44	2.34	1.86	
	9	100	14.40	9.50	100	11.44	8.37	−2.96	2.34	*
	10	100	15.60	9.73	99	14.22	7.46	−1.38	1.12	
	11	100	15.40	9.22	100	17.56	8.14	2.16	1.76	
	12	100	15.80	9.61	100	18.85	8.29	3.05	2.40	*
	13	100	17.60	9.26	99	21.06	9.68	3.46	2.58	*
	14	100	20.60	9.91	100	22.99	9.33	2.39	1.76	
生	15	100	21.00	12.45	100	23.02	9.18	2.02	1.31	
	16	100	19.70	11.21	100	22.27	8.42	2.57	1.83	
	17	92	17.70	9.73	98	25.27	8.18	7.57	5.82	***
	18	83	19.60	11.11	98	24.71	9.09	5.11	3.40	***
7~17岁平均值			15.73			18.25		2.52		

注：*，P<0.05；**，P<0.01；***，P<0.001

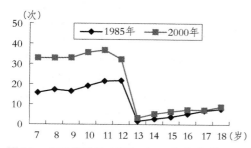

图15 土家族男生1985—2000年各年龄组
斜身引体、引体向上平均增长值曲线

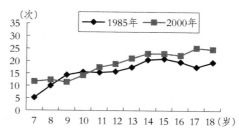

图16 土家族女生1985—2000年各年龄组
1分钟仰卧起坐平均增长值曲线

表 9 土家族学生 1985 年与 2000 年各年龄组耐力（50 米×8、800 米、1000 米）平均增长值比较（秒）

性别	年龄	1985 年			2000 年			差值	T值	显著性
		N	$\overline{X}$	S	N	$\overline{X}$	S			
男	7	95	123.04	9.81	100	136.60	11.52	13.56	8.83	***
	8	100	118.09	7.46	100	130.67	12.25	12.58	8.77	***
	9	100	113.80	8.41	100	120.29	11.98	6.49	4.43	***
	10	100	111.46	8.16	100	124.10	14.77	12.64	7.49	***
	11	100	106.57	5.78	101	115.45	14.55	8.88	5.68	***
	12	100	103.55	5.95	99	120.11	24.27	16.56	6.63	***
7~12 岁平均值			112.75			124.54		11.79		
生	13	100	262.68	17.93	98	293.47	40.16	30.79	6.99	***
	14	100	250.58	20.31	94	284.58	35.43	34.00	8.26	***
	15	100	241.19	15.70	95	276.58	35.35	35.39	9.11	***
	16	100	235.97	21.82	100	253.26	23.14	17.29	5.44	***
	17	100	229.35	15.03	100	254.79	21.55	25.44	9.68	***
	18	100	227.49	19.48	100	263.31	26.71	35.82	10.84	***
13~18 岁平均值			241.21			271.00		29.79		
女	7	98	129.98	11.74	100	146.25	14.54	16.27	8.65	***
	8	100	123.77	8.04	100	136.68	26.73	12.91	4.63	***
	9	100	120.93	9.08	100	128.00	10.42	7.07	5.12	***
	10	100	116.60	8.71	100	129.16	12.20	12.56	8.38	***
	11	100	112.49	7.68	100	123.73	12.28	11.24	7.76	***
	12	100	109.99	7.00	100	125.81	10.43	15.82	12.59	***
7~12 岁平均值			118.96			131.61		12.65		
生	13	100	227.58	18.26	100	275.00	32.13	47.42	12.83	***
	14	100	226.04	23.65	100	264.56	28.81	38.52	10.33	***
	15	100	225.31	18.54	98	272.02	31.61	46.71	12.71	***
	16	100	224.58	17.33	100	252.54	23.68	27.96	9.53	***
	17	92	226.91	19.46	100	257.06	27.22	30.15	8.76	***
	18	83	222.52	19.99	98	272.48	36.11	49.96	11.23	***
13~17 岁平均值			226.08			264.24		38.15		

注：*，$P<0.05$；**，$P<0.01$；***，$P<0.001$

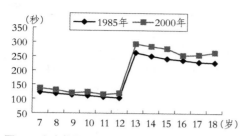

图 17 土家族男生 1985—2000 年各年龄组 50 米
×8 往返跑、1000 米跑平均增长值曲线

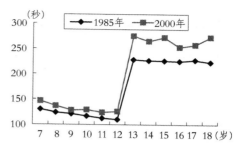

图 18 土家族女生 1985—2000 年各年龄组 50 米
×8 往返跑、800 米跑平均增长值曲线

表 10 苗族学生 1985 年与 2000 年各年龄组身高平均增长值比较（厘米）

性别	年龄	1985 年			2000 年			差值	T值	显著性
		N	$\overline{X}$	S	N	$\overline{X}$	S			
男	7	100	114.69	5.89	100	115.31	5.44	0.62	0.77	
	8	100	117.54	5.41	100	120.13	4.98	2.59	3.52	***
	9	100	122.54	5.27	100	124.70	5.49	2.16	2.84	**
	10	100	126.17	6.61	100	128.94	7.63	2.77	2.74	**
	11	100	129.74	6.74	100	133.73	6.85	3.99	4.15	***
	12	100	135.25	8.09	99	140.65	7.65	5.40	4.84	***
	13	100	142.65	7.48	100	145.97	9.02	3.32	2.83	**
	14	100	149.18	8.17	100	153.71	8.12	4.53	3.93	***
生	15	100	153.51	6.82	100	158.64	6.74	5.13	5.35	***
	16	100	157.61	5.81	99	160.36	7.96	2.75	2.79	**
	17	100	159.44	5.90	100	161.52	4.79	2.08	2.74	**
	18	100	160.98	5.49	21	162.28	4.23	1.30	1.02	
7~18 岁平均值			139.11			142.16		3.05		
女	7	73	112.86	5.38	100	114.93	4.92	2.07	2.63	**
	8	93	116.17	5.17	100	119.77	5.65	3.60	4.61	***
	9	100	120.98	6.14	100	124.97	6.80	3.99	4.36	***
	10	100	125.84	6.77	100	130.61	8.09	4.77	4.52	***
	11	100	130.94	8.11	101	136.52	8.49	5.58	4.76	***
	12	100	135.94	7.22	100	141.24	7.47	5.30	5.10	***

性别	年龄	1985年			2000年			差值	T值	显著性
		N	$\overline{X}$	S	N	$\overline{X}$	S			
生	13	100	142.69	6.06	101	145.81	7.24	3.12	3.31	**
	14	100	146.94	5.75	100	149.31	5.36	2.37	3.01	**
	15	100	148.07	4.62	99	150.28	4.46	2.21	3.43	***
	16	100	149.98	4.95	99	151.27	4.86	1.29	1.85	
	17	96	149.77	4.53	60	152.78	4.74	3.01	3.97	***
	18	0	0.00	0.00	0	0.00	0.00	0.00	0.00	
7~17岁平均值			134.56			137.95			3.39	

注：*，$P<0.05$；**，$P<0.01$；***，$P<0.001$

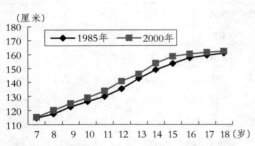

图 19　苗族男生 1985—2000 年各年龄组
　　　身高平均增长值曲线

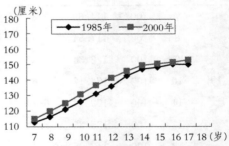

图 20　苗族女生 1985—2000 年各年龄组
　　　身高平均 增长值曲线

表 11　苗族学生 1985 年与 2000 年各年龄组体重平均增长值比较（千克）

性别	年龄	1985年			2000年			差值	T值	显著性
		N	$\overline{X}$	S	N	$\overline{X}$	S			
男	7	100	19.67	2.69	100	19.80	2.52	0.13	0.35	
	8	100	20.81	2.56	100	21.57	2.12	0.76	2.29	*
	9	100	22.79	2.36	100	23.71	3.27	0.92	2.28	*
	10	100	24.77	3.49	100	26.35	5.21	1.58	2.52	*
	11	100	26.54	3.69	100	28.77	4.85	2.23	3.66	***
	12	100	29.40	4.82	99	32.44	6.00	3.04	3.94	***
	13	100	34.78	5.68	100	37.63	7.19	2.85	3.11	**

性别	年龄	1985 年			2000 年			差值	T值	显著性
		N	$\overline{X}$	S	N	$\overline{X}$	S			
生	14	100	40.04	6.99	100	43.85	9.64	3.81	3.20	**
	15	100	43.38	5.57	100	47.41	6.13	4.03	4.87	***
	16	100	47.39	5.51	99	49.92	4.80	2.53	3.45	***
	17	100	49.51	5.34	100	51.70	4.99	2.19	3.00	**
	18	100	51.15	5.18	21	55.89	6.40	4.74	3.65	***
7~18 岁平均值			34.19			36.59		2.40		
女	7	73	18.58	2.29	100	19.01	2.07	0.43	1.29	
	8	93	19.74	2.42	100	21.15	2.76	1.41	3.76	***
	9	100	21.64	2.88	100	23.58	3.93	1.94	3.98	***
	10	100	24.05	3.83	100	27.03	5.22	2.98	4.60	***
	11	100	27.27	4.41	101	30.44	5.42	3.17	4.55	***
	12	100	29.66	5.14	100	34.52	6.21	4.86	6.03	***
	13	100	36.49	5.83	101	38.90	7.14	2.41	2.62	**
	14	100	40.58	5.95	100	43.33	6.26	2.75	3.18	**
生	15	100	42.82	4.12	99	45.94	5.84	3.12	4.36	***
	16	100	45.63	5.03	99	47.27	4.99	1.64	2.31	*
	17	96	47.00	4.87	60	47.56	5.44	0.56	0.67	
	18	0	0.00	0.00	0	0.00	0.00	0.00	0.00	
7~17 岁平均值			32.13			34.43		2.30		

注：* ，$P<0.05$；** ，$P<0.01$；*** ，$P<0.001$

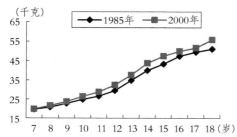

图 21　苗族男生 1985—2000 年各年龄组体重平均增长值曲线

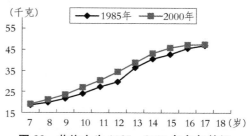

图 22　苗族女生 1985—2010 年各年龄组体重平均增长值曲线

表 12　苗族学生 1985 年与 2000 年各年龄组胸围平均增长值比较（厘米）

性别	年龄	1985 年			2000 年			差值	T值	显著性
		N	$\overline{X}$	S	N	$\overline{X}$	S			
男	7	100	56.95	2.88	100	58.04	2.74	1.09	2.74	**
	8	100	58.25	2.59	100	59.86	2.42	1.61	4.54	***
	9	100	60.03	2.38	100	61.34	2.68	1.31	3.65	***
	10	100	61.62	3.11	100	63.91	4.21	2.29	4.38	***
	11	100	63.06	3.31	100	65.69	4.17	2.63	4.94	***
	12	100	64.93	3.82	98	67.56	4.37	2.63	4.51	***
	13	100	69.16	4.85	100	71.87	5.88	2.71	3.56	***
	14	100	72.83	5.21	100	74.99	6.10	2.16	2.69	**
生	15	100	75.43	4.54	100	79.13	4.73	3.70	5.64	***
	16	100	78.45	3.86	99	81.16	3.71	2.71	5.05	***
	17	100	80.21	3.91	100	82.66	4.17	2.45	4.29	***
	18	100	81.57	3.53	21	86.03	5.75	4.46	4.66	***
7~18 岁平均值			68.54			71.02		2.48		
女	7	73	55.18	2.85	100	56.37	2.48	1.19	2.93	**
	8	93	56.32	2.90	100	58.31	3.29	1.99	4.44	***
	9	100	57.86	3.02	100	60.22	3.70	2.36	4.94	***
	10	100	59.80	3.11	100	63.34	5.08	3.54	5.94	***
	11	100	62.87	3.84	101	66.29	5.26	3.42	5.26	***
	12	100	64.31	4.41	100	70.88	5.57	6.57	9.25	***
	13	100	70.60	4.93	101	74.03	6.26	3.43	4.31	***
	14	100	73.28	4.99	100	78.28	5.59	5.00	6.67	***
生	15	100	75.46	3.64	99	80.99	5.07	5.53	8.85	***
	16	100	76.82	3.92	99	82.38	4.30	5.56	9.53	***
	17	96	78.24	3.79	60	81.83	5.12	3.59	5.02	***
	18	0	0.00	0.00	0	0.00	0.00	0.00	0.00	
7~17 岁平均值			66.43			70.27		3.83		

注：* ，$P<0.05$；** ，$P<0.01$；*** ，$P<0.001$

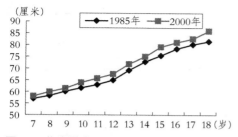

图 23 苗族男生 1985—2000 年各年龄组
胸围平均增长值曲线

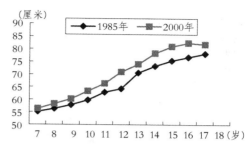

图 24 苗族女生 1985—2000 年各年龄组
胸围平均增长值曲线

表 13 苗族学生 1985 年与 2000 年各年龄组肺活量平均增长值比较（毫升）

性别	年龄	1985 年			2000 年			差值	T值	显著性
		N	$\overline{X}$	S	N	$\overline{X}$	S			
男	7	100	1115.00	224.37	100	1118.00	216.00	3.00	0.10	
	8	100	1241.00	249.39	100	1271.00	241.00	30.00	0.87	
	9	100	1365.00	248.97	100	1361.00	256.00	−4.00	0.11	
	10	100	1508.00	267.33	100	1598.00	343.00	90.00	2.07	*
	11	100	1651.00	284.33	100	1768.00	346.00	117.00	2.61	**
	12	100	1782.00	394.25	99	1929.00	378.00	147.00	2.68	**
	13	100	2210.00	469.40	100	2244.00	531.00	34.00	0.48	
	14	100	2553.00	479.25	100	2592.00	549.00	39.00	0.54	
生	15	100	2768.00	485.84	100	2957.00	492.00	189.00	2.73	**
	16	100	3114.00	489.41	99	3053.00	462.00	−61.00	0.90	
	17	100	3228.00	532.72	100	3385.00	395.00	157.00	2.37	*
	18	100	3428.00	458.36	21	3337.00	506.00	−91.00	0.81	
7~18 岁平均值			2163.58			2217.75		54.17		
女	7	73	1005.00	186.64	100	951.00	156.00	−54.00	2.07	*
	8	93	1155.00	176.35	100	1107.00	204.00	−48.00	1.74	
	9	100	1202.00	216.25	100	1209.00	226.00	7.00	0.22	
	10	100	1403.00	283.87	100	1458.00	281.00	55.00	1.38	
	11	100	1535.00	294.20	101	1601.00	339.00	66.00	1.47	
	12	100	1640.00	297.93	100	1779.00	329.00	139.00	3.13	**

续表

性别	年龄	1985 年			2000 年			差值	T值	显著性
		N	$\overline{X}$	S	N	$\overline{X}$	S			
	13	100	1993.00	367.08	101	1957.00	405.00	−36.00	0.66	
	14	100	2140.00	361.99	100	2056.00	323.00	−84.00	1.73	
生	15	100	2249.00	309.48	99	2223.00	302.00	−26.00	0.60	
	16	100	2344.00	333.95	99	2267.00	334.00	−77.00	1.63	
	17	96	2365.00	374.28	60	2333.00	331.00	−32.00	0.54	
	18	0	0.00	0.00	0	0.00	0.00	0.00	0.00	
7～17 岁平均值		1730.09			1721.91			−8.18		

注：*，$P<0.05$；**，$P<0.01$；***，$P<0.001$

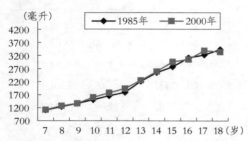

图 25　苗族男生 1985—2000 年各年龄组
肺活量平均增长值曲线

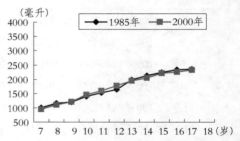

图 26　苗族女生 1985—2000 年各年龄组
肺活量平均增长值曲线

表 14　苗族学生 1985 年与 2000 年各年龄组 50 米跑平均增长值比较（秒）

性别	年龄	1985 年			2000 年			差值	T值	显著性
		N	$\overline{X}$	S	N	$\overline{X}$	S			
	7	100	11.34	1.09	99	11.48	1.00	0.14	0.94	
	8	100	10.87	0.95	100	10.35	0.82	−0.52	4.14	***
	9	100	10.43	0.76	100	10.21	0.84	−0.22	1.94	
男	10	100	10.20	0.80	93	9.79	0.82	−0.41	3.51	***
	11	100	9.93	0.67	99	9.53	0.67	−0.40	4.21	***
	12	100	9.70	0.70	99	9.25	0.91	−0.45	3.91	***
	13	100	8.99	0.67	98	8.92	0.93	−0.07	0.61	

续表

性别	年龄	1985 年			2000 年			差值	T值	显著性
		N	$\overline{X}$	S	N	$\overline{X}$	S			
生	14	100	8.77	0.62	99	8.30	0.77	−0.47	4.74	***
	15	100	8.57	0.65	100	7.91	0.59	−0.66	7.52	***
	16	100	8.29	0.50	99	7.57	0.44	−0.72	10.78	***
	17	100	8.10	0.46	100	7.49	0.44	−0.61	9.58	***
	18	100	8.03	0.45	21	7.70	0.82	−0.33	2.59	**
7~18 岁平均值			9.44			9.04		−0.39		
女	7	73	11.70	1.12	99	12.07	1.15	0.37	2.11	*
	8	93	11.47	1.00	99	11.08	0.87	−0.39	2.89	**
	9	100	11.19	0.83	100	10.83	0.98	−0.36	2.80	**
	10	100	10.86	0.84	99	10.24	0.62	−0.62	5.92	***
	11	100	10.43	0.76	101	10.06	0.77	−0.37	3.43	***
	12	100	10.24	0.67	100	10.20	0.95	−0.04	0.34	
	13	100	10.04	0.91	100	10.26	1.25	0.22	1.42	
	14	100	9.62	0.65	100	9.72	0.63	0.10	1.10	
生	15	100	9.97	0.90	98	9.64	0.70	−0.33	2.88	**
	16	100	9.85	0.69	99	9.54	0.70	−0.31	3.15	**
	17	96	9.80	0.75	60	9.52	0.63	−0.28	2.41	*
	18	0	0.00	0.00	0	0.00	0.00	0.00	0.00	
7~17 岁平均值			10.47			10.29		−0.18		

注: *, $P<0.05$; **, $P<0.01$; ***, $P<0.001$

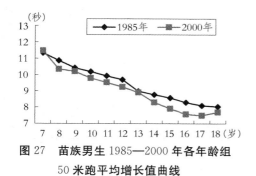

图 27 苗族男生 1985—2000 年各年龄组
50 米跑平均增长值曲线

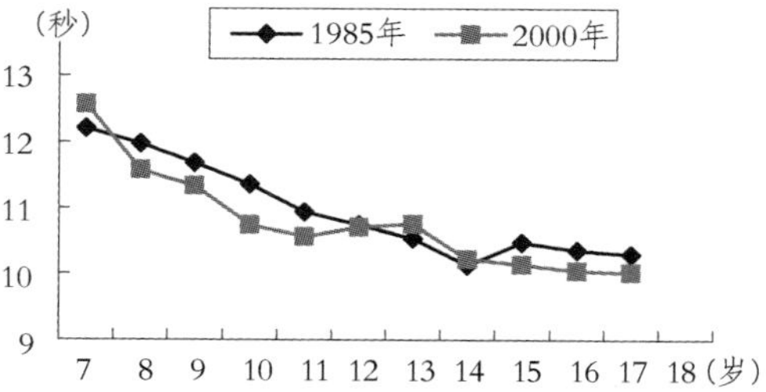

图 28 苗族女生 1985—2000 年各年龄组
50 米跑平均增长值曲线

表 15　苗族学生 1985 年与 2000 年各年龄组立定跳远平均增长值比较（厘米）

性别	年龄	1985 年			2000 年			差值	T值	显著性
		N	$\overline{X}$	S	N	$\overline{X}$	S			
男	7	100	125.70	15.49	100	125.09	14.89	−0.61	0.28	
	8	100	126.90	13.30	98	137.55	15.13	10.65	5.26	***
	9	100	137.00	13.45	100	143.80	15.63	6.80	3.30	**
	10	100	140.70	15.77	95	151.26	15.00	10.56	4.79	***
	11	100	148.10	14.46	100	158.75	16.34	10.65	4.88	***
	12	100	153.50	17.34	99	167.46	18.83	13.96	5.44	***
	13	100	171.70	15.80	100	182.16	19.13	10.46	4.22	***
	14	100	182.40	18.24	100	193.86	16.85	11.46	4.62	***
生	15	100	188.30	18.49	100	204.15	19.84	15.85	5.84	***
	16	100	197.80	16.93	99	213.06	15.47	15.26	6.64	***
	17	100	203.30	14.89	100	213.44	12.89	10.14	5.15	***
	18	100	205.50	14.38	21	221.86	15.91	16.36	4.65	***
7～18 岁平均值			165.08			176.04		10.96		
女	7	73	122.40	10.65	100	116.91	14.64	−5.49	2.72	**
	8	93	127.60	12.32	100	128.23	16.30	0.63	0.30	
	9	100	129.05	12.06	100	138.07	14.33	9.02	4.82	***
	10	100	135.40	12.93	100	146.64	12.49	11.24	6.25	***
	11	100	142.60	13.87	101	153.38	16.16	10.78	5.07	***
	12	100	146.70	14.57	99	155.69	15.99	8.99	4.15	***
	13	100	149.10	14.92	101	157.72	18.57	8.62	3.63	***
	14	100	153.00	16.20	100	162.02	14.50	9.02	4.15	***
生	15	100	152.10	16.96	99	167.71	13.24	15.61	7.23	***
	16	100	152.50	14.89	99	168.62	15.47	16.12	7.49	***
	17	96	151.60	13.62	60	168.68	13.48	17.08	7.65	***
	18	0	0.00	0.00	0	0.00	0.00	0.00	0.00	
7～17 岁平均值			142.00			151.24		9.24		

注：*，$P<0.05$；**，$P<0.01$；***，$P<0.001$

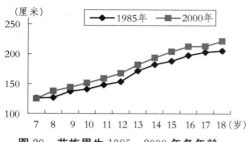

图 29　苗族男生 1985—2000 年各年龄
组立定跳远平均增长值曲线

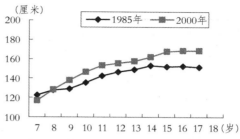

图 30　苗族女生 1985—2000 年各年龄
组立定跳远平均增长值曲线

表 16　苗族学生 1985 年与 2000 年各年龄组立位体前屈平均增长值比较（厘米）

性别	年龄	1985 年			2000 年			差值	T 值	显著性
		N	$\overline{X}$	S	N	$\overline{X}$	S			
男	7	100	2.82	4.02	100	5.92	3.02	3.10	6.17	***
	8	100	3.80	3.50	100	7.17	4.25	3.37	6.12	***
	9	100	3.40	4.15	100	7.04	3.91	3.64	6.38	***
	10	100	3.55	4.16	100	7.38	4.13	3.83	6.53	***
	11	100	3.22	4.50	100	7.79	4.99	4.57	6.80	***
	12	100	2.77	5.29	99	7.14	3.98	4.37	6.58	***
	13	100	7.02	5.34	100	7.76	4.58	0.74	1.05	
	14	100	8.02	5.62	100	10.75	6.63	2.73	3.14	**
生	15	100	8.88	5.69	100	13.51	6.42	4.63	5.40	***
	16	100	10.43	5.47	99	15.72	5.69	5.29	6.69	***
	17	100	11.23	4.97	100	17.27	5.47	6.04	8.17	***
	18	100	11.89	5.31	21	17.02	4.58	5.13	4.11	***
7~18 岁平均值			6.42			10.37		3.95		
女	7	73	6.57	3.61	100	7.47	3.12	0.90	1.75	
	8	93	6.62	3.35	100	8.09	3.36	1.47	3.04	**
	9	100	6.04	4.65	100	7.50	3.69	1.46	2.46	*
	10	100	5.86	4.33	100	9.23	3.52	3.37	6.04	***
	11	100	5.80	4.20	101	9.98	3.87	4.18	7.34	***
	12	100	6.21	5.22	100	8.82	3.97	2.61	3.98	***

续表

性别	年龄	1985 年			2000 年			差值	T值	显著性
		N	$\overline{X}$	S	N	$\overline{X}$	S			
生	13	100	7.87	5.03	101	9.50	4.31	1.63	2.47	*
	14	100	9.20	4.92	100	10.61	4.45	1.41	2.13	*
	15	100	10.49	5.04	99	13.47	4.89	2.98	4.23	***
	16	100	9.95	4.91	99	14.24	4.19	4.29	6.63	***
	17	96	11.26	5.31	60	14.20	4.69	2.94	3.52	***
	18	0	0.00	0.00	0	0.00	0.00	0.00	0.00	
7~17 岁平均值			7.81			10.28		2.48		

注：* ，$P<0.05$；** ，$P<0.01$；*** ，$P<0.001$

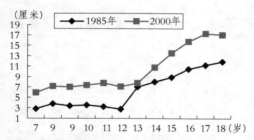

图 31　苗族男生 1985—2000 年各年龄组
坐/立位体前屈平均增长值曲线

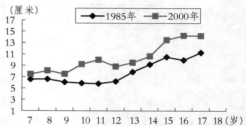

图 32　苗族女生 1985—2000 年各年龄组
坐/立位体前屈平均增长值曲线

表 17　苗族学生 1985 年与 2000 年各年龄组肌力（斜身引体、引体向上、
1 分钟仰卧起坐）平均增长值比较（次）

性别	年龄	1985 年			2000 年			差值	T值	显著性
		N	$\overline{X}$	S	N	$\overline{X}$	S			
男	7	100	12.00	4.99	98	25.71	10.54	13.71	11.74	***
	8	100	12.60	6.17	100	26.31	8.75	13.71	12.81	***
	9	100	13.40	7.40	93	26.00	10.39	12.60	9.76	***
	10	100	14.70	7.54	82	26.96	11.01	12.26	8.88	***
	11	100	15.30	8.16	81	27.72	11.43	12.42	8.51	***
	12	100	13.70	6.57	86	27.59	9.92	13.89	11.40	***
7~12 岁平均值			13.62			26.72		13.10		

性别	年龄	1985 年			2000 年			差值	T值	显著性
		N	$\overline{X}$	S	N	$\overline{X}$	S			
生	13	100	2.40	2.27	100	2.58	2.25	0.18	0.56	
	14	100	3.60	2.66	100	4.08	2.62	0.48	1.29	
	15	100	4.30	2.87	100	5.61	3.11	1.31	3.10	**
	16	100	5.10	2.80	99	6.70	3.22	1.60	3.74	***
	17	100	6.30	3.25	100	7.12	3.11	0.82	1.82	
	18	100	6.60	3.03	21	7.52	3.39	0.92	1.24	
13~18 岁平均值			4.72			5.60		0.89		
女	7	73	10.80	8.53	100	15.79	8.14	4.99	3.90	***
	8	93	11.30	8.84	100	17.55	8.50	6.25	5.01	***
	9	100	11.20	7.95	100	17.89	9.27	6.69	5.48	***
	10	100	11.80	9.17	100	20.76	7.62	8.96	7.52	***
	11	100	14.80	9.13	101	22.50	6.80	7.70	6.79	***
	12	100	13.30	9.66	100	19.68	8.09	6.38	5.06	***
	13	100	14.70	9.49	100	23.70	7.56	9.00	7.42	***
	14	100	15.10	9.23	100	24.65	7.76	9.55	7.92	***
生	15	100	14.80	9.80	99	26.61	7.71	11.81	9.44	***
	16	100	12.30	8.66	99	25.76	8.59	13.46	11.01	***
	17	96	14.70	9.62	60	27.57	9.59	12.87	8.14	***
	18	0	0.00	0.00	0	0.00	0.00	0.00	0.00	
7~17 岁平均值			13.16			22.04		8.88		

注：*，$P<0.05$；**，$P<0.01$；***，$P<0.001$

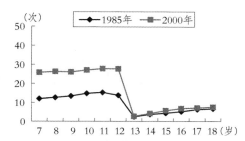

图 33 苗族男生 1985—2000 年各年龄组
斜身引体、引体向上平均增长值曲线

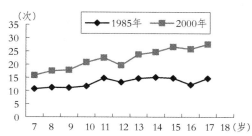

图 34 苗族女生 1985—2000 年各年龄组
1 分钟仰卧起坐平均增长值曲线

表 18　苗族学生 1985 年与 2000 年各年龄组耐力（50 米×8、800 米、1000 米）

平均增长值比较（秒）

性别	年龄	1985 年			2000 年			差值	T 值	显著性
		N	$\overline{X}$	S	N	$\overline{X}$	S			
男	7	100	125.62	9.84	100	135.55	13.64	9.93	5.90	***
	8	100	121.71	9.37	100	122.76	15.64	1.05	0.58	
	9	100	116.37	8.62	100	124.46	17.61	8.09	4.13	***
	10	100	114.76	7.54	95	114.33	13.67	−0.43	0.27	
	11	100	111.20	7.16	100	115.15	14.61	3.95	2.43	*
	12	100	110.11	7.20	99	103.91	10.86	−6.20	4.75	***
7～12 岁平均值			116.63			119.36		2.73		
生	13	100	262.43	20.06	100	275.36	20.39	12.93	4.52	***
	14	100	254.21	17.73	100	267.16	26.14	12.95	4.10	***
	15	100	244.47	19.54	100	254.57	25.27	10.10	3.16	**
	16	100	238.36	15.64	96	251.95	21.27	13.59	5.11	***
	17	100	233.76	15.40	100	240.61	22.45	6.85	2.52	*
	18	100	232.91	17.62	21	242.06	20.83	9.15	2.09	*
13～18 岁平均值			244.36			255.29		10.93		
女	7	73	132.45	9.61	100	142.90	13.14	10.45	5.76	***
	8	93	127.19	9.56	100	131.67	10.65	4.48	3.07	**
	9	100	126.64	8.77	100	132.31	13.15	5.67	3.59	***
	10	100	122.94	7.93	100	124.24	11.41	1.30	0.94	
	11	100	119.61	9.12	101	133.32	30.31	13.71	4.33	***
	12	100	118.69	8.57	100	132.18	30.13	13.49	4.31	***
7～12 岁平均值			124.59			132.77		8.18		
生	13	100	246.22	25.25	100	271.04	20.91	24.82	7.57	***
	14	100	240.00	20.94	99	262.68	25.87	22.68	6.80	***
	15	100	238.34	24.90	99	252.42	18.50	14.08	4.52	***

续表

性别	年龄	1985 年			2000 年			差值	T值	显著性
		N	$\overline{X}$	S	N	$\overline{X}$	S			
	16	100	234.66	20.85	99	241.42	18.50	6.76	2.42	*
	17	96	235.35	20.69	60	254.18	25.48	18.83	5.05	***
	18	0	0.00	0.00	0	0.00	0.00	0.00	0.00	
13—17 岁平均值			238.91			256.35		17.43		

注：*，$P<0.05$；**，$P<0.01$；***，$P<0.001$

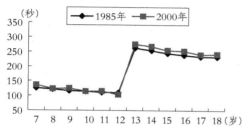

图 35　苗族男生 1985—2000 年各年龄组 50 米×8 往返跑、1000 米跑平均增长值曲线

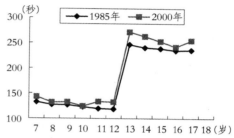

图 36　苗族女生 1985—2000 年各年龄组 50 米×8 往返跑、800 米跑平均增长值曲线

附录三 2000—2014 年武陵民族地区青少年
体质状况变化图和表

表1 土家族学生 2000 年与 2014 年各年龄组身高平均增长值比较（厘米）

性别	年龄	2000 年			2014 年			差值	T值	显著性
		N	$\overline{X}$	S	N	$\overline{X}$	S			
男	7	100	116.81	5.07	106	119.32	4.93	2.51	3.60	***
	8	100	119.42	5.45	116	125.83	5.46	6.41	8.61	***
	9	100	124.91	5.95	100	129.30	5.69	4.39	5.33	***
	10	100	130.75	5.11	108	136.86	5.35	6.11	8.41	***
	11	101	134.48	6.30	132	142.03	7.57	7.55	8.10	***
	12	100	141.08	8.70	85	146.64	8.33	5.56	4.42	***
	13	100	145.49	7.57	109	153.72	7.96	8.23	7.64	***
	14	99	154.59	7.96	107	160.89	6.18	6.30	6.37	***
生	15	101	158.15	6.80	112	163.02	5.39	4.87	5.82	***
	16	100	162.38	5.71	107	165.41	5.74	3.03	3.80	***
	17	100	161.41	4.91	110	166.94	5.29	5.53	7.83	***
	18	100	163.64	7.57	104	166.31	5.36	2.67	2.92	**
7~18 岁平均值			142.76			148.02		5.26		
女	7	100	115.18	4.61	105	118.22	4.75	3.04	4.65	***
	8	100	118.37	6.07	107	125.54	5.53	7.17	8.89	***
	9	100	123.46	5.60	118	129.29	5.57	5.83	7.68	***
	10	100	129.09	6.26	107	137.39	7.31	8.30	8.75	***
	11	100	135.42	6.32	110	143.65	6.58	8.23	9.22	***
	12	100	142.47	7.55	98	147.84	6.29	5.37	5.43	***
	13	100	146.28	5.73	110	151.85	5.60	5.57	7.12	***
	14	100	150.47	5.13	110	153.23	4.65	2.76	4.09	***

性别	年龄	2000 年			2014 年			差值	T值	显著性
		N	$\overline{X}$	S	N	$\overline{X}$	S			
生	15	100	151.79	4.93	109	154.36	4.40	2.57	3.98	***
	16	100	151.75	4.82	106	154.02	4.30	2.27	3.57	***
	17	100	153.28	6.28	114	154.33	4.85	1.05	1.38	
	18	98	152.87	4.81	102	153.94	4.38	1.07	1.65	
7～17 岁平均值			137.96			142.70		4.74		

注：*，$P<0.05$；**，$P<0.01$；***，$P<0.001$

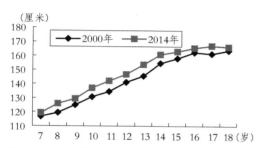

图 1　土家族男生 2000—2014 年各年龄组
身高平均增长值曲线

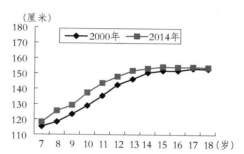

图 2　土家族女生 2000—2014 年各年龄组
身高平均增长值曲线

表 2　土家族学生 2000 年与 2014 年各年龄组体重平均增长值比较（千克）

性别	年龄	2000 年			2014 年			差值	T值	显著性
		N	$\overline{X}$	S	N	$\overline{X}$	S			
	7	100	20.30	2.93	106	21.78	3.57	1.48	3.24	**
	8	100	22.97	6.22	116	25.81	5.45	2.84	3.58	***
	9	100	25.19	10.83	100	27.49	6.24	2.30	1.84	
男	10	100	28.47	10.86	108	33.23	7.12	4.76	3.76	***
	11	101	29.93	5.32	132	38.59	11.31	8.66	7.11	***
	12	100	33.24	6.95	85	40.65	9.87	7.41	5.97	***
	13	100	37.08	7.59	109	45.54	10.76	8.46	6.51	***
	14	99	43.49	7.30	107	51.09	10.00	7.60	6.19	***
生	15	101	46.31	7.66	112	54.97	11.04	8.66	6.58	***

续表

性别	年龄	2000 年			2014 年			差值	T值	显著性
		N	$\overline{X}$	S	N	$\overline{X}$	S			
	16	100	50.69	5.99	107	56.61	9.66	5.92	5.26	***
	17	100	51.39	5.43	110	59.20	9.70	7.81	7.10	***
	18	100	54.05	7.71	104	59.84	10.65	5.79	4.43	***
7~18 岁平均值			36.93			42.90		5.97		
女	7	100	19.46	3.58	105	20.68	2.61	1.22	2.80	**
	8	100	20.85	3.14	107	24.73	4.90	3.88	6.73	***
	9	100	24.43	11.84	118	26.54	4.71	2.11	1.78	
	10	100	25.83	4.31	107	31.22	6.73	5.39	6.81	***
	11	100	31.49	12.68	110	35.98	6.63	4.49	3.26	**
	12	100	34.20	7.10	98	41.70	9.45	7.50	6.32	***
	13	100	37.84	5.78	110	44.68	8.18	6.84	6.93	***
	14	100	41.84	5.55	110	48.01	7.98	6.17	6.44	***
生	15	100	44.99	5.60	109	48.78	7.71	3.79	4.03	***
	16	100	47.15	5.57	106	50.02	7.72	2.87	3.04	**
	17	100	48.36	5.64	114	49.85	7.73	1.49	1.59	
	18	98	49.81	11.52	102	50.04	6.68	0.23	0.17	
7~17 岁平均值			34.22			38.38		4.16		

注: *, $P<0.05$；**, $P<0.01$；***, $P<0.001$

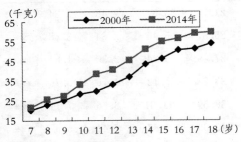

图 3 土家族男生 2000—2014 年各年龄组体重平均增长值曲线

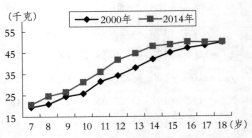

图 4 土家族女生 2000—2014 年各年龄组体重平均增长值曲线

表3　土家族学生 2000 年与 2014 年各年龄组胸围平均增长值比较（厘米）

性别	年龄	2000 年			2014 年			差值	T值	显著性
		N	$\overline{X}$	S	N	$\overline{X}$	S			
男	7	100	57.24	2.91	106	56.29	3.51	−0.95	2.11	*
	8	100	58.57	3.45	116	60.91	5.22	2.34	3.82	***
	9	100	60.20	4.73	100	61.32	6.28	1.12	1.43	
	10	100	62.99	4.27	108	66.55	6.74	3.56	4.51	***
	11	101	64.67	4.30	132	70.31	10.15	5.64	5.23	***
	12	100	66.60	6.10	85	70.75	7.80	4.15	4.06	***
	13	100	69.62	5.93	109	74.08	8.43	4.46	4.39	***
	14	98	73.64	5.57	107	77.09	6.77	3.45	3.96	***
生	15	101	75.37	5.87	112	79.51	6.74	4.14	4.76	***
	16	100	78.71	5.74	107	80.25	6.24	1.54	1.84	
	17	100	79.19	4.42	110	82.18	6.17	2.99	4.00	***
	18	100	81.19	5.73	104	80.53	7.37	−0.66	0.71	
7～18 岁平均值			69.00			71.65		2.65		
女	7	100	55.65	2.58	105	55.03	4.02	−0.62	1.31	
	8	100	56.59	2.95	107	59.81	5.50	3.22	5.20	***
	9	100	57.58	3.58	118	59.74	5.36	2.16	3.43	***
	10	100	60.32	4.33	107	64.36	6.41	4.04	5.28	***
	11	100	64.94	5.08	110	68.28	6.21	3.34	4.24	***
	12	100	67.92	6.22	98	72.53	7.54	4.61	4.70	***
	13	100	71.55	5.30	110	76.67	6.81	5.12	6.04	***
	14	98	74.14	4.65	110	78.89	6.65	4.75	5.90	***
生	15	100	77.65	4.66	109	80.10	6.62	2.45	3.07	**
	16	100	79.05	4.83	106	80.87	6.26	1.82	2.33	*
	17	100	79.66	4.30	114	80.93	5.96	1.27	1.77	
	18	98	80.00	5.45	102	80.98	5.85	0.98	1.22	
7～17 岁平均值			67.73			70.66		2.92		

注：*，$P<0.05$；**，$P<0.01$；***，$P<0.001$

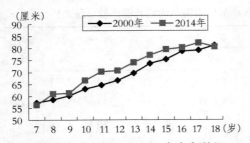

图 5 土家族男生 2000—2014 年各年龄组
        胸围平均增长值曲线

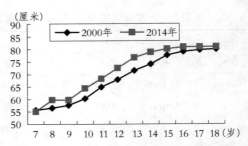

图 6 土家族女生 2000—2014 年各年龄组
        胸围平均增长值曲线

表 4 土家族学生 2000 年与 2014 年各年龄组肺活量平均增长值比较（毫升）

性别	年龄	2000 年			2014 年			差值	T值	显著性
		N	$\overline{X}$	S	N	$\overline{X}$	S			
男生	7	100	1134.00	253.00	106	1270.99	271.50	136.99	3.74	***
	8	100	1254.00	289.00	116	1523.22	319.08	269.22	6.46	***
	9	100	1402.00	244.00	100	1591.14	319.91	189.14	4.70	***
	10	100	1557.00	296.00	108	1887.71	424.82	330.71	6.47	***
	11	101	1708.00	312.00	132	2133.13	507.57	425.13	7.41	***
	12	100	1887.00	350.00	85	2386.13	459.36	499.13	8.38	***
	13	100	2069.00	488.00	109	2383.35	722.57	314.35	3.65	***
	14	99	2689.00	576.00	107	3033.79	713.39	344.79	3.80	***
	15	101	2748.00	534.00	112	3252.72	799.60	504.72	5.36	***
	16	100	3269.00	543.00	107	3595.23	774.51	326.23	3.49	***
	17	100	3399.00	477.00	110	3899.12	763.93	500.12	5.62	***
	18	100	3429.00	491.00	104	3841.38	703.93	412.38	4.84	***
7~18 岁平均值			2212.08			2566.49		354.41		
女	7	98	996.00	321.00	105	1116.78	256.50	120.78	2.97	**
	8	100	1101.00	215.00	107	1295.78	252.21	194.78	5.96	***
	9	100	1287.00	240.00	118	1432.24	256.11	145.24	4.29	***
	10	100	1381.00	301.00	107	1688.69	389.63	307.69	6.33	***
	11	100	1546.00	247.00	110	1956.58	371.05	410.58	9.34	***
	12	100	1720.00	363.00	98	2150.41	380.69	430.41	8.14	***

性别	年龄	2000 年			2014 年			差值	T值	显著性
		N	$\overline{X}$	S	N	$\overline{X}$	S			
生	13	100	1830.00	361.00	110	1887.82	753.99	57.82	0.70	
	14	100	2034.00	368.00	110	2180.96	594.23	146.96	2.13	*
	15	100	2207.00	350.00	109	2353.40	605.25	146.40	2.12	*
	16	100	2357.00	386.00	106	2350.01	596.89	−6.99	0.10	
	17	100	2315.00	377.00	114	2477.67	553.85	162.67	2.48	*
	18	98	2457.00	341.00	102	2504.49	560.47	47.49	0.72	
7~17 岁平均值			1706.73			1899.12		192.39		

注：*，$P<0.05$；**，$P<0.01$；***，$P<0.001$

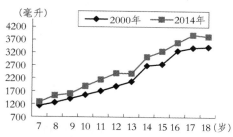

图 7　土家族男生 2000—2014 年各年龄组
肺活量平均增长值曲线

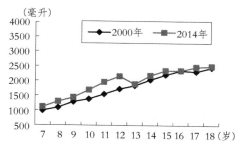

图 8　土家族女生 2000—2014 年各年龄组
肺活量平均增长值曲线

表 5　土家族学生 2000 年与 2014 年各年龄组 50 米跑平均增长值比较（秒）

性别	年龄	2000 年			2014 年			差值	T值	显著性
		N	$\overline{X}$	S	N	$\overline{X}$	S			
男	7	100	11.55	1.05	106	11.57	1.28	0.02	0.12	
	8	100	11.04	0.79	116	10.13	0.73	−0.91	8.79	***
	9	99	10.10	0.75	100	10.32	0.98	0.22	1.78	
	10	95	9.98	0.86	108	9.55	0.77	−0.43	3.76	***
	11	101	9.70	0.86	132	9.34	1.02	−0.36	2.85	**
	12	99	9.49	0.88	85	8.88	0.98	−0.61	4.45	***
	13	100	9.39	0.90	109	8.90	0.88	−0.49	3.98	***
	14	99	8.67	0.77	107	8.39	0.97	−0.28	2.28	*

续表

性别	年龄	2000 年			2014 年			差值	T值	显著性
		N	$\overline{X}$	S	N	$\overline{X}$	S			
生	15	101	8.49	0.83	112	8.18	0.72	-0.31	2.92	**
	16	99	7.94	0.65	107	7.54	0.58	-0.40	4.67	***
	17	100	7.80	0.62	110	7.24	0.53	-0.56	7.05	***
	18	94	7.65	0.75	104	7.38	0.54	-0.27	2.93	**
7~18 岁平均值			9.32			8.95		-0.37		
	7	99	12.38	1.07	105	11.53	1.00	-0.85	5.86	***
	8	100	11.46	1.24	107	10.77	0.82	-0.69	4.75	***
	9	99	10.89	1.18	118	10.38	0.85	-0.51	3.69	***
女	10	98	10.65	1.13	107	9.92	0.70	-0.73	5.61	***
	11	100	10.15	0.83	110	9.91	0.90	-0.24	2.00	*
	12	99	9.89	0.88	98	9.88	0.74	-0.01	0.09	
	13	99	10.29	0.90	110	10.37	1.13	0.08	0.56	
	14	100	10.11	0.95	110	10.02	0.98	-0.09	0.67	
生	15	100	10.16	1.00	109	10.02	1.15	-0.14	0.94	
	16	99	9.45	0.75	106	9.48	0.75	0.03	0.29	
	17	99	9.50	0.79	114	9.22	0.68	-0.28	2.78	**
	18	98	9.80	1.02	102	9.38	0.92	-0.42	3.06	**
7~17 平均值			10.45			10.14		-0.31		

注：＊，$P<0.05$；＊＊，$P<0.01$；＊＊＊，$P<0.001$

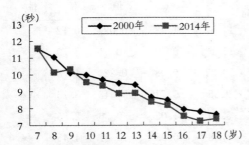

图 9　土家族男生 2000—2014 年各年龄组
50 米跑平均增长值曲线

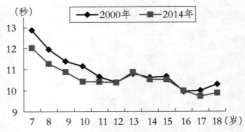

图 10　土家族女生 2000—2014 年各年龄组
50 米跑平均增长值曲线

表6　土家族学生 2000 年与 2014 年各年龄组立定跳远平均增长值比较（厘米）

性别	年龄	2000 年			2014 年			差值	T值	显著性
		N	$\overline{X}$	S	N	$\overline{X}$	S			
男	7	100	122.85	14.11	106	114.95	13.85	−7.90	4.05	***
	8	100	128.44	15.21	116	135.07	14.10	6.63	3.32	**
	9	100	137.53	16.63	100	141.41	17.90	3.88	1.59	
	10	100	150.83	11.31	108	152.08	17.32	1.25	0.61	
	11	101	158.27	12.76	132	158.33	19.26	0.06	0.03	
	12	100	161.50	17.66	85	175.64	21.05	14.14	4.97	***
	13	100	173.00	17.72	109	182.03	19.95	9.03	3.45	***
	14	99	191.56	20.67	107	197.44	25.89	5.88	1.79	
生	15	101	195.81	18.87	112	204.59	24.28	8.78	2.92	**
	16	100	207.65	18.35	107	220.38	20.17	12.73	4.74	***
	17	100	214.72	15.08	110	225.36	19.08	10.64	4.45	***
	18	100	223.20	17.54	104	223.16	18.53	−0.04	0.02	
7～18 岁平均值			172.11			177.54		5.42		
女	7	100	115.57	11.03	105	111.01	17.05	−4.56	2.26	*
	8	100	120.11	13.33	107	128.49	14.98	8.38	4.24	***
	9	100	127.94	14.27	118	135.09	15.35	7.15	3.54	***
	10	100	138.52	14.06	107	146.70	14.25	8.18	4.15	***
	11	100	147.72	16.47	110	153.83	17.45	6.11	2.60	**
	12	100	153.65	14.29	98	158.86	14.81	5.21	2.52	*
	13	100	157.37	13.70	110	158.55	17.26	1.18	0.55	
	14	100	158.97	15.04	110	158.37	18.86	−0.60	0.25	
生	15	100	158.89	16.23	109	162.70	20.03	3.81	1.50	
	16	100	161.25	17.92	106	167.13	19.79	5.88	2.23	*
	17	100	164.10	16.33	114	169.54	17.00	5.44	2.38	*
	18	95	166.20	16.09	102	168.81	14.76	2.61	1.19	
7～17 岁平均值			145.83			150.02		4.20		

注：*，$P<0.05$；**，$P<0.01$；***，$P<0.001$。

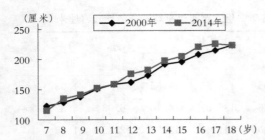

图 11 土家族男生 2000—2014 年各年龄组
立定跳远平均增长值曲线

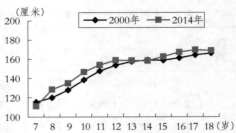

图 12 土家族女生 2000—2014 年各年龄组
立定跳远平均增长值曲线

表 7　土家族学生 2000 年与 2014 年各年龄组坐/立位体前屈平均增长值比较（厘米）

性别	年龄	2000 年			2014 年			差值	T值	显著性
		N	$\overline{X}$	S	N	$\overline{X}$	S			
男	7	100	6.49	3.44	106	9.59	4.32	3.10	5.68	***
	8	100	6.88	3.76	116	10.82	4.58	3.94	6.84	***
	9	100	6.73	4.02	100	9.24	4.58	2.51	4.12	***
	10	100	5.42	4.77	108	8.11	4.90	2.69	4.01	***
	11	101	6.51	4.95	132	8.14	5.28	1.63	2.40	*
	12	100	4.14	5.49	85	7.56	5.43	3.42	4.24	***
	13	100	3.98	5.12	109	4.45	6.62	0.47	0.57	
	14	99	7.81	5.73	107	8.47	7.43	0.66	0.71	
生	15	101	6.67	6.84	112	8.92	6.30	2.25	2.50	*
	16	98	9.83	5.92	107	10.94	6.09	1.11	1.32	
	17	99	11.86	6.57	110	10.55	7.23	−1.31	1.37	
	18	100	10.15	6.66	104	12.08	6.24	1.93	2.14	*
7～18 岁平均值			7.21			9.07		1.87		
女	7	100	8.36	3.79	105	12.38	3.99	4.02	7.39	***
	8	100	8.07	4.16	107	14.14	3.82	6.07	10.94	***
	9	100	8.48	4.69	118	11.72	3.97	3.24	5.52	***
	10	100	8.67	5.42	107	12.29	5.24	3.62	4.89	***
	11	100	10.18	4.82	110	11.32	5.56	1.14	1.58	
	12	100	8.95	4.53	98	11.41	5.50	2.46	3.44	***

性别	年龄	2000 年			2014 年			差值	T值	显著性
		N	$\overline{X}$	S	N	$\overline{X}$	S			
生	13	100	7.31	5.45	110	10.61	7.33	3.30	3.67	***
	14	100	10.48	5.65	110	13.19	6.23	2.71	3.29	**
	15	100	11.55	5.45	109	13.43	7.54	1.88	2.05	*
	16	100	11.78	6.56	106	16.06	5.53	4.28	5.07	***
	17	100	11.75	5.61	114	15.57	7.07	3.82	4.34	***
	18	97	11.23	5.08	102	16.64	5.92	5.41	6.90	***
7~17 岁平均值		9.60			12.92			3.32		

注：*，$P<0.05$；**，$P<0.01$；***，$P<0.001$

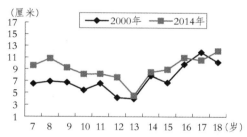

图 13 土家族男生 2000—2014 年各年龄组
坐/立位体前屈平均增长值曲线

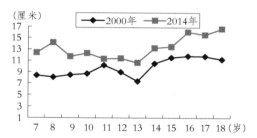

图 14 土家族女生 2000—2014 年各年龄组
坐/立位体前屈平均增长值曲线

表 8　土家族学生 2000 年与 2014 年各年龄组肌力（斜身引体、引体向上、
1 分钟仰卧起坐）平均增长值比较（次）

性别	年龄	2000 年			2014 年			差值	T值	显著性
		N	$\overline{X}$	S	N	$\overline{X}$	S			
男	7	100	32.93	14.93	106	28.97	15.15	-3.96	1.89	
	8	100	32.85	12.44	116	30.81	17.58	-2.04	0.97	
	9	98	32.94	12.83	100	30.00	13.04	-2.94	1.60	
	10	96	35.57	11.71	108	21.79	10.72	-13.78	8.77	***
	11	99	36.74	11.62	132	27.78	15.31	-8.96	4.87	***
	12	98	32.23	12.31	85	27.48	12.06	-4.75	2.63	**
7~12 岁平均值		33.88			27.81			-6.07		

性别	年龄	2000年			2014年			差值	T值	显著性
		N	$\overline{X}$	S	N	$\overline{X}$	S			
生	13	100	3.28	2.09	109	2.60	2.52	−0.68	2.11	*
	14	99	5.27	3.27	107	4.57	3.49	−0.70	1.48	
	15	101	6.38	3.47	112	5.02	4.30	−1.36	2.52	*
	16	100	7.40	7.23	107	6.80	4.45	−0.60	0.72	
	17	100	7.21	3.45	110	5.93	3.10	−1.28	2.83	**
	18	99	8.85	7.78	104	7.60	3.85	−1.25	1.46	
13~18岁平均值			6.40			5.42		−0.98		
女	7	100	11.69	9.57	105	13.16	10.33	1.47	1.06	
	8	100	12.34	8.44	107	18.23	9.22	5.89	4.78	***
	9	100	11.44	8.37	118	22.93	10.47	11.49	8.84	***
	10	99	14.22	7.46	107	21.97	10.04	7.75	6.25	***
	11	100	17.56	8.14	110	23.97	8.96	6.41	5.41	***
	12	100	18.85	8.29	98	24.49	8.47	5.64	4.74	***
	13	99	21.06	9.68	110	21.58	7.13	0.52	0.45	
	14	100	22.99	9.33	110	19.95	7.22	−3.04	2.65	**
生	15	100	23.02	9.18	109	20.29	8.49	−2.73	2.23	*
	16	100	22.27	8.42	106	24.02	7.31	1.75	1.60	
	17	98	25.27	8.18	114	22.96	8.35	−2.31	2.03	*
	18	98	24.71	9.09	102	23.27	9.27	−1.44	1.11	
7~17岁平均值			18.25			21.23		2.99		

注：*，$P<0.05$；**，$P<0.01$；***，$P<0.001$

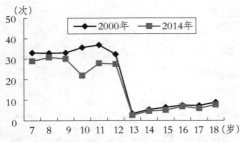

图15 土家族男生2000—2014年各年龄组
斜身引体、引体向上平均增长值曲线

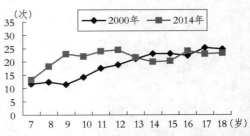

图16 土家族女生2000—2014年各年龄组
1分钟仰卧起坐平均增长值曲线

表 9　土家族学生 2000 年与 2014 年各年龄组耐力（50 米×8、800 米、1000 米）平均增长值比较（秒）

性别	年龄	2000 年			2014 年			差值	T值	显著性
		N	$\overline{X}$	S	N	$\overline{X}$	S			
男	7	100	136.60	11.52	106	141.53	15.82	4.93	2.54	*
	8	100	130.67	12.25	116	118.29	12.61	−12.38	7.29	***
	9	100	120.29	11.98	100	126.28	11.22	5.99	3.65	***
	10	100	124.10	14.77	108	116.66	12.22	−7.44	3.97	***
	11	101	115.45	14.55	132	111.22	17.60	−4.23	1.96	
	12	99	120.11	24.27	85	104.45	15.75	−15.66	5.10	***
7～12 岁平均值			124.54			119.74		−4.80		
生	13	98	293.47	40.16	109	313.40	42.00	19.93	3.48	***
	14	94	284.58	35.43	107	283.62	38.72	−0.96	0.18	
	15	95	276.58	35.35	112	277.47	42.56	0.89	0.16	
	16	100	253.26	23.14	107	245.23	24.66	−8.03	2.41	*
	17	100	254.79	21.55	110	241.35	30.64	−13.44	3.64	***
	18	100	263.31	26.71	104	247.63	29.86	−15.68	3.95	***
13～18 岁平均值			271.00			268.12		−2.88		
女	7	100	146.25	14.54	105	140.56	16.96	−5.69	2.57	*
	8	100	136.68	26.73	107	122.80	9.21	−13.88	5.06	***
	9	100	128.00	10.42	118	127.42	8.65	−0.58	0.45	
	10	100	129.16	12.20	107	117.45	9.28	−11.71	7.80	***
	11	100	123.73	12.28	110	116.54	8.58	−7.19	4.95	***
	12	100	125.81	10.43	98	115.21	12.31	−10.60	6.54	***
7～12 岁平均值			131.61			123.33		−8.28		
生	13	100	275.00	32.13	110	280.70	44.93	5.70	1.05	
	14	100	264.56	28.81	110	272.53	38.75	7.97	1.68	
	15	98	272.02	31.61	109	257.11	26.70	−14.91	3.68	***

续表

性别	年龄	2000 年			2014 年			差值	T值	显著性
		N	$\overline{X}$	S	N	$\overline{X}$	S			
	16	100	252.54	23.68	106	233.58	19.14	-18.96	6.34	***
	17	100	257.06	27.22	114	245.64	25.46	-11.42	3.17	**
	18	98	272.48	36.11	102	246.15	26.38	-26.33	5.90	***
13~17 岁平均值			264.24			257.91		-6.32		

注：* P<0.05；** P<0.01；*** P<0.001

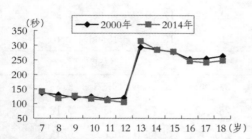

图 17　土家族男生 2000—2014 年各年龄组 50 米×8 往返跑、1000 米跑平均增长值曲线

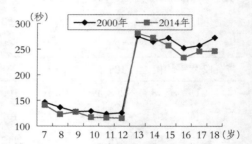

图 18　土家族女生 2000—2014 年各年龄组 50 米×8 往返跑、800 米跑平均增长值曲线

表 10　苗族学生 2000 年与 2014 年各年龄组身高平均增长值比较（厘米）

性别	年龄	2000 年			2014 年			差值	T值	显著性
		N	$\overline{X}$	S	N	$\overline{X}$	S			
男	7	100	115.31	5.44	100	120.48	5.31	5.17	6.80	***
	8	100	120.13	4.98	100	123.60	5.04	3.47	4.90	***
	9	100	124.70	5.49	100	129.63	5.97	4.93	6.08	***
	10	100	128.94	7.63	99	134.19	6.73	5.25	5.15	***
	11	100	133.73	6.85	99	140.15	6.32	6.42	6.87	***
	12	99	140.65	7.65	99	145.35	8.29	4.70	4.15	***
	13	100	145.97	9.02	100	150.74	8.05	4.77	3.95	***
	14	100	153.71	8.12	100	157.77	6.82	4.06	3.83	***
生	15	100	158.64	6.74	100	159.64	5.78	1.00	1.13	
	16	99	160.36	7.96	100	160.48	5.97	0.12	0.12	

性别	年龄	2000 年			2014 年			差值	T值	显著性
		N	$\overline{X}$	S	N	$\overline{X}$	S			
	17	100	161.52	4.79	100	162.08	5.33	0.56	0.78	
	18	21	162.28	4.23	100	162.15	5.30	−0.13	0.11	
7～18 岁平均值			142.16			145.52		3.36		
女	7	100	114.93	4.92	100	118.95	5.18	4.02	5.63	***
	8	100	119.77	5.65	100	123.48	5.22	3.71	4.82	***
	9	100	124.97	6.80	99	129.56	6.53	4.59	4.86	***
	10	100	130.61	8.09	98	134.60	7.37	3.99	3.63	***
	11	101	136.52	8.49	100	142.59	6.52	6.07	5.68	***
	12	100	141.24	7.47	100	144.66	6.10	3.42	3.55	***
	13	101	145.81	7.24	100	148.12	5.53	2.31	2.54	*
	14	100	149.31	5.36	100	151.38	5.34	2.07	2.74	**
生	15	99	150.28	4.46	100	150.98	4.29	0.70	1.13	
	16	99	151.27	4.86	100	151.40	4.96	0.13	0.19	
	17	60	152.78	4.74	100	150.51	5.29	−2.27	2.73	**
	18	0	0.00	0.00	0	0.00	0.00	0.00	0.00	
7～17 岁平均值			137.95			140.57		2.61		

注：*，$P<0.05$；**，$P<0.01$；***，$P<0.001$

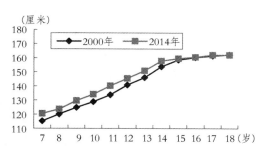

图 19　苗族男生 2000—2014 年各年龄组
　　　　身高平均增长值曲线

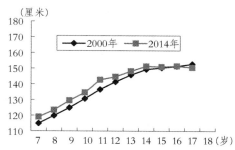

图 20　苗族女生 2000—2014 年各年龄组
　　　　身高平均增长值曲线

表 11　苗族学生 2000 年与 2014 年各年龄组体重平均增长值比较（千克）

性别	年龄	2000 年			2014 年			差值	T值	显著性
		N	$\overline{X}$	S	N	$\overline{X}$	S			
男	7	100	19.80	2.52	100	21.80	2.96	2.00	5.14	***
	8	100	21.57	2.12	100	24.19	4.08	2.62	5.70	***
	9	100	23.71	3.27	100	27.99	6.62	4.28	5.80	***
	10	100	26.35	5.21	99	31.12	7.59	4.77	5.17	***
	11	100	28.77	4.85	99	35.63	9.05	6.86	6.67	***
	12	99	32.44	6.00	99	39.56	10.36	7.12	5.92	***
	13	100	37.63	7.19	100	41.63	8.09	4.00	3.70	***
	14	100	43.85	9.64	100	46.53	7.33	2.68	2.21	*
生	15	100	47.41	6.13	100	49.52	7.02	2.11	2.26	*
	16	99	49.92	4.80	100	52.76	7.05	2.84	3.32	**
	17	100	51.70	4.99	100	54.50	8.81	2.80	2.77	**
	18	21	55.89	6.40	100	55.37	6.35	−0.52	0.34	
7~18 岁平均值			36.59			40.05		3.46		
女	7	100	19.01	2.07	100	21.15	2.98	2.14	5.90	***
	8	100	21.15	2.76	100	23.79	3.73	2.64	5.69	***
	9	100	23.58	3.93	99	27.22	5.10	3.64	5.64	***
	10	100	27.03	5.22	98	30.71	6.55	3.68	4.38	***
	11	101	30.44	5.42	100	37.50	7.09	7.06	7.94	***
	12	100	34.52	6.21	100	38.44	6.38	3.92	4.40	***
	13	101	38.90	7.14	100	43.16	7.27	4.26	4.19	***
	14	100	43.33	6.26	100	46.90	5.84	3.57	4.17	***
生	15	99	45.94	5.84	100	48.38	6.95	2.44	2.68	**
	16	99	47.27	4.99	100	49.42	5.67	2.15	2.84	**
	17	60	47.56	5.44	100	47.94	5.62	0.38	0.42	
	18	0	0.00	0.00	0	0.00	0.00	0.00	0.00	
7~17 岁平均值			34.43			37.69		3.26		

注：*，$P<0.05$；**，$P<0.01$；***，$P<0.001$

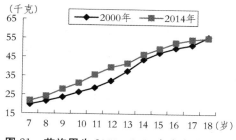

图 21　苗族男生 2000—2014 年各年龄组
体重平均增长值曲线

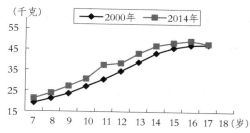

图 22　苗族女生 2000—2014 年各年龄组
体重平均增长值曲线

表 12　苗族学生 2000 年与 2014 年各年龄组胸围平均增长值比较（厘米）

性别	年龄	2000 年			2014 年			差值	T 值	显著性
		N	$\overline{X}$	S	N	$\overline{X}$	S			
男 生	7	100	58.04	2.74	100	57.23	2.78	−0.81	2.08	*
	8	100	59.86	2.42	100	60.81	4.45	0.95	1.88	
	9	100	61.34	2.68	100	62.17	5.26	0.83	1.41	
	10	100	63.91	4.21	99	64.95	5.56	1.04	1.49	
	11	100	65.69	4.17	99	68.63	7.83	2.94	3.31	**
	12	98	67.56	4.37	99	70.26	8.39	2.70	2.83	**
	13	100	71.87	5.88	100	72.00	5.91	0.13	0.16	
	14	100	74.99	6.10	100	75.21	5.11	0.22	0.28	
	15	100	79.13	4.73	100	77.69	4.85	−1.44	2.13	*
	16	99	81.16	3.71	100	79.68	4.67	−1.48	2.47	*
	17	100	82.66	4.17	100	81.39	5.62	−1.27	1.81	
	18	21	86.03	5.75	100	82.17	4.46	−3.86	3.42	***
7～18 岁平均值			71.02			71.02		0.00		
女	7	100	56.37	2.48	100	55.73	3.07	−0.64	1.62	
	8	100	58.31	3.29	100	58.64	3.90	0.33	0.65	
	9	100	60.22	3.70	99	61.31	4.76	1.09	1.80	
	10	100	63.34	5.08	98	64.91	5.82	1.57	2.02	*
	11	101	66.29	5.26	100	70.46	6.46	4.17	5.02	***
	12	100	70.88	5.57	100	70.92	5.22	0.04	0.05	

性别	年龄	2000 年			2014 年			差值	T值	显著性
		N	$\overline{X}$	S	N	$\overline{X}$	S			
生	13	101	74.03	6.26	100	75.42	5.75	1.39	1.64	
	14	100	78.28	5.59	100	77.57	4.46	−0.71	0.99	
	15	99	80.99	5.07	100	78.85	5.01	−2.14	2.99	**
	16	99	82.38	4.30	100	81.20	4.84	−1.18	1.82	
	17	60	81.83	5.12	100	79.46	4.33	−2.37	3.13	**
	18	0	0.00	0.00	0	0.00	0.00	0.00	0.00	
7~17 岁平均值			70.27			70.41		0.14		

注：*，P＜0.05；**，P＜0.01；***，P＜0.001

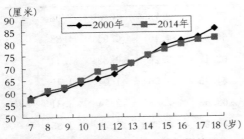

图 23　苗族男生 2000—2014 年各年龄组
胸围平均增长值曲线

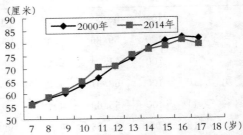

图 24　苗族女生 2000—2014 年各年龄组
胸围平均增长值曲线

表 13　苗族学生 2000 年与 2014 年各年龄组肺活量平均增长值比较（毫升）

性别	年龄	2000 年			2014 年			差值	T值	显著性
		N	$\overline{X}$	S	N	$\overline{X}$	S			
男	7	100	1118.00	216.00	100	937.52	280.95	−180.48	5.09	***
	8	100	1271.00	241.00	100	1135.29	273.90	−135.71	3.72	***
	9	100	1361.00	256.00	100	1289.10	330.05	−71.90	1.72	
	10	100	1598.00	343.00	99	1442.21	359.26	−155.79	3.13	**
	11	100	1768.00	346.00	99	1736.58	389.27	−31.42	0.60	
	12	99	1929.00	378.00	99	1884.29	491.41	−44.71	0.72	
	13	100	2244.00	531.00	100	2254.92	418.95	10.92	0.16	
	14	100	2592.00	549.00	100	2530.90	611.08	−61.10	0.74	

性别	年龄	2000 年			2014 年			差值	T值	显著性
		N	$\overline{X}$	S	N	$\overline{X}$	S			
生	15	100	2957.00	492.00	100	2719.25	561.74	−237.75	3.18	**
	16	99	3053.00	462.00	100	2938.48	525.80	−114.52	1.63	
	17	100	3385.00	395.00	100	3022.56	508.94	−362.44	5.63	***
	18	21	3337.00	506.00	100	3320.63	485.54	−16.37	0.14	
7~18 岁平均值			2217.75			2100.98		−116.77		
	7	100	951.00	156.00	100	901.62	267.38	−49.38	1.60	
	8	100	1107.00	204.00	100	982.66	247.82	−124.34	3.87	***
	9	100	1209.00	226.00	99	1125.27	334.82	−83.73	2.07	*
女	10	100	1458.00	281.00	98	1275.09	337.34	−182.91	4.15	***
	11	101	1601.00	339.00	100	1579.20	315.73	−21.80	0.47	
	12	100	1779.00	329.00	100	1639.55	384.60	−139.45	2.76	**
	13	101	1957.00	405.00	100	1809.78	333.30	−147.22	2.81	**
	14	100	2056.00	323.00	100	1984.11	412.55	−71.89	1.37	
生	15	99	2223.00	302.00	100	2175.05	344.50	−47.95	1.04	
	16	99	2267.00	334.00	100	2088.75	346.81	−178.25	3.69	***
	17	60	2333.00	331.00	100	2178.47	384.32	−154.53	2.59	*
	18	0	0.00	0.00	0	0.00	0.00	0.00	0.00	
7~17 岁平均值			1721.91			1612.69		−109.22		

注：*，$P<0.05$；**，$P<0.01$；***，$P<0.001$

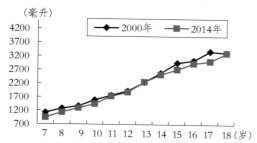

图 25 苗族男生 2000—2014 年各年龄组
肺活量平均增长值曲线

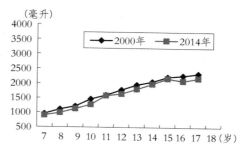

图 26 苗族女生 2000—2014 年各年龄组
肺活量平均增长值曲线

表 14　苗族学生 2000 年与 2014 年各年龄组 50 米跑平均增长值比较（秒）

性别	年龄	2000 年			2014 年			差值	T值	显著性
		N	$\overline{X}$	S	N	$\overline{X}$	S			
男	7	99	11.48	1.00	100	10.49	0.87	−0.99	7.45	***
	8	100	10.35	0.82	100	10.22	0.82	−0.13	1.12	
	9	100	10.21	0.84	100	9.73	0.99	−0.48	3.70	***
	10	93	9.79	0.82	99	9.50	0.81	−0.29	2.46	*
	11	99	9.53	0.67	99	9.36	0.70	−0.17	1.75	
	12	99	9.25	0.91	99	8.97	0.80	−0.28	2.30	*
	13	98	8.92	0.93	100	8.76	0.73	−0.16	1.35	
	14	99	8.30	0.77	100	8.05	0.77	−0.25	2.29	*
生	15	100	7.91	0.59	100	7.95	0.69	0.04	0.44	
	16	99	7.57	0.44	100	7.50	0.55	−0.07	0.99	
	17	100	7.49	0.44	100	7.59	0.73	0.10	1.17	
	18	21	7.70	0.82	100	7.45	0.54	−0.25	1.75	
7~18 岁平均值			9.04			8.80		−0.24		
女	7	99	12.07	1.15	100	11.38	1.19	−0.69	4.16	***
	8	99	11.08	0.87	100	10.41	0.99	−0.67	5.07	***
	9	100	10.83	0.98	99	10.11	1.09	−0.72	4.90	***
	10	99	10.24	0.62	98	10.03	0.82	−0.21	2.03	*
	11	101	10.06	0.77	100	9.60	0.81	−0.46	4.13	***
	12	100	10.20	0.95	100	9.71	0.83	−0.49	3.88	***
	13	100	10.26	1.25	100	9.56	0.66	−0.70	4.95	***
	14	100	9.72	0.63	100	9.21	0.86	−0.51	4.78	***
生	15	98	9.64	0.70	100	9.43	0.64	−0.21	2.20	*
	16	99	9.54	0.70	100	9.40	0.91	−0.14	1.22	
	17	60	9.52	0.63		9.63	0.97	0.11	0.78	
	18	0	0.00	0.00	0	0.00	0.00	0.00	0.00	
7~17 岁平均值			10.29			9.86		−0.43		

注：*，$P<0.05$；**，$P<0.01$；***，$P<0.001$

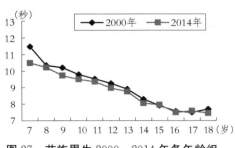

图 27　苗族男生 2000—2014 年各年龄组
　　　50 米跑平均增长值曲线

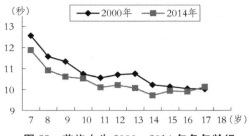

图 28　苗族女生 2000—2014 年各年龄组
　　　50 米跑平均增长值曲线

表 15　苗族学生 2000 年与 2014 年各年龄组立定跳远平均增长值比较（厘米）

性别	年龄	2000 年			2014 年			差值	T 值	显著性
		N	$\overline{X}$	S	N	$\overline{X}$	S			
男 生	7	100	125.09	14.89	100	124.80	13.52	−0.29	0.14	
	8	98	137.55	15.13	100	140.66	13.42	3.11	1.53	
	9	100	143.80	15.63	100	142.61	16.29	−1.19	0.53	
	10	95	151.26	15.00	99	149.55	14.89	−1.71	0.80	
	11	100	158.75	16.34	99	159.56	18.12	0.81	0.33	
	*12	99	167.46	18.83	99	167.59	18.56	0.13	0.05	
	13	100	182.16	19.13	100	185.27	18.93	3.11	1.16	
	14	100	193.86	16.85	100	196.57	16.33	2.71	1.15	
	15	100	204.15	19.84	100	204.47	17.95	0.32	0.12	
	16	99	213.06	15.47	100	222.62	15.30	9.56	4.38	***
	17	100	213.44	12.89	100	221.39	18.25	7.95	3.56	***
	18	21	221.86	15.91	100	226.56	14.30	4.70	1.34	
7～18 岁平均值			176.04			178.47		2.43		
女	7	100	116.91	14.64	100	116.73	13.90	−0.18	0.09	
	8	100	128.23	16.30	100	132.41	12.81	4.18	2.02	*
	9	100	138.07	14.33	99	135.75	16.17	−2.32	1.07	
	10	100	146.64	12.49	98	145.87	15.27	−0.77	0.39	
	11	101	153.38	16.16	100	154.94	14.23	1.56	0.73	
	12	99	155.69	15.99	100	152.14	14.63	−3.55	1.63	

续表

性别	年龄	2000 年			2014 年			差值	T值	显著性
		N	$\overline{X}$	S	N	$\overline{X}$	S			
生	13	101	157.72	18.57	100	162.10	13.33	4.38	1.92	
	14	100	162.02	14.50	100	164.37	15.88	2.35	1.09	
	15	99	167.71	13.24	100	165.17	14.32	−2.54	1.30	
	16	99	168.62	15.47	100	174.55	14.14	5.93	2.82	**
	17	60	168.68	13.48	100	161.18	14.77	−7.50	3.21	**
	18	0	0.00	0.00	0	0.00	0.00	0.00	0.00	
7~17 岁平均值			151.24			151.38		0.14		

注：*，$P<0.05$；**，$P<0.01$；***，$P<0.001$

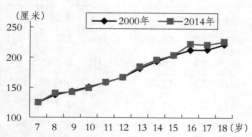

图 29 苗族男生 2000—2014 年各年龄组
立定跳远平均增长值曲线

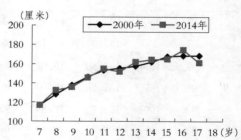

图 30 苗族女生 2000—2014 年各年龄组
立定跳远平均增长值曲线

表 16 苗族学生 2000 年与 2014 年各年龄组坐/立位体前屈平均增长值比较（厘米）

性别	年龄	2000 年			2014 年			差值	T值	显著性
		N	$\overline{X}$	S	N	$\overline{X}$	S			
男	7	100	5.92	3.02	100	7.18	5.00	1.26	2.16	*
	8	100	7.17	4.25	100	6.94	4.62	−0.23	0.37	
	9	100	7.04	3.91	100	6.49	4.17	−0.55	0.96	
	10	100	7.38	4.13	99	5.16	5.32	−2.22	3.29	**
	11	100	7.79	4.99	99	3.84	6.09	−3.95	5.01	***
	12	99	7.14	3.98	99	5.09	4.56	−2.05	3.37	***
	13	100	7.76	4.58	100	7.05	4.96	−0.71	1.05	
	14	100	10.75	6.63	100	5.56	6.03	−5.19	5.79	***

性别	年龄	2000 年			2014 年			差值	T值	显著性
		N	$\overline{X}$	S	N	$\overline{X}$	S			
生	15	100	13.51	6.42	100	9.41	5.52	−4.10	4.84	***
	16	99	15.72	5.69	100	9.13	6.52	−6.59	7.59	***
	17	100	17.27	5.47	100	10.19	6.99	−7.08	7.98	***
	18	21	17.02	4.58	100	13.59	6.60	−3.43	2.27	*
7～18 岁平均值			10.37			7.47		−2.90		
	7	100	7.47	3.12	100	9.76	3.92	2.29	4.57	***
	8	100	8.09	3.36	100	9.17	4.93	1.08	1.81	
	9	100	7.50	3.69	99	8.26	5.40	0.76	1.16	
女	10	100	9.23	3.52	98	8.68	5.75	−0.55	0.81	
	11	101	9.98	3.87	100	8.31	5.13	−1.67	2.61	**
	12	100	8.82	3.97	100	8.76	5.71	−0.06	0.09	
	13	101	9.50	4.31	100	10.35	5.33	0.85	1.24	
	14	100	10.61	4.45	100	10.98	5.87	0.37	0.50	
生	15	99	13.47	4.89	100	12.37	5.35	−1.10	1.51	
	16	99	14.24	4.19	100	13.24	6.31	−1.00	1.32	
	17	60	14.20	4.69	100	13.70	5.55	−0.50	0.58	
	18	0	0.00	0.00	0	0.00	0.00	0.00	0.00	
7～17 岁平均值			10.28			10.33		0.04		

注：*，$P<0.05$；**，$P<0.01$；***，$P<0.001$

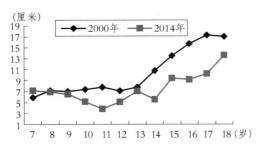

图 31　苗族男生 2000—2014 年各年龄组
坐/立位体前屈平均增长值曲线

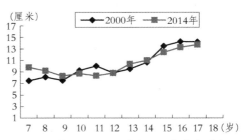

图 32　苗族女生 2000—2014 年各年龄组
坐/立位体前屈平均增长值曲线

表 17　苗族学生 2000 年与 2014 年各年龄组肌力（斜身引体、引体向上、
1 分钟仰卧起坐）平均增长值比较（次）

性别	年龄	2000 年			2014 年			差值	T 值	显著性
		N	$\overline{X}$	S	N	$\overline{X}$	S			
男	7	98	25.71	10.54	100	39.30	9.37	13.59	9.59	***
	8	100	26.31	8.75	100	38.52	11.51	12.21	8.44	***
	9	93	26.00	10.39	100	39.54	10.54	13.54	8.98	***
	10	82	26.96	11.01	99	30.94	14.40	3.98	2.05	*
	11	81	27.72	11.43	99	33.74	13.05	6.02	3.25	**
	12	86	27.59	9.92	99	43.68	9.07	16.09	11.52	***
7～12 岁平均值			26.72			37.62		10.91		
生	13	100	2.58	2.25	100	1.96	2.07	−0.62	2.03	*
	14	100	4.08	2.62	100	3.46	2.61	−0.62	1.68	
	15	100	5.61	3.11	100	3.74	2.52	−1.87	4.67	***
	16	99	6.70	3.22	100	5.38	3.63	−1.32	2.71	**
	17	100	7.12	3.11	100	4.90	3.03	−2.22	5.11	***
	18	21	7.52	3.39	100	4.72	2.83	−2.80	3.98	***
13～18 岁平均值			5.60			4.03		−1.58		
女	7	100	15.79	8.14	100	12.85	10.46	−2.94	2.22	*
	8	100	17.55	8.50	100	18.22	10.35	0.67	0.50	
	9	100	17.89	9.27	99	19.79	9.35	1.90	1.44	
	10	100	20.76	7.62	98	22.20	8.23	1.44	1.28	
	11	101	22.50	6.80	100	20.30	7.50	−2.20	2.18	*
	12	100	19.68	8.09	100	23.02	7.38	3.34	3.05	**
	13	100	23.70	7.56	100	19.52	8.29	−4.18	3.73	***
	14	100	24.65	7.76	100	23.91	8.74	−0.74	0.63	
生	15	99	26.61	7.71	100	23.80	7.72	−2.81	2.57	*
	16	99	25.76	8.59	100	22.82	8.17	−2.94	2.47	*
	17	60	27.57	9.59	100	25.21	7.12	−2.36	1.78	
	18	0	0.00	0.00	0	0.00	0.00	0.00	0.00	
7～17 岁平均值			22.04			21.06		−0.98		

注：*，$P < 0.05$；**，$P < 0.01$；***，$P < 0.001$

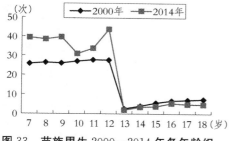

图 33　苗族男生 2000—2014 年各年龄组
斜身引体、引体向上平均增长值曲线

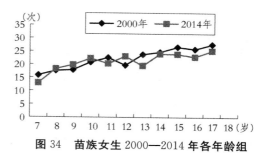

图 34　苗族女生 2000—2014 年各年龄组
1 分钟仰卧起坐平均增长值曲线

表 18　苗族学生 2000 年与 2014 年各年龄组耐力（50 米×8、800 米、1000 米）
平均增长值比较（秒）

性别	年龄	2000 年			2014 年			差值	T值	显著性
		N	$\overline{X}$	S	N	$\overline{X}$	S			
男	7	100	135.55	13.64	100	128.81	13.32	−6.74	3.54	***
	8	100	122.76	15.64	100	127.56	13.24	4.80	2.34	*
	9	100	124.46	17.61	100	121.67	16.95	−2.79	1.14	
	10	95	114.33	13.67	99	122.24	18.36	7.91	3.39	***
	11	100	115.15	14.61	99	116.43	12.74	1.28	0.66	
	12	99	103.91	10.86	99	113.47	14.91	9.56	5.16	***
7～12 岁平均值			119.36			121.70		2.34		
生	13	100	275.36	20.39	100	293.06	36.36	17.70	4.25	***
	14	100	267.16	26.14	100	269.16	34.53	2.00	0.46	
	15	100	254.57	25.27	100	266.67	28.95	12.10	3.15	**
	16	96	251.95	21.27	100	246.49	30.09	−5.46	1.46	
	17	100	240.61	22.45	100	249.78	32.13	9.17	2.34	*
	18	21	242.06	20.83	100	233.74	20.71	−8.32	1.67	
13～18 岁平均值			255.29			259.82		4.53		
女	7	100	142.90	13.14	100	132.75	11.07	−10.15	5.91	***
	8	100	131.67	10.65	100	135.14	14.46	3.47	1.93	
	9	100	132.31	13.15	99	125.82	13.54	−6.49	3.43	***
	10	100	124.24	11.41	98	132.14	18.70	7.90	3.60	***
	11	101	133.32	30.31	100	115.40	7.39	−17.92	5.75	***

性别	年龄	2000 年			2014 年			差值	T值	显著性
		N	$\overline{X}$	S	N	$\overline{X}$	S			
	12	100	132.18	30.13	100	121.15	12.04	−11.03	3.40	**
7~12 岁平均值		132.77			127.07			−5.70		
生	13	100	271.04	20.91	100	249.79	31.22	−21.25	5.66	***
	14	99	262.68	25.87	100	245.06	27.50	−17.62	4.65	***
	15	99	252.42	18.50	100	243.76	22.76	−8.66	2.94	**
	16	99	241.42	18.50	100	235.06	25.50	−6.36	2.01	*
	17	60	254.18	25.48	100	243.31	21.81	−10.87	2.86	**
	18	0	0.00	0.00	0	0.00	0.00	0.00	0.00	
13~17 岁平均值		256.35			243.40			−12.95		

注：*，$P<0.05$；**，$P<0.01$；***，$P<0.001$

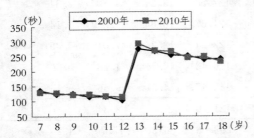

图 35　苗族男生 2000—2014 年各年龄组 50 米
　　　×8 往返跑、1000 米跑平均增长值曲线

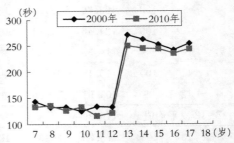

图 36　苗族女生 2000—2014 年各年龄组 50 米
　　　×8 往返跑、800 米跑平均增长值曲线

附录四　武陵民族地区中小学生营养与健康调查问卷

亲爱的同学：

　　你好！为了解同学们的营养及健康状况，我们编制了这份问卷。本问卷不记名，不公开，只作为研究之用。请你仔细阅读后，认真填写或选择答案，并将填好的问卷交给发放人员。

　　衷心感谢你的支持。祝你学习进步，身体健康！

填写说明：请在所要选择的项目编号上打"√"（多选题已注明，其余为单选题）或在"_____"线上填写相关信息。

调查表一：学生基本信息及家庭背景情况调查

1. 性　　别：①男　　　②女

2. 民　　族：①侗族　　②白族　　③土家族　　④苗族　　⑤汉族　　⑥其他

3. 所读年级：_____

4. 年　　龄：_____岁　　出生日期：_____年____月____日

5. 你的家庭有多少人？

　　①2人　　②3人　　③4人　　④5人　　⑤5人以上

6. 你的家庭类型属于哪一类？

　　①单亲，与父亲一起生活　②单亲，与母亲一起生活　③单亲，与祖父母一起生活　④三口之家，与父母亲一起生活　⑤与再婚的父亲或母亲一起生活　⑥祖孙三代一起生活

7. 父亲职业：

　　①在家务农　　②外出务工　　③教师　　④商人　　⑤医生　　⑥一般职员　　⑦其他

8. 母亲职业：

　　①在家务农　　②外出务工　　③教师　　④商人　　⑤医生　　⑥一般职员　　⑦其他

9. 你父亲学历？

　　①文盲　　②小学　　③初中　　④高中　　⑤中专及以上

229

10. 你母亲学历?

    ①文盲   ②小学   ③初中   ④高中   ⑤中专及以上

11. 你家庭平均每人每月消费?

    ①200 元以下   ②200~500 元   ③501~1000 元   ④1001~2000 元

    ⑤2000 元以上

调查表二：体育锻炼情况调查

（课外体育活动：是指学生在学校里利用课余时间参与的，以锻炼身体、愉悦身心为目的的体育活动）

1. 你喜欢学校体育课吗?（请填写喜欢或不喜欢的原因）

    ①喜欢   ②一般   ②不喜欢

    喜欢的原因：_____；不喜欢的原因：_____。

2. 你喜欢参加课外体育活动吗?（请填写喜欢或不喜欢的原因）

    ①喜欢   ②一般   ③不喜欢

    喜欢的原因：_____；不喜欢的原因：_____。

3. 你平均每周参加课外体育锻炼多少次?

    ①从不参加   ②1 次   ③2 次   ④3~4 次   ⑤4 次以上

4. 你每次参与课外体育锻炼的时间是多久?

    ①少于半小时   ②半小时~1 小时   ③1~1.5 小时   ④1.5~2 小时

    ⑤2 小时以上

5. 你每次参加课外体育锻炼的情况是?

    ①出大汗   ②出汗较多   ③微微出汗   ④全身微微发热   ⑤无感觉

6. 你平时参加课外体育锻炼的目的是什么?（可多选）

    ①增强体质   ②减压放松   ③升学体育考试   ④提高运动能力

    ⑤减肥   ⑥娱乐身心   ⑦其他_____

7. 你经常参加课外体育锻炼的项目是?（可多选）

    ①走或慢跑   ②球类项目   ③武术类项目   ④健美操   ⑤体育舞蹈

    ⑥体操   ⑦其他_____

调查表三：膳食营养状况调查

1. 你吃早餐吗?

    ①每天   ②经常   ③有时   ④很少   ⑤从不

2. 你中餐和晚餐的食量哪一餐更大？（">>"超大于；">"大于；"="等于；
"<"小于。）
①晚>>中　　②晚>中　　③晚=中　　④晚<中

3. 你一日三餐的用餐地点：
早餐：①从不吃　②在快餐店　③在家里　④在学校食堂　⑤在临时摊位上
⑥其他_____

中餐：①从不吃　②在快餐店　③在家里　④在学校食堂　⑤在临时摊位上
⑥其他_____

晚餐：①从不吃　②在快餐店　③在家里　④在学校食堂　⑤在临时摊位上
⑥其他_____

4. 你认为自己饮食有规律吗？
①不定时也不定量　　②不定时但定量　　③定时但不定量
④每天定时定量

5. 你的主食种类主要是：
①大米　　②面粉　　③杂粮　　④记不清

6. 过去一个月，你平均每周有几天吃以下食物？
（1）新鲜的蔬菜，尤其是绿色蔬菜和水果：
①<1 天　　②1~2 天　　③3~4 天　　④5~7 天　　⑤记不清
（2）瘦肉、鱼、禽类
①<1 天　　②1~2 天　　③3~4 天　　④5~7 天　　⑤记不清
（3）蛋类
①<1 天　　②1~2 天　　③3~4 天　　④5~7 天　　⑤记不清
（4）奶及奶制品（如纯牛奶、优酸乳等）
①<1 天　　②1~2 天　　③3~4 天　　④5~7 天　　⑤记不清
（5）豆类或豆制品（如扁豆、豆浆、豆腐等）
①<1 天　　②1~2 天　　③3~4 天　　④5~7 天　　⑤记不清
（6）甜食（如甜点心、奶糖、冰淇淋等）
①<1 天　　②1~2 天　　③3~4 天　　④5~7 天　　⑤记不清
（7）含油或脂肪多的食物（如油炸食品、肥肉等）
①<1 天　　②1~2 天　　③3~4 天　　④5~7 天　　⑤记不清
（8）腌制或熏制食品（如咸菜、酸菜、霉豆腐、腊肉等）
①<1 天　　②1~2 天　　③3~4 天　　④5~7 天　　⑤记不清

(9) 含糖饮料（可乐、雪碧等）

　　①<1 天　　②1~2 天　　③3~4 天　　④5~7 天　　⑤记不清

7. 你经常喝哪种饮料？

　　①矿泉水　　②果汁　　③碳酸饮料如可乐　　④罐装牛奶类　　⑤白开水

8. 你喜欢吃的零食种类有哪些？（可多选）

　　①水果　　②巧克力　　③火腿肠　　④冰淇淋　　⑤糖果

　　⑥糕点　　⑦方便面　　⑧油炸食品　　⑨膨化食品　　⑩其他

9. 你喜欢吃甜食吗？

　　①不喜欢　　②喜欢　　③无所谓

10. 你临睡前有加餐的习惯吗？

　　①从不　　②很少　　③有时　　④经常　　⑤每天

　　你如果有临睡前加餐的习惯，请选出你临睡前加餐的食品种类（可多选）

　　①水果类　　②糖果糕点类　　③米饭　　④方便面　　⑤油炸烧烤类

　　⑥其他_____

···

调查表四：余暇生活方式调查

（注：闲暇时间指除必需完成工作、学习以及膳食、正常睡眠等非自由的生活外的时间，可由自己自由支配的生活时间）

1. 你在闲暇时间里的主要活动内容有哪些？（可多选）

　　①看课外书籍　　②看影视、听音乐　　③外出闲逛　　④玩电脑游戏（电子、手机游戏）　　⑤同小伙伴聊天、玩耍　　⑥体育锻炼活动　　⑦棋、牌等娱乐活动　　⑧弹琴、绘画等兴趣爱好活动　　⑨睡大觉　　⑩其他_____

2. 你每天的睡觉时间有多长？

　　①6 小时以下　　②6~7 小时　　③7~8 小时　　④8~9 小时　　⑤9 小时以上

3. 你每天用于学习的时间（包括上课、自习、做作业和参加课外培训的时间等）有多长？

　　①少于 7 小时　　②7~10 小时　　③11~13 小时　　④多于 13 小时

4. 你平均每天的闲暇时间是多少？

　　①少于 1 小时　　②1~3 小时　　③4~6 小时　　④7~9 小时　　⑤9 小时以上

5. 你平均每天课余闲暇时间（除体育课）用于体育锻炼的时间大致有多长？
　　①非常少　　②30 分钟以下　　③30～60 分钟　　④60 分钟以上

6. 你每周看电视或上网的频次是多少（包括手机游戏、电子游戏)？
　　①根本不看　　②1～3 次　　③4～6 次　　④7～9 次　　⑤10 次以上

7. 闲暇时间你看电视、上网等平均每次的时间是多长？（包括手机游戏、电子游戏）
　　①根本没有　　②30 分钟以下　　③30～60 分钟　　④60 分钟以上

调查表五：营养健康知识调查

1. 你认为饮食对身体健康重要吗？
　　①重要　　②不重要　　③不知道

2. 你认为一个人的身体健康应该是？
　　①体育成绩好　　②身体没有疾病　　③身体强壮　　④不仅仅是没有疾病，还包括心理和社会的良好适应能力　　⑤其他_____

3. 你认为每天摄入过多食盐得什么疾病？
　　①高血压　　②胃炎　　③糖尿病　　⑤不知道

4. 你认为营养过剩易患什么？
　　①造成糖尿病　　②引起高高血压、心脏病　　③引起肥胖　　④以上都是

5. 你认为维生素、无机盐和纤维素最好的来源是：
　　①色彩较鲜艳的水果、蔬菜　　②喝营养品　　③动物的骨头　　④不知道

6. 你的营养健康知识一般来源于哪里？
　　①老师　　②父、母亲　　③电视广告　　④书刊　　⑤平时没关注这方面的知识

7. 让你放弃某种爱吃的不健康食品，你愿意吗？
　　①不确定　　②不愿意　　③愿意

9. 你愿意了解更多的营养健康知识吗？
　　①不愿意　　②无所谓　　③愿意

8. 学校经常给你上营养健康课吗？
　　①经常　　②偶尔　　③没有

10. 你觉得自己的身体形态属于哪一类？
　　①太瘦　　②有点瘦　　③不胖不瘦　　④有点胖　　⑤太胖

谢谢！再次感谢你的参与！

附录五　武陵民族地区青少年健康相关/危险行为调查问卷

亲爱的同学：

　　你好！中学生正处于生理、心理迅速发育的时期，也是一些行为习惯形成的关键阶段，其中某些行为习惯可能会影响同学们身心的发育，并对现在和将来的健康产生一定影响。为了解一些与同学们的健康相关行为的真实情况，以及探索其影响因素，为同学们健康行为的养成提供依据，我们特编制了这份问卷。本问卷不记名，不公开，只作为研究之用。请你仔细阅读后，认真如实填写或选择答案。衷心感谢你的支持！

填写说明： 请在所要选择的项目编号上打"√"（多选题已注明，其余为单选题）
　　　　　　或在"＿＿＿＿"线上填写相关信息。

一、基本情况

1. 年级：①初一　　②初二　　③初三　　　④高一　　⑤高二　　⑥高三
2. 性别：①男　　②女
3. 民族：①侗族　　②白族　　③土家族　　④苗族　　⑤汉族　　⑥其他
4. 周岁年龄：＿＿＿＿岁
　　计算方法为：今年已过生日者的周岁年龄＝调查年份—出生年份
　　　　　　　　今年未过生日者的周岁年龄＝调查年份—出生年份—1
5. 身高：①＿＿＿＿厘米（请注意单位）　②说不好
6. 体重：①＿＿＿＿公斤（请注意单位）　②说不好
7. 你家有几个孩子：＿＿＿＿，你排第几：＿＿＿＿
8. 你父亲的最高学历？
　　①没上学或小学　　②初中　　③高中或中专　　④大学或大专
　　⑤研究生（包括硕士、博士、博士后）
9. 你母亲的最高学历？
　　①没上学或小学　　②初中　　③高中或中专　　④大学或大专
　　⑤研究生（包括硕士、博士、博士后）
10. 你父亲的职业？
　　①公务员、教师　　②科技、金融、财务、医务人员　　③自由职业者、个

体经营者　　④工人、企业职工　　⑤无固定职业者或打工者　　⑥农民
⑦其他

11. 你母亲的职业？

①公务员、教师　　②科技、金融、财务、医务人员　　③自由职业者、个
体经营者　　④工人、企业职工　　⑤无固定职业者或打工者　　⑥农民
⑦其他

12. 长期与你生活在一起的家庭成员包括哪些人（可多选）？

①祖父母或外祖父母（爷爷奶奶或外公外婆）　　②父亲　　③母亲
④继父　　⑤继母　　⑥兄弟姐妹　　⑦其他

13. 你是否为独生子女？

①是　　②否

14. 你的户籍（户口）为？

①农村户口　　②城镇户口

15. 你在家是否有自己的房间？

①是　　②否

16. 本学期，你是否在校住宿？

①是　　②否

17. 你的家庭月收入是多少？

①1000 元以下　　②1000～2999 元　　③3000～4999 元
④5000～9999 元　　⑤1 万元以上　　⑥不知道

18. 与同班同学相比，你认为自己的学习成绩（总的学习情况）如何？

①差　　②中等偏下　　③中等　　④中等偏上　　⑤好

19. 你的家庭类型是？

①核心家庭（和父母一起住）　　②单亲家庭（仅和父亲或者母亲一起住）
③三代同堂家庭（和祖父母、父母一起住）　　④再婚家庭　　⑤其他

20. 到目前为止，父母双方或一方外出打工（或工作）半年以上？

①是　　②否

21. 近一年父母工作是否变动？　①是　　②否　　③不知道

22. 近一年父母收入是否减少？　①是　　②否　　③不知道

23. 你与父亲的关系？　①好　　②一般　　③不好

你与母亲的关系？　①好　　②一般　　③不好

父母之间的关系？　①好　　②一般　　③不好

二、健康相关行为

24. 在过去 30 天里，你通常每天喝几次汽水饮料，如可口可乐、百事可乐或雪碧？

　①在过去的 30 天里我没有喝过汽水饮料　②少于每天 1 次　③每天 1 次
　④每天 2 次　　⑤每天 3 次　　⑥每天 4 次　　⑦每天 5 次或更多

25. 在过去 7 天里你吃过几次甜点（包括糖果、巧克力、糕点等）？

　①0 次　　②1 次　　③2~6 次　　④每天 1 次　　⑤每天 2 次及以上

26. 在过去 7 天里，有几天你在西式快餐店吃饭，如麦当劳、肯德基、比萨店？

　①0 天　　②1 天　　③2 天　　④3 天　　⑤4 天　　⑥5 天　　⑦6 天
　⑧7 天

27. 在过去 7 天里，有几天你至少喝了一杯牛奶/酸奶或豆奶（豆浆）？

　①0 天　　②1 天　　③2 天　　④3 天　　⑤4 天　　⑥5 天　　⑦6 天
　⑧7 天

28. 在过去 7 天里，有几天你吃了早餐？

　①0 天　　②1 天　　③2 天　　④3 天　　⑤4 天　　⑥5 天　　⑦6 天
　⑧7 天

29. 你是否讨厌吃某类食物（如某类蔬菜、肉类、水果等）？

　①是　　②否

30. 你怎么描述自己的体重？

　①很轻　　②有点轻　　③正合适　　④有点重　　⑤很重

31. 在过去 30 天里，你是否为了减肥或控制体重而锻炼？

　①是　　②否

32. 在过去 30 天里，你是否为了减肥或控制体重而控制某类食物的摄入量？

　①是　　②否

33. 在过去 30 天里，你是否为了减肥或控制体重而故意把食物吐出来？

　①是　　②否

34. 在过去 30 天里，你是否为了减肥或控制体重而接连 24 小时或更长时间不吃东西？

　①是　　②否

35. 在过去 30 天里，你是否为了减肥或控制体重，未在医生指导下擅自吃减肥药？

　①是　　②否

36. 在过去 7 天里，有几天你每天至少运动了 60 分钟（如步行、跑步、打篮球、游泳、骑车、拖地等任何活动)？

①0 天　　②1 天　　③2 天　　④3 天　　⑤4 天　　⑥5 天　　⑦6 天
⑧7 天

37. 在过去 30 天里，你骑过自行车吗？

①骑过　　②没骑过

38. 在过去 30 天里，你骑自行车时，是否经常或总是有下列行为？（没骑过自行车的同学以下选题请全部勾选"②否"）

a 双手离把　　　　　　　　　　①是　　　②否
b 攀扶其他车辆　　　　　　　　①是　　　②否
c 互相追逐、打闹　　　　　　　①是　　　②否
d 骑车逆行　　　　　　　　　　①是　　　②否
e 骑车带人　　　　　　　　　　①是　　　②否
f 闯红灯、乱穿马路　　　　　　①是　　　②否

39. 在过去 30 天里，步行过马路时，你有不走人行横道/过街天桥/地下通道的行为吗？

①从不　　②很少　　③有时　　④经常　　⑤总是

40. 在过去 12 个月里，你去过几次没有安全措施的地方游泳？

①从没有游过泳　　②从未到没有安全防范措施的地方游过泳　　③1 次
④2～3 次　　⑤4～5 次　　⑥6 次及以上

41. 在过去 30 天里，你受到过以下何种形式的欺侮？

a 被恶意取笑　　　　　　　　　　①从未　　②偶尔　　③经常
b 被索要财物　　　　　　　　　　①从未　　②偶尔　　③经常
c 被有意的排斥在集体活动之外或被孤立　①从未　　②偶尔　　③经常
d 被威胁、恐吓　　　　　　　　　①从未　　②偶尔　　③经常
e 被打、踢、推、挤或关在屋里　　①从未　　②偶尔　　③经常
f 有人对我开色情玩笑或做色情动作　①从未　　②偶尔　　③经常
g 因为我的身体缺陷或长相而被取笑　①从未　　②偶尔　　③经常

42. 在过去 12 个月里，你上下学时感到安全没有保障吗？

①从不　　②很少　　③有时　　④经常　　⑤总是

43. 在过去 12 个月里，你有几次与他人（1 人或多人）动手打架？

①0 次　　②1 次　　③2～3 次　　④4～5 次　　⑤6～7 次
⑥8～9 次　　⑦10～11 次　　⑧12 次或更多

44. 在过去 12 个月里，你曾感到孤独吗？
   ①从不　　②很少　　③有时　　④经常　　⑤总是

45. 在过去 12 个月里，你是否因为学习压力或成绩问题感到心情不愉快？
   ①从不　　②很少　　③有时　　④经常　　⑤总是

46. 在过去 12 个月里，你是否曾因为担心某事而失眠吗？
   ①从不　　②很少　　③有时　　④经常　　⑤总是

47. 在过去 12 个月里，你是否连续两周或更长时间感到非常伤心或绝望而停止平常的活动？
   ①是　　②否

48. 在过去 12 个月里，你考虑过自杀吗？
   a 想过　　　　　　　　　　　　　　　　　　①是　　　②否
   b 想过，并做过如何自杀的计划　　　　　　　①是　　　②否
   c 曾采取措施试图自杀　　　　　　　　　　　①是　　　②否

49. 在过去 12 个月里，你是否想到离家出走（无父母准许情况下，离家 24 小时或以上）？
   a 曾经想过　　　　　　　　　　　　　　　　①是　　　②否
   b 尝试过离家出走　　　　　　　　　　　　　①是　　　②否

50. 在过去 12 个月里，你有没有严重受过伤（严重受伤指由于外伤，而需要得到医生或护士的治疗，或者至少一天不能上学或参加运动）？
   ①有　　②没有

51. 在过去 12 个月里，你严重受伤的原因是什么？（没有严重受过伤的同学以下选题请全部勾选"②否"）
   a 机动车交通事故　　　　　　　　　　　　　①是　　　②否
   b 跌倒　　　　　　　　　　　　　　　　　　①是　　　②否
   c 物体砸伤或碰伤　　　　　　　　　　　　　①是　　　②否
   d 火灾、烧伤或烫伤　　　　　　　　　　　　①是　　　②否
   e 和别人打架　　　　　　　　　　　　　　　①是　　　②否
   f 受到他人的攻击、虐待　　　　　　　　　　①是　　　②否
   g 溺水　　　　　　　　　　　　　　　　　　①是　　　②否
   h 有意识的自我伤害　　　　　　　　　　　　①是　　　②否

52. 在过去 12 个月里，你严重受伤的结果是什么？（没有严重受过伤的同学以下选题请全部勾选"②否"）
   a 骨折或关节脱臼　　　　　　　　　　　　　①是　　　②否

  b 割伤、刺伤或捅伤　　　　　　　　　　　　　①是　　　　②否

  c 脑震荡或其他脑部或颈部损伤，晕倒或不能呼吸　①是　　　　②否

  d 枪伤　　　　　　　　　　　　　　　　　　　　①是　　　　②否

  e 严重烧伤　　　　　　　　　　　　　　　　　　①是　　　　②否

  f 失去脚、腿、手或胳膊的全部或一部分　　　　①是　　　　②否

53. 到目前为止，你是否尝试过吸烟，即使只吸过一两口？

  ①是　　②否

54. 你第一次抽完一支烟时是多大年龄？

  ①从未吸过一支烟　　②7 岁或小于 7 岁　　③8～9 岁　　④10～11 岁

  ⑤12～13 岁　　⑥14～15 岁　　⑦16 岁及以上

55. 在过去 30 天里，有多少天你吸过烟？

  ①在过去 30 天里，我没有吸烟　　②1～2 天　　③3～5 天　　④6～9 天

  ⑤10～19 天　　⑥20～29 天　　⑦30 天

56. 在过去的 30 天，你吸烟的日子里，通常每天吸多少支烟？

  ①在过去 30 天里，我没有吸烟　　②不足 1 支　　③每天 1 支　　④每天

  2～5 支　　⑤每天 6～10 支　　⑥每天 11～20 支　　⑦每天超过 20 支

57. 你是否喝过一杯酒（一杯酒指半瓶/一听啤酒，一小盅白酒，一玻璃杯葡萄

  酒或黄酒）？

  ①是　　②否

58. 你第一次喝酒时（不包括尝过几口），多大年龄？

  ①除了尝过几口外，我没有真正喝过酒　　②7 岁或小于 7 岁　　③8～9 岁

  ④10～11 岁　　⑤12～13 岁　　⑥14～15 岁　　⑦16 岁及以上

59. 在过去 30 天里，有多少天你至少喝过一杯酒？

  ①0 天　　②1～2 天　　③3～5 天　　④6～9 天　　⑤10～19 天

  ⑥20～29 天　　⑦30 天

60. 在过去 30 天里，有多少天你在一两个小时内至少喝过 5 杯酒？

  ①0 天　　②1～2 天　　③3～5 天　　④6～9 天　　⑤10～19 天

  ⑥20～29 天　　⑦30 天

61. 在过去 12 个月里，你曾有几次因喝酒太多而感到头晕/头疼/嗜睡等醉酒

  症状？

  ①0 次　　②1～2 次　　③3～9 次　　④10 次及以上

62. 在过去 7 天里，通常你每天看多长时间电视或录像？
    ①从不　　②不到 1 小时　　③1 小时　　④2 小时　　⑤3 小时　　⑥4 小时及以上

63. 在过去 7 天里，你平均每天花多长时间在课外做功课？
    ①从不　　②不到 1 小时　　③1 小时　　④2 小时　　⑤3 小时　　⑥4 小时及以上

64. 在过去 7 天里，你参加课外补习的时间（指参加各种辅导班）？
    ①从不或不足 1 小时　　②1～2 小时　　③3～4 小时　　④5～6 小时
    ⑤7～8 小时　　⑥8 小时以上

65. 在过去 7 天里，通常你每天玩多长时间电子游戏（包括游戏机、掌上游戏机、手机、电脑等)？
    ①从不　　②不到 1 小时　　③1 小时　　④2 小时　　⑤3 小时　　⑥4 小时及以上

66. 在过去 7 天里，通常你每天在网络上待多长时间？
    ①从不　　②不到 1 小时　　③1 小时　　④2 小时　　⑤3 小时　　⑥4 小时及以上

67. 你上网的主要目的是（可多选)？
    ①我从没有上过网　　②收发电子邮件　　③玩游戏　　④聊天（聊天室、QQ 等)　　⑤参加 BBS 论坛、社区、讨论组　　⑥查阅学习资料　　⑦浏览新闻或其他一些信息　　⑧下载软件　　⑨多媒体娱乐（歌曲、VCD、Flash 等)　　⑩其他

68. 你是否有下列情形？
    a 我从来没有上过网　　　　　　　　　　　　　　①是　　　②否
    b 即使不在上网，你脑中一直浮现与网络有关的事情　①是　　　②否
    c 一旦不能上网，你是否感到不舒服、无所事事或不能静下心来干别的
    　　　　　　　　　　　　　　　　　　　　　　　①是　　　②否
    d 你是否希望增加上网时间，以便满足自己的愿望　①是　　　②否
    e 你上网的时间超过自己预想的时间　　　　　　　①是　　　②否
    f 你多次想停止上网，但总也不能控制自己　　　　①是　　　②否
    g 因为上网而不能完成作业或逃学　　　　　　　　①是　　　②否
    h 你向家长或老师、同学隐瞒自己上网的事实　　　①是　　　②否
    i 因为上网与家长发生冲突　　　　　　　　　　　①是　　　②否

ｊ你为了逃避现实、摆脱自己的困境或郁闷、无助、焦虑的情绪才上网
　　　　　　　　　　　　　　　　　　　　①是　　　　②否

69. 在过去 30 天里，你平均每天的睡眠时间是？
　　①6 小时及以下　　②7～8 小时　　③9～10 小时　　④10 小时以上

70. 在过去 30 天里，你参加体育活动的态度是？
　　①积极　　②一般　　③不积极

71. 在过去 30 天里，你参加体育活动的目的是什么（可多选）？
　　①增强体质　　②缓解学习压力　　③应付升学考试　　④减肥　　⑤提高
　　运动能力　　⑥结交朋友　　⑦其他

72. 你所在的学校每周上几节体育课（每节课 40～45 分钟）？
　　①0 节　　②1 节　　③2 节　　④3 节　　⑤3 节以上

73. 在过去 30 天里，你平均每周参加体育锻炼的次数（不包括体育课）？
　　①0 次　　②1～2 次　　③3～4 次　　④5 次　　⑤5 次以上

74. 在过去 30 天里，你平均每次参加体育锻炼的时间是多少？
　　①10 分钟以下　　②10～30 分钟　　③31～60 分钟　　④61～90 分钟
　　⑤90 分钟以上

75. 在过去 30 天里，你每次参加体育锻炼的强度是？
　　①出大汗　　②出汗较多　　③微微出汗　　④全身微微发热　　⑤无感觉

76. 在过去 30 天里，你经常参加的体育锻炼项目是（可多选）？
　　①走或慢跑　　②篮球　　③羽毛球　　④武术　　⑤乒乓球　　⑥健美操
　　⑦游泳　　⑧体操　　⑨其他

77. 在过去 30 天里，你经常参加体育锻炼的方式是？
　　①个人锻炼　　②与同学或朋友一起　　③与家人一起　　④街道或社区组
　　织　　⑤其他

78. 在过去 30 天里，你参加体育锻炼时是否有人进行指导？
　　①是　　②否

79. 在过去 30 天里，你参加体育锻炼的场所（可多选）？
　　①学校场地设施　　②校外公共体育场所　　③房前屋后的空旷地　　④公
　　园里　　⑤健身俱乐部　　⑥经营性体育场馆　　⑦其他

　　　　　　　　　　　　　　　谢谢！再次感谢你的参与！